EXPERIMENTELLE PSYCHOLOGIE

IN DEMONSTRATIONEN

VON

Dr. EGON BRUNSWIK

PRIVATDOZENT AN DER UNIVERSITÄT WIEN

MIT 135 ZUM TEIL MEHRFARBIGEN ABBILDUNGEN
IM TEXT UND AUF ZWEI TAFELN

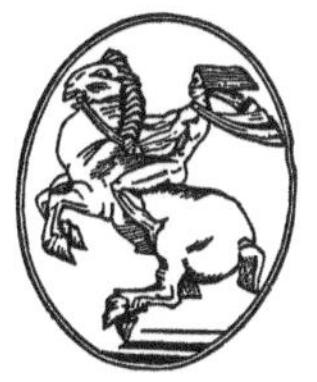

WIEN

VERLAG VON JULIUS SPRINGER

1935

ISBN-13: 978-3-7091-9654-0   e-ISBN-13: 978-3-7091-9901-5
DOI: 10.1007/978-3-7091-9901-5

Vorwort.

Das wachsende allgemeine Interesse für Psychologie hat dazu geführt, daß Lehrgänge mit Demonstrationen immer häufiger vor größerem Hörerkreis und mit einfachen Hilfsmitteln durchgeführt werden müssen. Das vorliegende Buch soll in dieser Art einen Aufriß der Psychologie in Experimenten geben. Es hält sich in seinem Inhalt an einen „Einführungskurs in die experimentelle Psychologie", wie ich ihn seit mehreren Jahren an der Wiener Universität neben der allgemeinpsychologischen Vorlesung von Professor Bühler abhalte. An Hand von Versuchen, die vom Vortragenden selbst geleitet und auch von einer größeren Zuhörerschaft — bis zu 100 Personen — gleichzeitig aktiv mitgemacht oder doch mit Nutzen mitangesehen werden können, soll ein Einblick in die wichtigsten Gesetzmäßigkeiten und methodischen Prinzipien der experimentellen Psychologie vermittelt werden. In verbindendem Text wird auch die Theorie kurz skizziert. Der Hörer soll diejenigen psychologischen Tatsachen, die er an sich selbst feststellen konnte, nicht bloß kennen lernen, sondern sich mit ihrer Hilfe auch einen Überblick über die Psychologie in ihrem gegenwärtigen Stand verschaffen.

Der Aufbau des Buches ist dementsprechend ein systematischer. Die Auswahl des Stoffes ist so getroffen, daß für die grundsätzlich wichtigen Gesetzmäßigkeiten Musterfälle beigebracht werden, und zwar von dort her, wo sie am überzeugendsten zu finden sind und sich zur öffentlichen Demonstration am besten eignen. Daher das relative Überwiegen der Wahrnehmungspsychologie und insbesondere der optischen Probleme. Der sachlichen Gliederung nach Problemklassen zuliebe mußte auch das ältere Einteilungsschema nach Sinnesgebieten aufgegeben werden. Besondere Beachtung fanden die modernen Fragestellungen, wie die Gestaltpsychologie, die Probleme der Dingkonstanz, die Eidetik, die Denkpsychologie, die Forschungen über Persönlichkeitstypen sowie einiges aus der experimentellen Sozialpsychologie. Das methodisch Wichtige einschließlich einiger elementarer rechnerisch-statistischer Verfahrensweisen wurde jeweils dort besprochen, wo es im Laufe des Kurses zum ersten Male besonders benötigt wird.

Durch eine große Zahl von Abbildungen sollte die Anschaulichkeit der Darstellung erhöht und das Buch auch zum Selbststudium geeignet gemacht werden; es ist ferner außer für den Universitätsbetrieb insbesondere auch als Anleitung für den Lehrer der Philosophie an Mittelschulen und für die psychologische Ausbildung von Lehrern gedacht. Wie ich selbst erproben konnte, sind die meisten Versuche für Vorlesungen im Rahmen von hochschulmäßigen Studiengängen für Lehrer und an Volkshochschulen, sowie eine Auswahl auch für den Mittelschulunterricht gut geeignet.

Die Formulierung der Anleitungen zu den Versuchen richtet sich in erster Linie an den Dozenten bzw. an den jeweiligen Versuchsleiter, wenn die Versuche in einem Praktikum als Einzelversuche durchgeführt werden sollen. Die Teilnehmer des Kurses, die gleichzeitig auch aktive Versuchspersonen sind, mögen das Buch erst dann zur Hand nehmen, wenn die entsprechenden Versuche schon durchgeführt wurden.

Glücklicherweise ermöglicht die Wendung der experimentellen Problemstellungen in den letzten Jahren eine Behandlung der meisten aktuell wichtigen Fragen ohne viel komplizierte Apparate: ein Episkop, ein Projektionsapparat mit Momentverschluß, eine Stoppuhr und ein als Farbenkreisel montierter kleiner Elektromotor gestatten die Durchführung der großen Mehrzahl der angeführten Versuche. Bei der Herstellung der Abbildungen wurde auf die Möglichkeit episkopischer Projektion Rücksicht genommen; in vielen Fällen wird sich demnach eine Übertragung der Zeichnungen in vergrößertem Maßstab[1] oder auf Diapositive erübrigen.

Der Kurs wird, in einiger Vollständigkeit durchgeführt, zwei Semester hindurch zwei bis vier Wochenstunden in Anspruch nehmen. Läßt man einige der zeitraubenderen Versuche weg, so kann diese Zeit ohne allzustarke sachliche Beeinträchtigung bis etwa auf ein Viertel herabgesetzt werden.

Wien, im Juli 1935. **E. Brunswik.**

---

[1] Die meisten dieser Behelfe können auch vom Mechaniker des Psychologischen Instituts der Wiener Universität, Herrn JOSEF KINZL, bezogen werden.

Inhaltsverzeichnis.

(Die methodisch allgemein wichtigen Absätze sind durch Sperrdruck hervorgehoben.)

I. Die Sinnesqualitäten.

II. Gestaltwahrnehmung.

VII. Persönlichkeitstypen.

I. Die Sinnesqualitäten.

An den Dingen und Vorgängen unserer Umgebung, wie wir sie im Strom unserer Eindrücke unmittelbar anschaulich vorfinden, lassen sich ohne besondere Mühe zunächst zwei Gruppen von Momenten unterscheiden: stoffliche, felderfüllende (wie Farbe, Ton, Geruch oder Geschmack) und andere, die man am besten als Gestaltmomente bezeichnet (wie z. B. spitze, runde, quadratische Gestalt, Melodie usw.). Wir gehen in unseren Versuchen von den ersteren aus. Sie sollen Sinnesqualitäten heißen. Die Aufgabe, die wir uns stellen, ist, sie unter psychologischen Gesichtspunkten zu erforschen und in ein System zu bringen. Das beste Beispiel für die methodischen Möglichkeiten und Gesichtspunkte einer solchen Ordnung sind die Sinnesqualitäten des Gesichtssinnes, die Farben, da hier die Differenzierung am weitesten fortgeschritten ist. Mit ihnen werden wir uns daher vor allem beschäftigen.

1. Nachbilder.

Hilfsmittel: Je ein Quadrat aus rotem, grünem, blauem und gelbem Papier von der Seitenlänge 8 bis 10 cm, in satten, reinen, aber nicht glänzenden Farben (vgl. Abb. 8, Tafel I), jedes in der Mitte eines grauen Kartons (etwa 25×35 cm) aufgezogen. Der Mittelpunkt des Quadrates kann zur Erleichterung der Fixation mit einem kleinen Zeichen versehen sein. Außerdem benötigt man ein schwarzes Quadrat auf weißem Grund und ein weißes Quadrat auf schwarzem Grund in denselben Abmessungen wie die anderen Vorlagen. Ferner wird ein leerer, mittelgrauer Pappschirm (optimaler Weißwert etwa 50^0, vgl. S. 22f.) von derselben Größe wie die übrigen Kartons bereitgehalten, um nach der Fixation vor die Vorlage gestellt zu werden. (Eine bequeme Hilfe ist ein Nachbildgestell, in dem die Vorlage durch Herablassen des Schirmes verdeckt werden kann.) Uhr mit Sekundenzeiger.

Versuchsraum: Wie für alle Versuche mit farbigen Reizen gutes Tageslicht oder Tageslichtlampen. Stark seitwärts sitzende Teilnehmer rücken möglichst nach der Mitte hin zusammen.

Einfaches negatives Nachbild eines roten Quadrates. Der Versuchsleiter gibt die folgende Instruktion: „Auf das Zeichen ‚jetzt‘ fixieren Sie dieses rote Quadrat, wobei der kleine Punkt in der Mitte als Hilfe dienen kann. Nach einiger Zeit (etwa 20 bis 25 Sekunden; die Zeit wird aber nicht mitgeteilt) werde ich einen grauen Schirm vorschieben (zeigen!). Sie haben aber trotzdem weiter an dieselbe Stelle zu blicken, so lange, bis ich das Zeichen ‚Schluß‘ gebe (es geschieht nach weiteren 20 bis 25 Sek.).

Während des ganzen Versuches achten Sie auf alles Auffällige; Sie werden nachher zu berichten haben. Um die anderen Teilnehmer nicht zu beeinflussen oder zu stören, müssen alle merkbaren Äußerungen während des Versuches vermieden werden." Die Instruktion soll so gegeben werden, daß Erläuterungen während des Versuches selbst nicht mehr nötig sind.

Spontanbericht, Erkundungsfragen, Beobachtungsgesichtspunkte. Zur Ermittlung der Ergebnisse fordere man die Versuchspersonen (Vpn) zunächst auf, eine Beschreibung ihrer Eindrücke während des Versuches zu geben. Oft reicht jedoch dieser *Spontanbericht* nicht hin, um alles Wichtige herauszuholen. Es muß dann auf die wesentlichen Beschreibungsgesichtspunkte durch eigens gestellte *Erkundungsfragen* hingelenkt werden. Dabei ist in erster Linie darauf zu achten, daß die Frage *nicht suggestiv* wirkt. Näheres über die Fragetechnik findet man auf S. 113.

Wird bei einem folgenden Versuch schon im Sinne der bereits gestellten Erkundungsfragen beobachtet, so sprechen wir von *Beobachtungsgesichtspunkten*. Bei den unten zu besprechenden weiteren Nachbildversuchen soll das in Anwendung gebracht werden.

Protokollierung, Abstimmung. Bei der Protokollierung sammelt man, am besten schon beim ersten Auftauchen eines charakteristischen Reaktionstypus, alle Varianten desselben und läßt über sie abstimmen. Die Abstimmung selbst kann in der Regel „*öffentlich*" durch Hebenlassen der Hände erfolgen. *Stille Protokollierung* ist nur dann nötig, wenn eine Beeinflussung der Vpn untereinander — insbesondere etwa für kommende ähnliche Beobachtungen — befürchtet werden muß.

Das Ergebnis unseres Versuches ist im Regelfall ein *grünes Farbphänomen*, das mit großer, fast wahrnehmungsmäßiger *sinnlicher Lebhaftigkeit* auf dem Schirm „in buchstäblichem Sinne" gesehen wird. Aber es wird trotzdem nicht mit der greifbaren Wirklichkeit verwechselt, es hat keinen „phänomenalen Wirklichkeitscharakter"; wir wissen es nicht nur, sondern wir sehen es ihm auch an, daß es ein bloß subjektives, wie ein Häutchen der wahren Farbe des Schirmes aufliegendes Phänomen ist, insbesondere wenn es (wegen der schwankenden Fixation) auf dem Schirm zu wandern beginnt. Wegen seiner von der Vorlage so stark verschiedenen, entgegengesetzten Färbung heißt es *negatives Nachbild* (NB). Der *Farbenton* ist neben grün oft auch grünblau bis blau. Zur genaueren Bestimmung kann man die Farbe auf dem HERINGschen Farbenkreis (vgl. Abb. 8, Tafel I) lokalisieren lassen, eventuell mit Abstimmung über die Verteilung auf die einzelnen Farbnuancen. Die Farbe des Phänomens ist vereinzelt auch rot, wie die der Vorlage; wir sprechen dann von „*positiven*" oder „*urbildmäßigen*" Bildern. Der Versuchsleiter behält die betreffenden Vpn und alle diejenigen, die noch andere abweichende Farbphänomene zeigen, für später im Auge und stellt ihnen eine Aufklärung ihrer Abweichungen im weiteren Verlauf des Kurses, insbesondere im Zusammenhang mit den eidetischen Erscheinungen (vgl. S. 110) in Aussicht. — Die *Farbensättigung* des NB ist anfangs meist beträchtlich, später oft verblassend bis grau.

Gestalt und *Größe* des NB entsprechen in der Regel der Vorlage. Die *Konturierung* ist meist scharf, am Ende des Versuches eher unscharf als am Anfang. Bisweilen runden sich die Ecken allmählich ab. Vereinzelt auch Übergang des Quadrates in eine klare Kreisform (Beleg für die Tendenz zur Prägnanz der Gestalt, vgl. S. 46). Ineinandergeschachtelte Figuren, komplizierte oder völlig abweichende Formen weisen auf eidetische Veranlagung.

Alles in den genannten Beziehungen besonders Auffallende ist von der betreffenden Vp für sich auf einem gesonderten Blatt am Ende des Notizheftes in Schlagworten zur späteren *typologischen Auswertung* (vgl. S. 156, 163ff.) zu vermerken.

Der *zeitliche Verlauf* des NB weist in der Regel außer gewissen, zum Teil schon genannten Farb- und Gestaltveränderungen noch folgende Charakteristika auf: Entstehung meist erst einige Sekunden nach Vorschieben des grauen Schirmes. Das NB verschwindet meist periodisch und kehrt dann wieder. Ist bei Abbruch des Versuches in der Regel noch vorhanden. — Ausnahmsweise bleibt bei einzelnen Vpn das NB auch ganz aus.

Während der Fixation der Vorlage tritt (oft schon nach 5 bis 10 Sek.) ein *Verblassen des Rot* ein, ferner in manchen Fällen auch eine *Umrandung* mit Grün an zwei aneinanderstoßenden Seiten. Das NB ist in diesen Fällen schon während der Fixation entstanden und hat das Rot durch Überlagerung in der Richtung auf Grau verändert. Der Vorgang ist mit Farbenmischung zu vergleichen (s. unten und S. 18). Der Rand entsteht durch Verschiebung des Fixationspunktes. Ebenso erklärt sich auch das häufig beobachtete Wandern des NB auf dem leeren grauen Schirm.

Zusatzfrage über Zeitschätzung. Jeder Teilnehmer schätze für sich die Dauer der Fixation. Zulässig sind bloß Vielfache von fünf, also 5, 10, 15 usw. Sek. Man stelle die Häufigkeitsverteilung und das Häufigkeitsmaximum in der auf S. 56f. angegebenen Weise fest. Die individuellen Unterschiede sind oft beträchtlich.
Man frage schließlich, ob die Vpn ähnliche Erscheinungen wie das NB schon bei anderer Gelegenheit beobachtet hätten. Gewöhnlich werden die Erscheinungen nach einem kurzen Blick in die Sonne gesehen. Berichte über kompliziertere Bilder, insbesondere aus der Kindheit, weisen auf eidetische Veranlagung und werden später behandelt werden.

Der soeben besprochene Nachbildversuch eignet sich aus mehreren Gründen besonders gut dazu, die Reihe der psychologischen Versuche einzuleiten. Er vermag sowohl einige Grundtatsachen als auch wichtige methodische Prinzipien in besonders deutlicher Weise vor Augen zu führen. Wir besprechen sie kurz, bevor wir zu weiteren Versuchen übergehen.

Wir beginnen mit der vielen Laien wenig geläufigen oder überhaupt

unbekannten Farbenzusammengehörigkeit von Rot und Grün. Ihre Aufzeigung ist ein erster Schritt zum Aufbau des *psychologischen Systems
der Farbqualitäten*, um das sich die Versuche des ersten Kapitels zentrieren
sollen. Die weiteren Versuche werden durch systematische Variation der
Farbe des Vorbildes diese Problemrichtung weiter verfolgen, indem zuerst
das im ersten Versuch als Nachbildfarbe aufgetretene Grün als Vorbild
gewählt werden soll und sodann andere besonders ausgezeichnete Farben.

Eine erste allgemeine *Erklärung* für das Auftreten des NB liefert
der Umstand, daß zu seiner Entstehung eine längere Fixation notwendig
war. Das bedeutet, daß die Projektion des roten Quadrates als physiologisch
wirksamer „*Reiz*" längere Zeit hindurch auf ein und dieselbe Stelle der lichtempfindlichen Schicht des Auges, der „Netzhaut", eine *Erregung* ausübte
und diese dadurch *lokal ermüdete*. Man verdeutlicht sich das am besten an
Hand einer einfachen Skizze des Auges und der von der Vorlage in das Auge
fallenden Strahlung, wie das Abb. 1 auf S. 9 zeigt. Man beachte dabei, daß
die Projektion des jeweils fixierten Punktes F stets auf die Stelle. des deutlichsten Sehens, die zentrale Netzhautgrube („gelber Fleck") f fällt. Die Verhältnisse bei Dauerbelichtung im Photoapparat sind einem Nachbildversuch
ähnlich. Die Wiederherstellung des an den angezeichneten Stellen der Netzhaut über das gewöhnliche Maß hinaus gestörten Gleichgewichtes in einem
physiologischen *Gegenprozeß* wird als NB erlebt. Es handelt sich dabei
um einen rein innerkörperlichen, physiologischen Vorgang, der eine gewisse
Zeit braucht, während der äußere Reiz gar nicht mehr vorhanden ist.
Im besonderen zeigt der Versuch, daß der Gegenprozeß des Sehens von Rot
ein Sehen von Grün bedingt.

Die Tatsache, daß das NB trotzdem fast ebenso wie ein Ding unter den
anderen Dingen der Umgebung erscheint und sich in seiner Farbe mit diesen
mischt, läßt erkennen, daß für unsere Eindrücke in letzter Instanz die *Prozesse im Rezeptionssystem* des Individuums maßgebend sind. Erleben wir
bei aktueller Reizung die Dinge nicht in unserem Kopf, sondern fern von uns
in der tastbaren und greifbaren Umgebung lokalisiert — wie manche sagen
„nach außen projiziert" —, so ist dann auch für das NB nichts anderes zu
erwarten. Denn dieses besitzt ja eine ähnliche physiologische Basis wie das
Sehen wirklicher Objekte.

Wir vermerken noch, daß die „Mischung" von Vorbild- und Nachbildfarbe die erstere in der Richtung auf Grau hin verschiebt. Schließlich
würde nur mehr Grau gesehen werden, der ursprüngliche Farbenton wäre
verschwunden (*Lokaladaptation*). Beim Tragen einer roten Brille erstreckt sich diese „farbige Umstimmung" auf das ganze Gesichtsfeld; es
wird, abgesehen von einer gewissen Farbverarmung, die Welt nach einiger
Zeit wieder ohne Stich ins Rötliche gesehen.

Allgemein kann gesagt werden: Das Sehen einer Farbe ist nicht nur
vom gegenwärtigen Reiz, sondern auch von *vorhergehenden Reizen* — der
„zeitlichen Umgebung" — abhängig. So entstehen unter dem Einfluß
der Vergangenheit gewisse Inadäquatheiten des Farbensehens (Täuschungen). Die Zuordnung zwischen Reiz und Empfindung (allgemein:
Reiz und Gegebenheit oder Reaktion) ist keineswegs eindeutig konstant.

Schon der Nachbildversuch ist demnach ein deutliches Gegenargument gegen die in die Überlegungen der älteren Psychologie manchmal stillschweigend einfließende „*Konstanzannahme*" bezüglich einer festen Koppelung zwischen Reiz und Empfindung.

Wenn man sich nicht mit den Nachbildversuchen aufhalten will, kann man die Konstanzannahme auch so widerlegen: Man verdecke die Hälfte der roten Nachbildvorlage (eventuell verwende man ein länglicheres rotes Rechteck) mit einem grauen Karton und lasse den Mittelpunkt 15 Sek. lang fixieren. Sodann entferne man unter Beibehaltung der Fixation den Deckkarton. Die nunmehr aufgedeckte zweite Hälfte des roten Quadrates erscheint dann gegenüber der ersten, bereits subjektiv verblaßten in satterem Rot, obwohl die beiden Hälften als Reize objektiv gleich sind.

Noch ein wichtiger Umstand tritt für gewöhnlich in den Nachbildversuchen — vgl. insbesondere die folgenden Versuche mit Abwandlung der Entfernung und der räumlichen Lage des Projektionshintergrundes — deutlich hervor: die *individuellen Unterschiede*. Einer größeren Gruppe von Vpn, die im wesentlichen gleichartig reagieren, steht meist eine Reihe von anderen gegenüber, die sich, jeder wieder in einer anderen Weise, abweichend verhalten. Das weist darauf hin, daß das Phänomen des NB einerseits in einem gewissen einfachen Zusammenhang zu den äußeren Bedingungen steht, daß aber anderseits diese Koppelung durch ein Eingreifen anderer (übergeordneter) Instanzen auch in weitesten Grenzen abgelenkt werden kann. Gerade beim Nachbildversuch ist eine große Mannigfaltigkeit von Phänomenen als Antwort möglich (vgl. auch S. 47f., 110). Damit soll schon zu Anfang ein deutliches Beispiel dafür gegeben werden, daß bei keinem Phänomen, das wirklich an psychologische Probleme rührt, eindeutige Zusammenhänge mit den äußeren Bedingungen oder auch nur mit den Sinneserregungen erwartet werden dürfen. Die von Person zu Person („interindividuell") verschiedenen *inneren Bedingungen* („zentralen Faktoren", vgl. S. 9f.) führen zu oft extremen Verschiedenheiten der Antwort. Wir werden die individuellen Differenzen unter *persönlichkeitstypologischen* Gesichtspunkten zusammenfassend im Schlußteil dieses Buches (Kapitel VII) behandeln.

Es ist nicht vielleicht so, daß die individuellen Verschiedenheiten irrationale, einfach hinzunehmende bloße „Ausnahmen" von den psychologischen Gesetzmäßigkeiten sind, denen daher überhaupt keine strenge Gültigkeit zugeschrieben werden kann; sondern sie entstehen aus der Interferenz der verschiedensten, für sich streng gesetzmäßigen Tendenzen innerhalb des lebendigen Ganzen des Organismus, zu deren Erforschung ein Studium eben dieser Differenzen ein wesentliches Erfordernis ist. Für den Nachbildversuch werden die Demonstrationen zur Gestaltpsychologie, zur Dingwahrnehmung und vor allem zur Eidetik die nötigen ergänzenden Aufschlüsse bringen.

Den *inter*individuellen Unterschieden von Person zu Person stehen die *intra*individuellen Differenzen zur Seite. Ein Verständnis für die ersteren wird oft schon dadurch erleichtert werden, daß man sich auf die letzteren, d. h. die Verschiedenheiten der eigenen Reaktion in verschiedenen Zeitpunkten besinnt. Auch schon beim Nachbildversuch kann die Reaktion bei ein und derselben Person unter Umständen eine größere Zahl der interindividuellen Varianten der Reihe nach durchlaufen.

Gegebenheitsbeobachtung. Der Nachbildversuch gibt weiters methodisch ein gutes Beispiel für die in allen einschlägigen psychologischen Versuchen notwendige *Besinnung auf das Phänomen als solches:* Die Erscheinung soll so beschrieben werden, wie sie in der Anschauung „unmittelbar gegeben" ist, naiv und ohne Reflexion auf das Wissen und die allgemeine Erfahrung, also unter Ausschaltung aller kritisch-diskursiven Instanzen. Man beschreibe die Situation nicht, wie man *weiß* oder *glaubt*, daß sie objektiv ist, sondern nur wie sie *erscheint*. Um ein Schlagwort zu haben, sprechen wir von *Gegebenheitsbeobachtung*. Häufig verwendet, aber etwas mißverständlich ist das Wort „*Selbstbeobachtung*". Das NB ist ein so zwingendes Phänomen, daß es besonders leicht — leichter als irgendeine andere der vielen im folgenden zu behandelnden „Täuschungen" — unser besseres Wissen, daß nämlich der Schirm in Wirklichkeit nicht grün, sondern grau ist, zu übertönen vermag. Die psychologische Grundhaltung wird daher am NB besonders klar. Ein instruktionswidriges Abgleiten der Gegebenheitsbeschreibung in die objektive Betrachtungsweise bezeichnen wir als *Objektentgleisung*. Früher sprach man manchmal auch von „Reizirrtum".

Man hat sich ferner im Protokoll stets auch von jedem Versuch einer *Deutung oder Erklärung* der Erscheinung freizuhalten. Es soll vielmehr bloß eine *unvoreingenommene Beschreibung* gegeben werden.

Es wurde schon bemerkt, daß das NB zwar mit außerordentlich großer sinnlicher Lebhaftigkeit, aber doch in der Regel ohne phänomenalen Wirklichkeitscharakter, also mit dem Eindruck der bloßen Subjektivität behaftet auftritt. Es kann demnach auch nicht als ein Wahrnehmungsinhalt bezeichnet werden. Es könnte nun nicht nur das „*diskursive*", d. h. rein intellektuelle Wissen, daß es sich um etwas Unwirkliches handeln müsse, sondern auch die anschauliche Wahrnehmung, daß der Schirm als ein Greifbar-Wirkliches leer geblieben sei — also eine Art von *anschaulicher Kontrollinstanz* —, zum Anlaß für einen Bericht genommen werden, daß „nichts" gesehen wurde. Auch ein solches Vorgehen wäre eine Objektentgleisung, wenn auch von anderer, eher zu rechtfertigender Art (denn es ist doch immerhin innerhalb des Systems der Anschauung selbst der Eindruck vorhanden, daß wir es mit etwas „bloß Subjektivem" zu tun haben).

Das psychologische Experiment. Der Nachbildversuch gibt uns als erster Versuch, den wir durchführten, auch Anlaß zu einer allgemeinen Gegenüberstellung des psychologischen Experiments und anderer Tatsachenquellen. Unter diesen ist die einfachste die *Gelegenheitsbeobachtung*, die die Tatsachen nimmt, wo sie sie findet. Ein Beispiel dafür wäre die Entdeckung und Beschreibung des NB nach einem zufälligen Blick in die Sonne.

Eine erste Art von systematischem Vorgehen ist die *Erhebung*. In ihr werden bereits vorhandene Tatsachen oder Meinungen, Eindrücke usw.

nach bestimmten Gesichtspunkten ermittelt und gesammelt (z. B. durch Registrierung aller Selbstmorde während längerer Zeitperioden, oder durch Fragebogen über Lebensgewohnheiten usw.) und sodann statistisch verarbeitet.

Darüber noch hinausgehend, schafft sich schließlich das *psychologische Experiment* auch sein Material selbst, indem es unter den in Frage stehenden Gesichtspunkten bestimmte *Bedingungen willkürlich herstellt, wiederholt und planmäßig variiert*, um die in deren Gefolge auftretenden Reaktionen (Phänomene) zu studieren und ihre Abhängigkeit von den Bedingungen festzustellen.

Alle die genannten drei Momente treten uns schon in unserem Nachbildversuch entgegen. Das Fixieren eines roten Objektes und die nachfolgende Betrachtung eines Schirmes erzeugt unter willkürlich herbeigeführten Bedingungen das Nachbild. Dies ließe sich leicht auch wiederholen; in unserem Falle können wir aber auf diese Kontrolle um so leichter verzichten, als ja auch die gleichzeitige Durchführung des Versuches mit vielen Personen schon eine Art von Wiederholung ist. Die systematische Variation schließlich wird in den folgenden Versuchen nach mehreren Gesichtspunkten erfolgen. Es wird nicht nur die Farbe der Vorlage, sondern auch Entfernung und Lage des Projektionshintergrundes, die Dauer der Betrachtung usw. variiert werden.

Wissentliches und unwissentliches Verfahren. Der erste Nachbildversuch war — wenigstens für alle diejenigen Vpn, die einen derartigen Versuch noch nicht durchgeführt hatten — *unwissentlich:* das zu erwartende Phänomen war unbekannt, ja es war nicht einmal bekannt, ob überhaupt etwas Außergewöhnliches sich ereignen würde. Demgegenüber muß schon der folgende Versuch als teilweise wissentlich (,,*halbwissentlich*'') bezeichnet werden. Denn es wird darauf aufmerksam gemacht (und wäre auch ohne das zu erwarten), daß irgendein NB analog zu dem beim ersten Versuch gesehenen auftreten wird; nur einzelne seiner näheren Eigenschaften, wie vor allem die Farbe, sind noch unbekannt. Würden wir auch diese vorwegnehmend mitteilen oder anschaulich zeigen, so wäre das Verfahren als ein (diskursiv- bzw. anschaulich-) *wissentliches* zu bezeichnen. Es sei schon hier vorweggenommen, daß die Wissentlichkeit des Verfahrens in den meisten unserer Versuche einen oft erstaunlich geringen Einfluß auf das Ergebnis ausübt.

Nachbild nach grüner Vorlage. Loslösung von der strengen Fixation einer Projektionsfläche. — Grüne Nachbildvorlage auf grauem Grund. Daneben wird gleich zu Beginn des Versuches der leere graue Schirm aufgestellt.

Es wird vorausgeschickt, daß ein Phänomen analog dem ersten NB erscheinen werde; der Verlauf des ganzen Versuches sei hinsichtlich aller nach dem ersten Versuch eingeführten Gesichtspunkten (Farbenton, Sättigung, Größe, Gestalt, Konturierung usw. und deren zeitliches Schicksal) zu beobachten, möglichst auch unter Heranziehung quantitativer Schätzungen (in Sekunden, Zentimetern usw.). Die Farbe des kommenden NB wird jedoch nicht mitgeteilt. Durch Aussprechen der Wörter „zehn“, „zwanzig“ usw. werde die Fixationszeit in Sekunden angegeben werden. Das Verfahren solle aber diesmal ein freieres sein. Wenn man den Eindruck habe, daß das NB bereits vorhanden sei, aber keinesfalls vor Ablauf einer Fixationszeit von 15 bis 20 Sek. (jene Personen, die im ersten Versuch Schwierigkeiten hatten oder überhaupt kein NB erhielten, mögen 30 bis 40 Sek. lang fixieren), wende man den Blick zuerst auf den grauen Schirm, um die Farbe des NB festzustellen. Hernach fixiere man für einige Zeit das rechte obere Eck des grünen Vorlagequadrates. Nach insgesamt etwa 1 Min. wird der Versuch abgebrochen.

Im Regelfall erscheint ein mehr oder weniger gesättigtes rotes Quadrat von sonst ähnlichen Eigenschaften wie das NB des ersten Versuches. Der Erregung eines grünen NB durch eine rote Vorlage steht also eine Erregung von Rot durch eine grüne Vorlage zur Seite. Das Verhältnis der beiden Farben ist also ein gegenseitiges, sie sind zueinander „*komplementär*“. Im übrigen ergibt sich meist eine Vervollständigung des Inventars der Erscheinungen des ersten Versuches, ferner eine Bestätigung der Mischungsregeln. Wenn nunmehr das NB auf Grün fällt, erscheint die entsprechende Stelle angenähert grau.

Das subjektive Augengrau. Es sollen 10 Min. seit dem letzten NB vergangen sein, um dieses ganz abklingen zu lassen. Die Vpn werden aufgefordert, die Augen — ohne einen Druck auszuüben — zu schließen und die Hand — ebenfalls ohne Druck — über die Augen zu legen, so daß der Lichtabschluß möglichst vollständig ist. Die optische Gegebenheit unter dieser Bedingung ist dann zu beschreiben. Das Gesichtsfeld ist von einem im allgemeinen homogenen oder bloß von schwachen Lichterscheinungen durchzogenen dunklen Grau erfüllt. Wir nennen diese Erscheinung das „subjektive Augengrau“.

Man kann in die Farbe mit dem Blick gleichsam eindringen, sie ist räumlich nicht scharf lokalisiert. Sie scheint einen halbkugelförmigen dunklen Raum von etwa $^1/_2$ bis 1 m Tiefe zu erfüllen und abzuschließen. Die Antwort, daß „nichts“ gesehen wird, wäre eine Objektentgleisung, ein Rekurs auf das Wissen, daß in Wirklichkeit keine Außenreize auf das Auge einwirken, oder doch ein ungebührliches In-den-Vordergrund-Stellen des Umstandes, daß keine greifbaren Sehdinge gesehen werden, sondern nur ein deutlich als subjektiv erlebtes Phänomen. Man weise auch darauf hin, daß der Graueindruck bei geschlossenen Augen („vision noire“) etwas Positives ist gegenüber der völligen optischen Eindrucksleere anderer Körperstellen (etwa des Hinterkopfes oder des Handrückens), der „vision nulle“. Auch Erblindete haben oft noch jahrelang das subjektive Augengrau.

Nachbild einer blauen Vorlage im Augengrau. Fixation 20 Sek., wie im ersten Versuch. Nach dem Zeichen „Augen schließen, Hand darüberlegen“ (wie im Augengrauversuch) sind die Phänomene im Augengrau bis zum Zeichen „Schluß“ (nach weiteren 20 Sek.) nach den gleichen Gesichtspunkten wie bei den früheren Versuchen zu beobachten. Womöglich quantitativ zu schätzen sind scheinbare Größe und Entfernung des NB.

Ergebnis: gelbes Quadrat, oft fast leuchtend, meist sehr verkleinert und relativ nah. Im groben gilt: je näher, desto kleiner (vgl. dazu den folgenden Versuch).

Nachbild einer gelben Vorlage auf Projektionshintergründen von verschiedener Entfernung. Gelbes Quadrat auf grauem Grund, grauer Schirm. Geeignete größere Projektionsfläche etwa 2 m weiter entfernt als die Vorlage.

Die Vp soll diesmal das Erscheinen des NB auf dem wie im ersten Versuch vor die Vorlage geschobenen leeren Schirm nur gerade abwarten und dann sogleich versuchen, dieses auch auf der weiter entfernten Projektionsfläche zu erhalten. Ist dies befriedigend gelungen und eine Zeit lang beobachtet (Größenschätzung!), so kann noch auf eine viel nähere Projektionsfläche, etwa das eigene Heft, übergegangen werden. Schließlich versuche man noch auf den grauen Himmel zu projizieren.

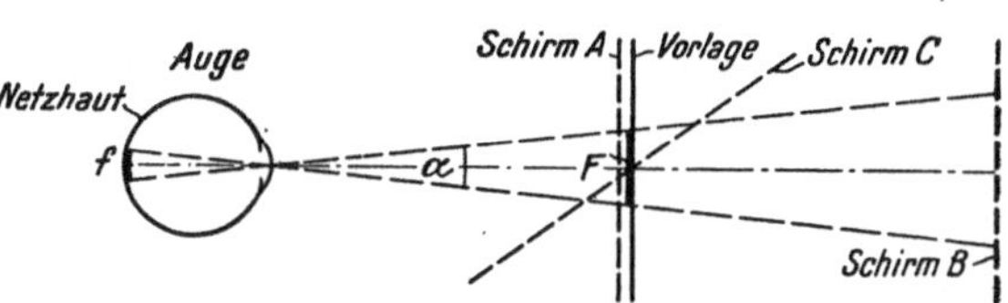

Abb. 1. Nachbilder auf verschiedenen Projektionshintergründen (EMMERTsches Gesetz).

Die Farbe des NB nach Gelb ist normalerweise blau. Es sind also nicht nur Rot und Grün, sondern auch Gelb und Blau zueinander komplementär.

Die (lineare) Größe des NB ist im Regelfall der Entfernung der Projektionsfläche proportional (EMMERT*scher Satz*). In der Ferne entsteht also ein großes, in der Nähe (wie auch im Augengrau) ein kleines NB. Eine Erklärung ergibt sich aus Abb. 1. Dem ermüdeten Netzhautbezirk entspricht ein bestimmter „Gesichtswinkel" α, dessen Schenkel aus dem entfernteren Schirm B ein größeres Stück ausschneiden als aus A oder aus einem noch näheren Schirm.

Abweichungen von dieser Regel liegen meist in der Richtung einer sog. „Größenkonstanz des NB". Das NB ist dann von der Entfernung der Projektionsfläche mehr oder weniger unabhängig; es erscheint überall in angenähert der gleichen Größe. Abweichungen vom EMMERTschen Gesetz müssen auf regulierende Einflüsse aus übergeordneten, „zentralen" nervösen Instanzen auf die Ausstrahlungen der physiologischen Erregungsverhältnisse im „peripheren" Endorgan — der Netzhaut — zurückgeführt werden. Zentral beeinflußte NB rücken nach JAENSCH in die Nähe der in hohem Grade zentral gesteuerten „eidetischen Anschauungsbilder" (vgl. S. 109ff.). Gelegentlich können sogar ein EMMERTsches und ein größenkonstantes NB einander überlagern.

Periphere und zentrale Prozesse. An verschiedenen Stellen des Körpers, insbesondere an dessen Oberfläche, befinden sich *Sinnesorgane*, wie Auge, Ohr, Tastkörperchen usw. (vgl. S. 30), die zur *Aufnahme der Reize* bestimmt sind. Von diesen peripheren Endorganen aus führen die *sensorischen Nervenbahnen* zu untergeordneten nervösen *Zentren* bzw. weiter zur übergeordneten

Verarbeitungs- und Steuerungsinstanz, dem Großhirn. Den umgekehrten Weg nehmen die *motorischen* Bahnen, die an den Muskeln endigen und damit den nervösen Kreislauf in eine *Tätigkeit* ausmünden lassen.

Unter einer peripheren Funktion verstehen wir im allgemeinen einen Erscheinungskreis, der auf Grund der Erregungsverhältnisse im Sinnesorgan selbst verstanden werden kann. Ein Beispiel dafür ist das gewöhnliche NB. Von einer zentralen Funktion sprechen wir dann, wenn die Erscheinung gegenüber den Erregungsverhältnissen im Sinnesorgan den Einfluß weiterer Verarbeitung oder anderer interferierender Faktoren zeigt.

Nachbild einer schwarzen Vorlage auf schiefem Projektionshintergrund. Nun wird das schwarze Quadrat auf weißem Grund zur Fixation vorgezeigt. Es wird vorher angekündigt, daß der Schirm während der Betrachtung des NB schief nach rückwärts geneigt werden wird (zeigen!). Das NB ist womöglich festzuhalten und zu beobachten, in erster Linie hinsichtlich seiner Gestalt und seiner räumlichen Lage. Wenn das gelungen ist, soll eventuell noch in die Ecke des Zimmers oder auf andere dreidimensionale Körper projiziert werden.

In der Regel bleibt bei der Durchführung des Versuches das diesmal weißliche NB an dem Schirm aufliegend haften, verzerrt aber seine Gestalt durch Länglichwerden in vertikaler Richtung. Das würde auch dem EMMERTschen Satz entsprechen (vgl. Abb. 1, Schirm *C*). Auch an dreidimensionale Projektionshintergründe pflegt sich das NB im Regelfall anzuschmiegen.

Manchmal bleibt das NB allerdings bei Schrägstellung des Schirmes auch frontalparallel gleichsam in der Luft stehen, ohne seine Form zu verändern. Von „Gestaltkonstanz des NB" sprechen wir, wenn, wie es ebenfalls öfters vorkommt, das NB sich mit dem Schirme schräg stellt, seine Gestalt aber trotzdem beibehält.

Negatives und zweites positives Nachbild nach weißer Vorlage. Dieser Versuch wird, um die Möglichkeit eines Ermüdetseins der Vpn auszuschließen, am besten an den Anfang einer Stunde gelegt, jedenfalls aber nicht knapp hinter die Reihe der ersten fünf Nachbildversuche. Insbesondere das erste positive NB (vgl. unten) kann gut auch vorher gezeigt werden.

Die Vorlage weißes Quadrat auf Schwarz wird 40 Sek. lang fixiert, nachher das Augengrau 1 bis $1^1/_2$ Min. lang beobachtet. Hauptbeobachtungsgesichtspunkt ist Farbe. Durch längere Pausen in der Erscheinung des NB lasse man sich nicht stören. Unter günstigen Umständen erscheint nach dem — dunklen bis schwarzen — negativen NB und einer Pause, insgesamt etwa 40 Sek. nach Augenschluß ein urbildmäßiges weißes Quadrat auf schwarzem Grunde, das „zweite positive NB", unter sehr günstigen Umständen sogar nochmals ein zweites negatives NB usw. Man erinnere an eventuell schon bei früheren Versuchen gemachte Beobachtungen dieser Art. Die alternierende Serie der NB kann durch die Annahme eines allmählich abklingenden periodischen Pendelns der Gegenprozesse um das physiologische Gleichgewicht verständlich gemacht werden.

Auch Weiß und Schwarz sind komplementäre Farben, da hier das negative NB schwarz ist.

Erstes positives Nachbild. Eine Taschenlampe mit kleiner, abdämpfbarer und womöglich auch durch farbige Gläser verdeckbarer Lichtöffnung wird vom Versuchsleiter in kreisende Bewegung von variabler Winkelgeschwindigkeit um einen markanten Mittelpunkt (etwa die Spitze eines Stabes) gebracht. Für exaktere Ansprüche verwende man eine mit geeigneter Übersetzung angetriebene Scheibe mit einer Lichtquelle in der Nähe des Randes.

Die Vpn werden aufgefordert, den Mittelpunkt der Bewegung streng zu fixieren und gleichzeitig auf die Lichterscheinungen am Rande des Kreises zu achten.

Es zeigt sich bei langsamer Drehung statt eines bewegten Punktes ein Lichtstreif von gleicher Farbe wie der leuchtende Punkt und mit einer vom Anfang gegen das Ende hin nur wenig abnehmenden Intensität, der dann relativ unvermittelt abbricht. Je besser die Fixation des Zentrums, desto deutlicher wird diese Erscheinung. Wegen ihrer urbildmäßigen Färbung und des unmittelbaren Anschlusses an die Wahrnehmung nennen wir sie erstes positives NB. Dieses wirkt sich nur wie eine Verlängerung des Reizes selbst aus und kann daher von diesem nur mit Hilfe der beschriebenen indirekten Methode unterschieden werden.

Steigern wir die Umdrehungsgeschwindigkeit, so erhalten wir alsbald einen vollen Kreis. Aus der Ermittlung jener Umdrehungsgeschwindigkeit, bei der gerade schon ein Kreis gesehen wird, kann die Dauer des positiven NB bestimmt werden. Sie beträgt unter unseren Bedingungen etwa $^1/_{10}$ Sek., was einer Verschmelzung zum Kreise bei der Umdrehungszahl 10 pro Sek. entspricht (vgl. dazu S. 19 und 66).

2. Farbenkontrast.

Hilfsmittel: Auf steifer Unterlage sind ohne Zwischenraum 6 farbige Blätter (rot, grün, blau, gelb, schwarz, weiß) im Format je 10×10 cm aufgezogen; in der Mitte jedes der Farbpapiere befinden sich untereinander gleiche mittelgraue „Infelder" (Kreise oder Quadrate) von der Größe 3 bis 4 cm. 2 bis 3 Stück weißes Florpapier oder dichteres Milchglas, die eine Verschleierung des Musters gestatten, liegen zur Hand. Außerdem ein undurchsichtiges Deckblatt, aus dem über jedem der Infelder ein etwas kleineres Loch ausgespart ist. Legt man dieses Blatt über den Karton, so sieht man durch die Löcher bloß die grauen Flächenstücke.

Das Muster wird den Vpn stark verschleiert in unwissentlichem Verfahren gezeigt. Der Blick ist auf das Ganze zu richten. (Näheres über die innere Einstellung vgl. unten.) Es wird nach der Farbe der Infelder gefragt. Diese erscheinen nicht in ihrer wahren Farbe, sondern auf rotem

Grund mit einem mehr oder weniger ausgeprägten Stich ins Grün, auf Grün rötlich, auf Blau gelblich, auf Gelb bläulich (*Farbenkontrast* im engeren Sinne); auf Schwarz erscheint das Grau aufgeweißt, auf Weiß verdunkelt (*Helligkeitskontrast*, vgl. Abb. 2). Das Auftreten des Kontrastes wird begünstigt durch Unscharfmachen des Blickes (leichtes Zukneifen der Augen bis auf einen feinen Spalt). Manche Vpn werden auch finden, daß der Kontrast an den Rändern besonders deutlich ist (vgl. unten).

Wir halten zunächst fest, daß sich bezüglich der Farben dieselben Komplementärabhängigkeiten ergeben wie bei den NB. Der Unterschied ist bloß der, daß nicht die vergangene zeitliche, sondern die gleichzeitige *räumliche Umgebung* verändernd wirkt. Man spricht deswegen auch von Simultankontrast, während das NB manchmal als Sukzessivkontrast bezeichnet wird.

Man teile nun mit, daß die Infelder alle aus dem gleichen Papier geschnitten sind; dieses diskursive Wissen übt — unter der Voraussetzung, daß die innere Einstellung auf das Ganze beibehalten wird — kaum einen Einfluß auf das Phänomen aus: dieses kann leicht in derselben Weise wie anfangs wiederholt werden. Man bringe nun durch Abdecken der den Kontrast „induzierenden“ Umfelder mit Hilfe des gelochten Deckblattes die objektive Gleichheit der Infelder zu anschaulicher Evidenz. Auch diese anschauliche Wissentlichkeit vermag in der Regel, sobald nur die ursprüngliche Reizsituation wiederhergestellt ist, das Auftreten des Kontrastes zwar gelegentlich herabzusetzen, aber doch nicht zu verhindern. Die *Wahrnehmung* erweist sich in Versuchen wie dem unseren als *weitgehend autonome, von systemfremdem Wissen nur wenig beeinflußbare psychische Funktion.*

Wird nun die Verschleierung schrittweise entfernt, so schwächt sich der Kontrast immer mehr ab (vgl. dazu unten).

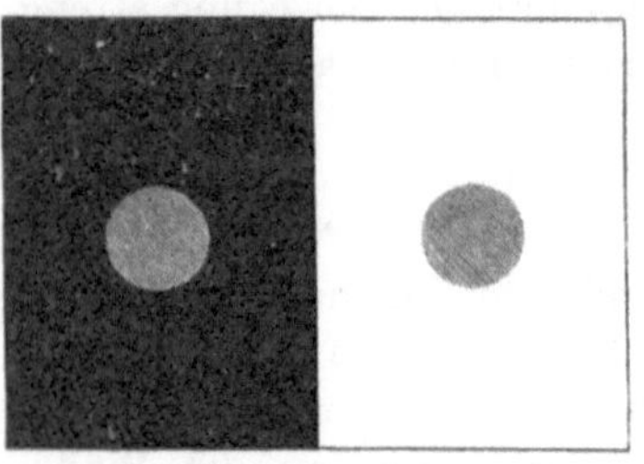
Abb. 2. Simultankontrast.

Ganzheitliche und isolierende Einstellung. Wie bereits oben angedeutet, sind jedoch alle diese Kontrasterscheinungen an eine bestimmte innere Grundhaltung gebunden: eine vollkommen ungezwungene, *natürliche* Einstellung auf das Ganze der Reizkonfiguration, wie wir sie im täglichen Leben ohne jede Anspannung gewöhnlich einnehmen. Man nennt sie totale, globale oder *ganzheitliche Einstellung* (manchmal sagt man auch „synthetische“ Einstellung).

Besonders günstig für die Einhaltung dieser Einstellung bei Versuchen mit wiederholter Beobachtung ist, nicht dauernd auf das Objekt zu sehen, sondern *nur gelegentlich flüchtig mit dem Blick darüber hinwegzugleiten*, so

etwa, wie man ein Plakat auf der Straße oder das Innere eines Raumes beim
Eintritt zu überschauen pflegt.

Der Kontrastversuch eignet sich gut zur Demonstration der Tatsache,
daß die bis zu einem gewissen Grade der willkürlichen zentralen Steuerung
unterworfene Verschiebung der inneren Bedingung *„Einstellung" bei
völligem Gleichbleiben der äußeren Reizkonfiguration den Eindruck weitgehend verändern kann.* Der Versuch wird am besten so durchgeführt, daß
man nur das schwarze und das weiße Feld mit den beiden gleichen, sorgfältig aufgeklebten Infeldern (Abb. 2) ohne Florpapier darbietet und den
Auftrag gibt, nun mit aller zur Verfügung stehenden inneren Anspannung
der Aufmerksamkeit die beiden grauen Figuren gemeinsam als einheitliches Paar subjektiv herauszugreifen und gleichzeitig von der schwarzen
und weißen Umgebung möglichst abzusehen. Diese Einstellung nennen
wir *isolierende Einstellung* (oder auch analytische Einstellung). Sie geht
nicht mehr aufs Ganze, sondern löst einzelne Teile aus dem Gesamt-
zusammenhang heraus, wobei diese Teile dann unter Umständen untereinander besonders eng zu *neuen Einheiten* zusammengeschlossen werden.
Zu dieser Umordnung ist meist eine gewisse, bisweilen als unnatürlich erlebte Anspannung nötig.

Der Effekt der isolierenden Einstellung ist, insbesondere wenn diese
mehrmals geübt wurde, meist eine *Herabsetzung*, wenn nicht gar für
Augenblicke eine völlige Aufhebung der Farbentäuschung, ein näheres
Herankommen an die wirklichen Verhältnisse.

Dies darf aber keineswegs mit der früher besprochenen „Objektentgleisung" verwechselt werden. Denn durch die isolierende Einstellung wird ja
die *Wahrnehmung selbst gelenkt,* die anschaulichen Eindrücke selbst verändern
sich radikal, und es sind wirklich die unmittelbaren Gegebenheiten andere
geworden. Bei der Objektentgleisung hingegen bleibt die aktuelle Anschauung unverändert und wird bloß durch einen von außen herangebrachten
intellektuellen Prozeß kritisiert und korrigiert.

Die subjektive Angleichung der beiden objektiv gleichen Infelder aneinander wird noch beträchtlich erhöht, ja bisweilen sogar für längere Zeit
vollständig gemacht, wenn man sich *vorstellt,* man blicke durch zwei Öff-
nungen auf einen gemeinsamen grauen Hintergrund, der sich geschlossen hinter
dem weißen und schwarzen Felde hinzieht. Dadurch wird das gemeinsame
Herausgreifen der beiden grauen Felder aus der Umgebung weiter erleichtert.

Äußere und innere Bedingungen der gestaltlichen Organisation. Die
Versuche über die Beeinflußbarkeit des Kontrastes durch zentrale Ein-
stellungsfaktoren zeigen, *daß es nicht auf das bloße Vorhandensein eines
farbigen Umfeldes ankommt,* sondern ebensosehr auch auf die *subjektive
gestaltliche Organisation,* in unserem Falle darauf, daß *Infeld und Umfeld
durch ganzheitliche Auffassung von seiten des Individuums funktional
zusammengeschlossen* werden. Alle Faktoren, die diesen Zusammenschluß
fördern, begünstigen den Kontrast. Wir unterscheiden drei Arten von
Faktoren, die die subjektive Organisation des Gesichtsfeldes bestimmen:

1. In den *äußeren* Reizbedingungen gelegene; z. B. das Auflegen des Florpapiers, das die Einzelheiten undeutlich werden oder verschwinden läßt, wodurch die Anhaltspunkte dafür fortfallen, die Infelder als gesonderte körperliche Dingeinheiten (aufgeklebte Papierstückchen) vom Grund loszusehen.

Die Wirkung des weißen Florpapiers besteht außerdem auch noch darin, daß ein Teil der von der Vorlage ausgehenden Strahlen verschluckt und durch eine gleichmäßige weiße Eigenreflexion ersetzt wird, wodurch die objektiven Farbenunterschiede zwischen Infeld und Umfeld teilweise ausgeglichen werden.

Abb. 3. Kontrastgitter.

2. In der *somatischen Reizzulassung* gelegene, wie z. B. der „umflorte Blick“, der ebenfalls durch Unscharfmachung wirkt.

3. Die *subjektive, „innere“ Einstellung*. Der Übergang von einer Einstellung auf das Ganze zu isolierender Einstellung vermag — zumindest beim Kontrast — die natürliche Ganzheitlichkeit der Wahrnehmung nicht aufzuheben, sondern sie schränkt sie bloß ein.

Einstellungswirkung am „Kontrastgitter“. Den Einfluß der Einstellung und der damit verbundenen Veränderungen der gestaltlichen Gliederung des Wahrgenommenen auf den Kontrast zeigt deutlich ein Versuch mit Abb. 3. Bei gewöhnlichem Betrachten erscheinen an den Kreuzungspunkten der weißen Streifen dunklere Flecken geringeren Kontrasts, da dort das Weiß weniger zwischen Schwarz eingeschlossen ist als in den Streifen selbst. Man gebe nun 'den Auftrag, das weiße Muster (der Ausdruck „Gitter“ wurde bis dahin vermieden) als Gitter zu sehen und herauszugreifen, etwa so, als ob durch dieses Gitter der schwarze Nachthimmel betrachtet würde. In dieser Einstellung verschwinden gewöhnlich die Konstrastflecken. Faßt man bloß ein mittleres Kreuz heraus, so verschwindet nur der eine dazugehörige Farbfleck. Es besteht also offenbar eine Tendenz, das als einheitliche Gestalt herausgegriffene Muster auch in einheitlicher Farbe zu sehen (Tendenz zur Gestalthomogenisierung, vgl. S. 43f.).

Randkontrast. Eine schwarzweiße Stufenscheibe (Abb. 4) wird auf dem Farbkreisel in Rotation versetzt. Jede der Zonen müßte, da der

Winkelanteil von Schwarz und Weiß innerhalb derselben konstant bleibt, homogen gefärbt erscheinen (vgl. S. 18). Statt dessen zeigt jede Zone an der Grenze zur nächst helleren eine Verdunkelung, an der Grenze zur nächst dunkleren eine Aufweißung (Grenzkontrast). Der Versuch zeigt auch, daß der Kontrast stets wechselseitig ist, Infeld und Umfeld gleichermaßen ergreift. Schiebt man ein Deckblatt von unten her allmählich vor die rotierende Scheibe (achten, daß kein Schatten fällt), so verschwindet dort, wo die den Kontrast induzierenden Zonen abgedeckt sind, der Kontrast.

Zur *physiologischen Erklärung* des Simultankontrastes kann man annehmen, daß die schon gelegentlich der Nachbildversuche genannten Gegenprozesse zur Erneuerung der Sehsubstanz — Analogon zur ständigen Erneuerung der lichtempfindlichen Bildchen im Filmaufnahmeapparat — unter gewöhnlichen Verhältnissen nicht scharf nur die gereizten Stellen betreffen, sondern sich auch über die Umgebung verteilen, gleichsam die Sehsubstanz in Haufen wieder aufschütten. Eingeschlossene ungereizte Stellen müssen dann in der Gegenfarbe erscheinen. Die aufgeworfenen Ränder im Grenzkontrast würden daher rühren, daß das Übergreifen der Gegenprozesse in der unmittelbaren Nachbarschaft am ausgeprägtesten ist. Es vermag dort sogar die natürliche Ausstrahlung der ursprünglichen positiven Erregung, die sog. „Irradiation"

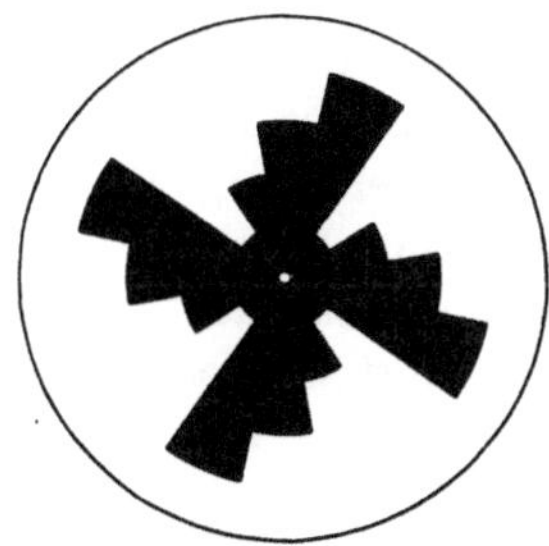

Abb. 4. Stufenscheibe.

zu übertönen, so daß im Endeffekt die Grenzen der Dinge untereinander nicht nur nicht verschwimmen, sondern sogar noch besonders unterstrichen und hervorgehoben werden. Dies ist die hervorragende *biologische Bedeutung des Kontrastes.*

Das hellste Weiß, das tiefste Schwarz und die maximalen Sättigungsstufen der bunten Farben werden durch Auflegen auf einen Hintergrund in der Gegenfarbe erzielt. Man kann dies an einem Stückchen weißen Kreidepapiers zeigen, das zuerst frei und dann in der Öffnung eines schwarzen Papiers vorgezeigt wird.

Quantitative Bestimmung des Kontrastes.

Hilfsmittel: Auf dem Farbenkreisel wird eine rote Maxwellsche Scheibe (vgl. S. 18) vom Durchmesser 20 cm, darüber eine ebenfalls geschlitzte graue Scheibe ($d = 9$ cm) und darüber nochmals eine rote Scheibe ($d = 6$ cm) aufgesteckt. Dem so entstehenden grauen Kreisring kann durch Ineinanderstecken der ersten beiden Scheiben ein beliebiger Sektor Rot beigemischt werden (Abb. 5). Daneben befindet sich ein zweiter Farbkreisel, der eine graue Scheibe aus dem gleichen

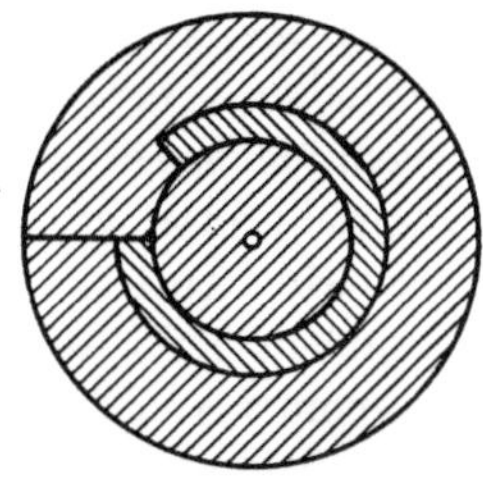

Abb. 5. Kompensation der Kontrastfarbe.

Papier wie der Kreisring des ersten Kreisels trägt. Steht kein zweiter Farbenkreisel zur Verfügung, so stelle man das Papier bloß auf, ohne es in Rotation zu versetzen.

Erscheint der graue Ring in grüner Komplementärfarbe, so ist zu erwarten, daß durch einen Rotzusatz das induzierte Grün ausgeglichen werden kann. Der nun durchzuführende Versuch soll dazu dienen, die durchschnittliche Größe des zur Kompensation des Kontrastes notwendigen Rotzusatzes zahlenmäßig zu bestimmen.

Reaktionsfindung und Reizfindung. Die früheren Versuche brachten die Vp in eine bestimmte, vorgegebene Reizsituation. Gesucht war der dadurch ausgelöste Eindruck, allgemein gesprochen die Reaktion. Wir können Versuche dieser Art als *Experimente mit Reaktionsfindung* bezeichnen. Der vorliegende Versuch ist ein erstes Beispiel für eine andere Methode, ein *Experiment mit Reizfindung*. Vorgegeben ist ein bestimmter Eindruck, in diesem Fall der der Gleichheit zwischen dem Kreisring und der daneben aufgestellten grauen Scheibe. Gesucht hingegen ist diesmal jener Reiz (jene gegenständliche Situation), der diesen Eindruck auslöst.

Schrittweise und kontinuierliche Reizänderung. Die Aufsuchung des Reizes selbst kann nun wiederum nach verschiedenen Methoden erfolgen. Die eine ist das sog. *„Konstanzverfahren"*. Nach diesem wird der Rotzusatz in ganz bestimmten, untereinander gleichen Stufen diskontinuierlich variiert. Wir beginnen mit 0^0 (kein Rotzusatz), gehen von dort zunächst in stets gleichen Abstufungen zu 30^0, dann zu 60^0, zu 90^0 usw. über, so lange, bis alle Vpn den Ring schon rötlich sehen („Vollreihe", vgl. S. 55). Die genannte Stufung der Reize ist relativ grob. Dem Konstanzverfahren steht das Verfahren der *kontinuierlichen Reizänderung* (etwa auf dem Farbvariator, vgl. S. 24) gegenüber, das meist sehr bequem und rasch ist, sich jedoch für Gruppenversuche nur dann eignet, wenn keine genauere Ermittlung des Ergebnisses angestrebt wird.

Aufsteigendes und absteigendes Verfahren. Im besonderen ist unser Vorgehen ein *aufsteigendes Verfahren:* der Rotzusatz nimmt von 0^0 angefangen immer mehr zu. Das entgegengesetzte Verfahren heißt ein *absteigendes*. Außerdem wäre auch noch eine Variation in *bunter Reihenfolge* (z. B. 60, 0, 90, 30 usw.) möglich, allerdings nicht im kontinuierlichen Verfahren. Bestimmt man nur jeweils im auf- und absteigenden Verfahren den Beginn der „Unsicherheitszone" (vgl. S. 56), so spricht man von einem „Grenzverfahren".

Freie und gebundene Gegebenheitsbeobachtung. In den Versuchen mit Reaktionsfindung ist die Gegebenheitsbeobachtung im allgemeinen *frei*, höchstens gelenkt und geordnet durch Erkundungs- und Beobachtungsgesichtspunkte. Die Anzahl der möglichen Aussagen ist entsprechend der Vielfalt der möglichen Reaktionen unbeschränkt groß. Die quantitative Orientierung der Methode der Reizfindung erfordert eine Einschränkung dieser Vielfalt. Es werden nur einige wenige Urteilsarten zugelassen („*gebundene*" Beobachtung), die dann eventuell auch in einer Tabelle zusammengefaßt und statistisch verwertet werden können. In unserem Falle lassen wir nur die drei Urteilskategorien „grünlich", „grau" (bzw. „gleich" der grauen Scheibe) und „rötlich" zu.

Zu dem Urteil „grau" bzw. „ gleich" rechnen wir auch alle *„unbestimmt"*-

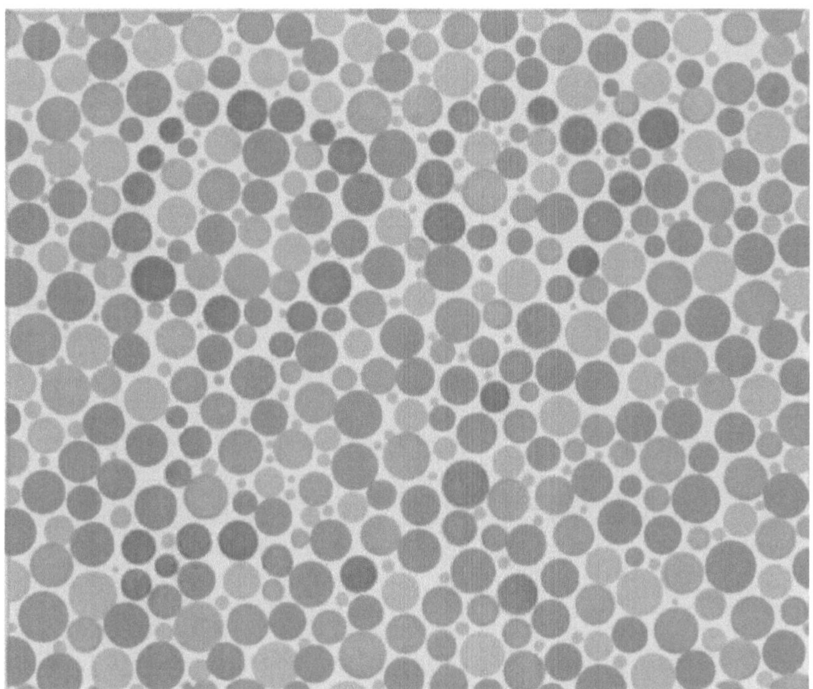

Abb. 6. Erkennung der Rotgrünblindheit (nach STILLING).

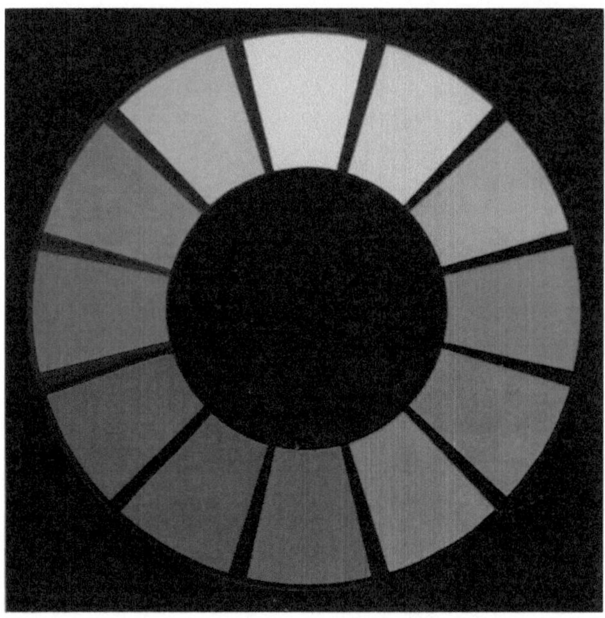

Abb. 8. Farbenkreis (nach HERING).

BRUNSWIK, Exper. Psychologie.   Verlag von Julius Springer, Wien.

Eindrücke hinzu, also jene — recht zahlreichen — Fälle, in denen sich die Vp nicht entscheiden kann, ob ihr der Ring rötlicher oder grünlicher erscheint als die Scheibe. Doch soll im Falle eines Fluktuierens dieser Art womöglich doch eine Entscheidung getroffen werden, am besten in der Weise, daß man den in der Zeit überwiegenden Eindruck nennt.

Der Versuch wird in ganzheitlicher Einstellung durchgeführt. Bei jeder neuen Sektorenstellung soll nur einmal kurz hingesehen werden. Nach jeder Darbietung wird öffentlich abgestimmt (vgl. S. 2). Als repräsentativer Mittelwert wird am einfachsten jener Sektor angenommen, bei dem die meisten Gleichheitsurteile abgegeben werden (Häufigkeitsmittel, vgl. S. 57. Dort auch nähere Angaben über eine exaktere Auswertung.)

Der Rotsektor, der im Mittel den Kontrast zu kompensieren vermag, beträgt in der Regel 45 bis 60°. Man kann dann noch ohne Verwendung einer roten Umgebung auf dem Farbenkreisel die gleiche Mischung aus Rot und Grau herstellen, um die wahre Farbe der Kompensationsmischung zu zeigen.

Die Stärke des Kontrastes ist ein Kennzeichen für den Grad der *„Ganzheitlichkeit" der Wahrnehmung* (vgl. S. 44, 61—65) und somit *typenpsychologisch* wichtig (vgl. S. 163). Jede Vp notiere darum nebst dem durchschnittlichen Betrag des neutralisierenden Rotsektors auch noch den für sie selbst gültigen Wert auf dem entsprechenden Notizblatt. Ferner notiere man, ob man imstande gewesen ist, den Kontrast in den früheren Versuchen mit analytischer Einstellung in vergleichsweise hohem Maße zum Verschwinden zu bringen.

Farbige Schatten. Versuchsanordnung: Vor weißem Papier wird auf dünnen Fäden eine aus Papier ausgeschnittene Figur aufgehängt. Die Beleuchtung erfolgt von zwei Seiten aus, und zwar mit einer weißen und einer roten Lichtquelle, die beide ihre Schatten auf den weißen Hintergrund werfen. Der von der weißen Lichtquelle (eventuell auch von einem Strahl Tageslicht) herrührende Schatten sendet objektiv ein relativ an Rot reicheres Farbgemisch aus als der Grund, da jener bloß rotes, dieser aber rotes und weißes Licht empfängt. Er erscheint daher rot. Der Schatten der roten Lichtquelle hingegen ist objektiv weiß, da diese Stelle bloß vom Lichte der weißen Lichtquelle getroffen wird. Er erscheint aber — durch Kontrast — grün, während der gemeinsame Grund, der objektiv etwas rötlich ist, durch farbige Umstimmung (vgl. S. 27) ungetönt erscheint. Kontrasteffekte sind also auch durch Beleuchtungen zu erzielen.

3. Farbenblindheit.

Die Zusammengehörigkeit der Farbenpaare Rot-Grün und Gelb-Blau, die sich im NB und im Simultankontrast ergeben hatte, zeigt sich auch bei einem Studium der Anomalien des Farbensehens. Man unterscheidet drei Hautpgruppen:

Rot-Grün-Blindheit. Rot- und Grünreize erscheinen gleich, sie bilden „Verwechslungsfarben".

Gelb-Blau-Blindheit, bei der Gelb und Blau verwechselt werden.

Totale Farbenblindheit. Die Welt erscheint wie eine gewöhnliche einfarbige Photographie in Weiß, Grau und Schwarz (vgl. dazu noch S. 29).

Zur Prüfung des Farbensehens dienen u. a. die STILLINGschen *Tafeln.* Ein Beispiel bringt Abb. 6 (auf Tafel I, bei S. 16). Die richtige Entfernung für die Betrachtung beträgt 1 m. Die bunten Ziffern und die Umgebung sind so gewählt, daß sie für Rotgrünblinde Verwechslungsfarben bilden; die Zahlen können dann nicht gelesen werden. Die regellos verschiedene Größe und Helligkeit der Punkte untereinander hat den Zweck, die Zahlen nicht vielleicht durch Gemeinsamkeiten in der Größe der sie aufbauenden Elemente oder durch Helligkeitsunterschiede gegenüber dem Rest hervortreten zu lassen. Insbesondere der letztere Umstand ist wichtig. Denn eine gleichmäßig grüne Figur auf homogenem rotem Grund könnte ja, selbst wenn sie sich dem Farbenton nach nicht abhebt, doch ungleich hell erscheinen, was den Farbenblinden in vielen Fällen des praktischen Lebens tatsächlich einen gewissen Ersatz bietet.

Rot-grün-anomal sind 4% aller Männer, Frauen fast niemals, obwohl die Vererbung in der Regel von der mütterlichen Seite her erfolgt. Die Gelb-Blau-Blindheit ist viel seltener.

4. Farbenmischung.

Hilfsmittel: Farbenkreisel (Abb. 7). Die Achse eines Elektromotors (am besten ein kleiner Ventilatormotor) besitzt an einem Ende eine Schrauben-

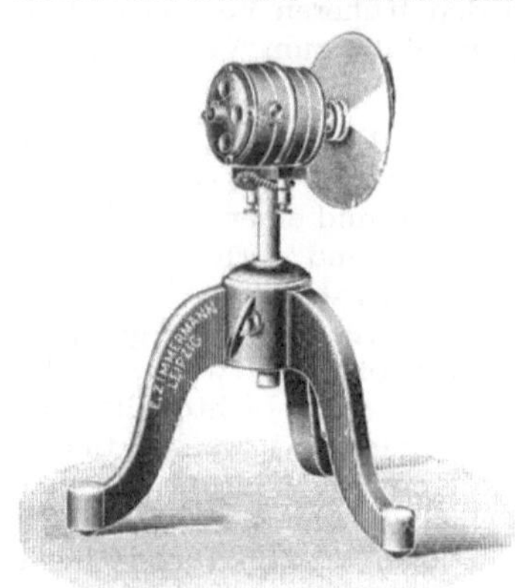

Abb. 7. Farbenkreisel.

vorrichtung zur Befestigung kreisrunder, gelochter Papierscheiben. Die Scheiben sind radial geschlitzt, so daß zwei oder mehrere in beliebigem Sektorenverhältnis ineinandergeschoben werden können (MAXWELLsche Scheiben). Dünnere Papiere müssen auf eine verstärkende Unterlage aufgezogen werden. Die Schlitze sollen auf der Vorderseite nicht gegen den Wind laufen. An Farbenscheiben lege man bereit: Rot, Gelb, Grün und Blau, ferner Schwarz, Weiß und ein mittleres Grau von ungefähr gleicher Helligkeit wie die vier bunten Scheiben. Der Durchmesser beträgt etwa 16 cm. Die Farbenpaare Rot und Grün sowie Gelb und Blau sind dann richtig ausgewählt, wenn sie, zu ungefähr gleichen Teilen miteinander gemischt, ein neutrales Grau ergeben.

Bei Rotation des Farbenkreisels *verschmelzen* die jeweiligen Sektorenfarben miteinander zu einer *Mischfarbe.* Mischt man z. B. weiße und schwarze Sektoren, so ist die Helligkeit des entstehenden Grau dieselbe, als ob die objektive Lichtintensität des weißen Sektors gleichmäßig über die ganze Scheibe ausgebreitet und entsprechend geschwächt wäre (Gesetz von TALBOT). Man kann auf diese Weise für jede Farbe ihren Gehalt an Weiß, Schwarz, Rot usw. angeben.

Wir können die Verschmelzung aus der Fortdauer der Erregung als positives NB (vgl. S. 11) und der sich dadurch ergebenden *Überlagerung von Erregungen* verständlich machen. Da die Intensitäten auf dem Farbenkreisel kleinere sind als bei unserem positiven Nachbildversuch, klingen die Nacherregungen schnell ab. Zur Überbrückung der Intervalle müssen darum größere Umdrehungszahlen (bis zu 50 bis 60 in der Sek.) gewählt werden. Bei ungenügender Tourenzahl ist die Verschmelzung unvollständig; es tritt *Flimmern* auf, was bei den Versuchen vermieden werden soll. Eine experimentelle Aufgabe ist auch das Ermitteln der *Verschmelzungsfrequenzen* für verschiedene Reizstärken.

Mischung benachbarter Farben. Es ist, ausgehend von reinem Rot, zuerst Rot mit Gelb, dann Gelb mit Grün, dann Grün mit Blau und schließlich Blau mit Rot zu mischen.

Zwischen Rot und Blau nehme man auf jeden Fall eine feinere Stufung (etwa in Schritten von 90°) vor. An den entsprechenden Stellen der Reihe sind auch die reinen Farben in Rotation vorzuführen. Es ergibt sich die Reihe der „*Farbentöne*" Rot, Orange, Gelb, Gelbgrün, Grün, Meergrün, Blau, Violett, Purpur und von dort zurück zum Rot. Die so entstandene, in sich geschlossene Qualitätenreihe wird durch den HERING*schen Farbenkreis* (Abb. 8, Tafel I) wiedergegeben.

Eine Betrachtung des Farbenkreises zeigt gleichzeitig die Berechtigung, die vier Farben Rot, Gelb, Grün und Blau als „*Urfarben*" herauszugreifen. Man sieht nämlich, daß die zwischenliegenden Farbentöne — in einer gewissen analytischen Einstellung — jeweils eine subjektive Ähnlichkeit mit den beiden Urfarben, zwischen denen sie gelegen sind, aufweisen. Aus Orange etwa kann man sowohl Rot als auch Gelb „heraussehen", kaum aber etwa aus Rot die Farben Purpur und Orange; was aber nicht vielleicht so verstanden werden darf, daß Orange auch in naiver Betrachtung Rot und Gelb enthalte, phänomenal aus ihnen „zusammengesetzt" sei. In natürlicher Einstellung sind alle Farben „einfach". Im Gegensatz zu den „Mischfarben" erscheinen die vier Urfarben auch bei analytischer Haltung einfach; sie sind *Wendepunkte in der subjektiven Ähnlichkeitsreihe* des Farbenkreises. Bei Urgrün z. B. hört die Ähnlichkeit mit dem Gelb auf, dafür beginnt die Ähnlichkeit mit Blau. Man konstruiert deswegen statt des Farbenkreises bisweilen (wie z. B. auch im System des Farbenoktaeders, vgl. unten S. 21) ein Farbenquadrat mit den Ecken Rot, Gelb, Grün, Blau, das diese Farben von den übrigen Farbtönen besonders hervorhebt.

Der HERINGsche Farbenkreis, der durch Einschaltung von Zwischentönen zwischen unsere 12 Stufen zu einem Kontinuum, in dem etwa 200 bis 400 Farbentonnuancen unterscheidbar sind, vervollständigt werden kann, gibt uns das *System aller gesättigten bunten Farben.* Unter *Sättigung* verstehen wir dabei den Ausprägungsgrad des Buntheitscharakters gegenüber dem Grau; Beispiele für gesättigte Farben sind die Farben des Spektrums.

Das physikalische System der Farben, das *Spektrum*, das von der Wellenlänge etwa 760 mμ (Millionstel Millimeter) (Rot) bis zur Wellenlänge etwa 390 mμ (Violett) reicht, ist *nicht geschlossen*. Es enthält die „Regenbogenfarben", d. s. alle Farben des Farbenkreises mit Ausnahme der *Purpurtöne*, die nur im psychologischen System vorkommen und das Spektrum zu einer in sich geschlossenen Reihe ergänzen. Eine Demonstration des Spektrums kann bequem mit Hilfe eines kleinen Handspektroskops erfolgen. Dem Rot entsprechen im Spektrum die Wellenlängen 760 bis 655 mμ, dem Urgelb 574 (die Natriumlinie liegt bei 589), dem Urgrün 505, dem Urblau 478 mμ. (Man vgl. dazu noch S. 22.)

Mischung von Gegenfarben. Mischen wir zu Rot zuerst ein wenig und dann immer mehr von einem bestimmten Grün, so zeigt sich im Gegensatz zu den Erscheinungen bei Mischung mit Blau oder Gelb *keine Veränderung des Farbentones, wohl aber eine Herabsetzung der Sättigung.* Das Rot wird immer unreiner, bis es schließlich über Rötlichgrau in reines Grau übergeht. Wird der Grünzusatz übergewichtig, so gelangen wir über Graugrün in verschiedenen Sättigungsstufen des Grün schließlich zu sattem Grün. Ebenso läßt sich auch durch Mischung von Gelb und Blau Grau erzeugen.

Mischung bunter Farben mit Grau, Schwarz und Weiß ergibt weniger gesättigte Farben gleichen Farbentones von (angenähert) gleicher, bzw. geringerer und größerer Helligkeit (z. B. Rosa, Himmelblau). Die „*Helligkeit*" einer Farbe ist dabei definiert als ihre Ähnlichkeit mit Weiß. Andere Farben erhält man durch Mischung von drei oder mehreren der sieben genannten Farben, z. B. Braun aus Rot, Gelb und Schwarz.

Die echte Farbenmischung darf nicht verwechselt werden mit der *Vermischung farbiger Pigmente.* Während sich z. B. auf dem Farbenkreisel die Farben durch Überlagerung addieren, entsteht bei Vermischung von Farbenpulver oder farbigen Flüssigkeiten eine *Differenzwirkung* durch zweimalige Absorption. Ein Pulver *A* lasse z. B. Rot, Gelb und Grün durch; es erscheint gelb, da sich Rot und Grün aufheben. Ein zweites Pulver *B* lasse Blau, ein bestimmtes Grün und Violett durch; es erscheint etwa blau. Beide Pulver hintereinander lassen bloß noch die grünen Strahlen durch; daher das Grün bei manchen Mischungen von gelben und blauen Pigmenten.

5. System der Farben.

Die Tatsachen sind nun gesammelt, die es uns gestatten, ein vollständiges System der Farben aufzustellen. Sowohl bei den NB und dem Kontrast, als auch bei den Farbenblindheiten und der Farbenmischung fanden wir übereinstimmend eine komplementäre Zusammengehörigkeit von Rot und Grün, Gelb und Blau, Schwarz und Weiß. Die vier genannten bunten Farben ergänzten wir zum *Farbenkreis* (oder -quadrat), dessen Peripherie auch alle bunten Zwischentöne enthält, sofern sie maximal gesättigt sind.

Gehen wir nun von der Kreislinie zur Kreisfläche über. Im Mittelpunkt lokalisieren wir ein Grau von ungefähr gleicher Helligkeit wie die bunten Farben der Peripherie. Man verweise bei dieser Gelegenheit darauf, daß sich sehr wohl auch Farben verschiedenen Farbentones untereinander und mit Grau der Helligkeit nach vergleichen lassen. Unscharfmachen des Blickes ist dafür von Vorteil. Zwischen der Peripherie und der Mitte liegen die verschiedenen *Sättigungs*grade der einzelnen Farbentöne, wachsend mit dem Abstand vom Mittelpunkt.

Im Gegensatz zu den bunten Farben nennen wir die Qualitäten der *Graureihe*, die sich in einer Helligkeitsreihe von Weiß bis Schwarz erstrecken, die „tonfreien", „neutralen" oder „unbunten" Farben. Auch Schwarz ist dabei eine positive Qualität.

Ein vollständiges System aller Farben gibt dann das *Farbenoktaeder*. Durch die Mitte des Farbenquadrates mit den Ecken Rot, Gelb, Grün, Blau wird die Schwarz-Weiß-Achse gelegt. Da Gelb etwas heller und Blau etwas dunkler ist als Rot und Grün, wird die Achse zur Ebene des Farbenquadrates etwas schiefgestellt. Verbinden wir die Eckpunkte des Quadrates mit den beiden Enden der Schwarz-Weiß-Achse, so erhalten wir dann ein etwas verzerrtes Oktaeder (Abb. 9). Die Dreidimensionalität des Farbenkörpers ergibt sich aus der *dreifachen Bestimmtheit jeder Farbe* nach Helligkeit, Farbenton und Sättigung.

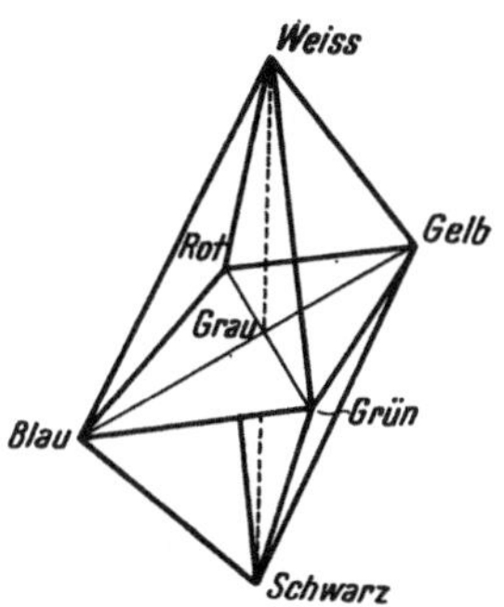

Abb. 9. Farbenoktaeder.

Flächen gleicher Helligkeit liegen auf horizontalen Schnitten durch den Oktaeder. Diese werden nach oben und unten immer kleiner. Da im Farbkörper das Maß für die Sättigung der Abstand von der Achse ist, wird dadurch der Tatsache Rechnung getragen, daß bei sehr starker oder sehr geringer Intensität alle bunten Farben in Weiß bzw. Schwarz übergehen.

Die geometrischen Örter von Farben *gleicher Sättigung* sind diejenigen Zylinderflächen, die die Schwarz-Weiß-Reihe zur Achse haben.

Flächen *gleichen Farbentones* schließlich sind Halbschnitte durch die Achse, z. B. das Dreieck Rot-Weiß-Schwarz. Eine Verlängerung des Schnittes über die Achse hinaus ergibt ein zweites Dreieck, das alle Sättigungs- und Helligkeitsstufen des komplementären Farbentones enthält.

Zur *physiologischen Erklärung* nimmt die später von G. E. Müller weitergebildete Theorie von Hering *drei Sehsubstanzen* an: die Weißschwarz-, die Rotgrün- und die Gelbblausubstanz. Der farbigen Erregung entspricht ein reversibler *chemischer Abbau* (Dissimilation) oder *Aufbau* (Assimilation) der Sehsubstanzen. Dissimilierung findet statt beim Sehen von Rot, Gelb und Weiß, Assimilierung bei Grün, Blau und Schwarz. Auf die Schwarzweißsubstanz wirkt jede Lichtart zersetzend; gleichzeitig findet eine ständige „*endogene Grauerregung*" statt, aus der sich das Augengrau erklärt. Durch die meisten Lichtreize werden alle drei Substanzen gleichzeitig gereizt. Gleicher Abbau und Aufbau heben sich auf, daher gibt es auch bei Farbenmischung keine Rotgrün- oder Gelbblautöne. Die paarige Reduktion bei Farbenblindheit kann durch Ausfall einer Substanz verständlich gemacht werden. — Nach Ladd-Franklin ist die Rotgrünsubstanz die entwicklungsgeschichtlich späteste, daher auch ihr häufigerer Ausfall (vgl. S. 18).

Aus der Theorie werden auch die eigentümlichen *Verschiedenheiten* (Eigengesetzlichkeiten) *des psychologischen gegenüber dem physikalischen System der Farben* verständlich, die wir hier zusammenfassen.

1. *Die verschiedene Stellung des Schwarz.* Die Schwarzweißreihe ist physikalisch eine Intensitätsreihe, die gegen Null geht, psychologisch ist sie eine Qualitätenreihe mit zwei positiven antagonistischen Enden, nämlich Weiß und Schwarz. Psychologisch ist eine schwarze Fläche nicht „nichts", nicht qualitätslos, sondern ebenso positiv farbig wie eine rote oder gelbe; und der völligen Reizfreiheit entspricht das Augen*grau*. Eine Erklärung für das Augengrau ergab sich aus der endogenen Grauerregung; beim Sehen von schwarzen Flächen ist dann der Aufbau der Schwarzweißsubstanz indirekt (durch Kontrast) noch verstärkt. Die Rolle eines Nullpunktes des psychologischen Farbensystems spielt eher das Grau des Augengraues als das Schwarz.

2. *Die phänomenale Gleichwertigkeit physikalisch verschiedener Reize.* Physikalisch sind die Farben einzig durch ihre spektrale Zusammensetzung charakterisiert. Eine Mischung von homogenem, d. h. nur aus Strahlen von einer Wellenlänge bestehendem gelben Licht mit homogenem Blau und eine Mischung von rotem und von grünem Licht sind physikalisch völlig verschieden. Aber es entspricht beiden der gleiche Eindruck, nämlich Grau. Alle Farbentöne können durch zahlreiche verschiedene Wellenlängenkombinationen in immer wieder gleich aussehender Weise hergestellt werden, z. B. Rot aus Orange und Violett. (Es genügen dazu schon drei Farben, etwa ein Rot, ein Grün und ein Blau.) Die verschiedenartigen Mischungen, die zu ein und derselben gesehenen Farbe führen, sind für uns ebenso Verwechslungsfarben wie für den Farbenblinden die für uns schon unterscheidbaren Farbentöne Rot und Grün. Auch das normale Farbensystem ist also weitgehend farbenblind, macht aber noch immer mehr Unterscheidungen als das des Farbanomalen.

3. *Die Komplementärzusammengehörigkeit von Farbenpaaren untereinander* hat im Spektrum keine Parallele, sie ergibt sich erst aus der Umsetzung der Lichtreize in die antagonistischen Erregungen der Sehsubstanzen.

4. *Das kontinuierliche In-sich-Zurücklaufen des Farbenkreises gegenüber der offenen Natur des Spektrums* an seinen beiden freien Enden bei Rot und bei Violett erklärt sich ebenfalls aus der physiologischen Theorie. Die vier Bunterregungen bilden ein symmetrisches System mit allseitigen Übergängen, unbeschadet der Tatsache, daß einem kleinen Teil — eben der Purpurstrecke — überhaupt keine homogenen Reize entsprechen.

6. Schwellen. WEBERsches Gesetz.

Der Einfachheit halber beschränken wir uns bei den folgenden psychophysischen Versuchen auf die Schwarz-Weiß-Reihe. Eine im physikalischen Sinne ideal weiße Oberfläche reflektiert alles auffallende Licht, eine ideal schwarze gar keines. Jede der zwischenliegenden Graustufen ist definierbar durch ihren Gehalt an Weiß, der entweder in Prozenten oder in Winkelgraden des Weißsektors auf dem Farbenkreisel angegeben werden kann. Im ersteren Falle sprechen wir von Reflexionskoeffizient oder von „*Albedo*", im letzteren von „*Weißwert*" der betreffenden Oberfläche.

Es gibt keine ganz ideal weißen und schwarzen Körper. Besonders weiß ist mattes Kreidepapier; seine Albedo beträgt 90%. Bezeichnen wir sie als

100 und reduzieren auf sie die Albedos anderer grauer Oberflächen, so erhalten wir für weiße Leinwand eine „reduzierte Albedo" von 80, für graue Mitteltöne auf Photographien etwa 30, für schwarzes Packpapier und Buchdruck etwa 10, für schwarze Tusche und schwarzes Tuch $1^1/_2$ bis 2. Man kann dann sagen, daß der weißeste technisch herstellbare Körper ungefähr 60mal so viel Licht reflektiert als der schwärzeste. Auch das tiefste Schwarz hat einen Weißwert, und zwar pflegt man für je 60° Schwarz 1° Weiß zu rechnen.

Man führe eventuell einen *Eichungsversuch* durch, indem man eine größere Scheibe aus hell- bis mittelgrauem Papier und ein MAXWELLsches schwarzweißes Scheibenpaar von kleinerem Durchmesser zusammen auf dem Farbenkreisel rotieren läßt und die Sektoren des letzteren so lange gegeneinander verschiebt, bis eine Gleichung entsteht. Ist das Grau nicht ganz neutral, so wird man auch noch ein wenig von einer bunten Farbe zusetzen müssen.

Bestimmung der Unterschiedsempfindlichkeit. Eine MASSONsche Scheibe wie Abb. 10 wird in guter Beleuchtung auf dem Farbenkreisel in Rotation versetzt. Die inneren Rechtecke repräsentieren größere Schwarzsektoren, die folgenden werden von Radien eingeschlossen, deren Winkel nach außen hin immer kleiner wird. Es ist anzugeben, wieviele der so entstehenden grauen Ringe sichtbar sind (eventuell Abstimmung und Tabelle). Aus dem Radius des äußersten, sich eben noch vom weißen Grunde abhebenden Ringes ist der Umfang des von ihm beschriebenen Kreises zu berechnen und durch die Breite des Schwarzsektors zu dividieren. Der reziproke Wert dieses Quotienten gibt die *Unterschiedsschwelle* für Weiß.

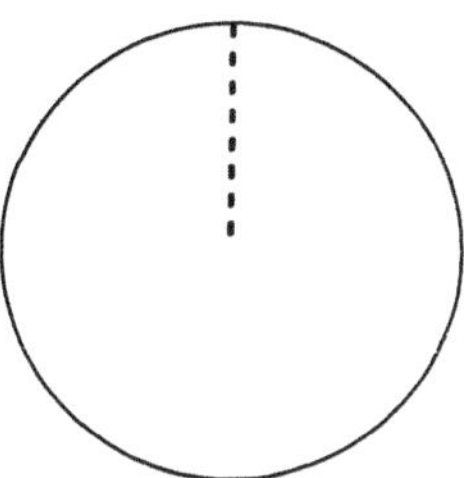

Abb. 10. Masson-Scheibe.
($r = 12$ mm, Breite 3 mm.)

Wird der vierte Ring von innen noch gesehen, so entspricht das ungefähr der Schwelle $1/_{120}$. Die *individuellen Unterschiede* sind meist ziemlich groß, ebenso auch die zeitlichen. Man stelle nachträglich Erkundungsfragen darüber. Oft wird ein *periodisches Schwanken* der Empfindlichkeit, etwa von 3 zu 3 Sek., bemerkt werden, eine Zu- und Abnahme der Kreise.

Ebenso wie die Schwelle für Schwarzzusatz kann auch die für *bunte Farbentönung* bestimmt werden. Die Ringe werden in der Regel anfangs noch nicht der Farbe nach erkannt. Es gibt dann eine *generelle Schwelle*, bei der bloß Ringe schlechthin zu sehen sind, und eine *spezielle*, wo auch schon der Farbenton erkannt wird.

Obere Hörgrenze. Die Psychophysik beschäftigt sich außer mit Unterschiedsschwellen auch noch mit sog. *absoluten Schwellen*. Es kann dabei entweder gefragt sein, von welcher minimalen *Intensität* angefangen schon eine Empfindung gegeben ist, oder aber darnach, innerhalb welcher *Artgrenzen* des Reizes überhaupt eine Beantwortung durch die Wahrnehmung stattfindet. Als Beispiel für letztere Fragestellung bestimme man die „obere Hörgrenze", d. i. die höchste Schwingungszahl, bei der eben noch ein Ton gehört wird (also die dem „höchsten Ton" entsprechende Frequenz) mit Hilfe einer Galtonpfeife, das ist eine gedeckte Lippenpfeife mit variabler und in Zehntelmillimeter ablesbarer Pfeifenlänge. Die obere Hörgrenze liegt bei etwa 16000 bis 20000 Schwingungen pro Sekunde. Bei höheren Frequenzen hört man nur mehr ein Zischgeräusch.

Absolute Intensitätsschwelle für Geräusche. Man bestimme diese, bzw. ihre inter- und intraindividuellen Verschiedenheiten und die Verschiedenheit der beiden Ohren untereinander mit Hilfe einer Taschenuhr, die man allmählich so weit vom Ohr entfernt, bis das Ticken nicht mehr gehört wird.

WEBERsches Gesetz für ebenmerkliche Unterschiede.

Hilfsmittel: Farbvariator, d. i. ein Farbenkreisel, dessen Sektoren während der Rotation kontinuierlich verändert werden können. Montiert ist eine weiße und eine schwarze Scheibe, letztere mit zwei kleinen Einschnitten (etwa 2° und 4°) nach dem Prinzip der MASSONschen Scheibe.

Bei dunklerer Scheibe sind die durch die ausgesparten kleinen Weißsektoren entstehenden Ringe eher sichtbar. Bei Vergrößerung des Weißgehaltes der ganzen Scheibe schwinden sie allmählich, und zwar zuerst der äußere und dann der innere. Es kommt also offenbar nicht auf die absolute Größe des Sektors an, sondern auf sein Verhältnis zum schon vorhandenen Weiß. Je mehr Weiß, desto größer muß auch der Zusatz sein, um „ebenmerklich" zu werden. In Analogie zu diesem Versuch steht das bei zunehmender Gesamtbeleuchtung am Morgen immer mehr schwindende Licht der Sterne, das absolut auch stets das gleiche bleibt.

Das *WEBERsche Gesetz* sagt aus, daß der ebenmerkliche Reizzuwachs (in mittleren Bereichen) proportional dem schon vorhandenen Reiz, oder kurz, daß nicht der absolute, sondern der *relative* ebenmerkliche Reizzuwachs eine Konstante ist. Oder nochmals anders: Einer Ebenmerklichkeitsreihe entspricht nicht eine arithmetisch, sondern eine geometrisch gestufte Reizreihe. Schwellen sind daher nicht durch absolute Größen (z. B. 3° Weiß), sondern nur in Brüchen (z. B. $^1/_{100}$ des schon vorhandenen Weiß) allgemein charakterisierbar.

Die Proportionalität des ebenmerklichen Weißzusatzes zum schon vorhandenen Weißwert kann im vorliegenden Versuch — wenn man sich nicht mit einer ungefähren Schätzung begnügen will — analog zum Verfahren bei der MASSONschen Scheibe in einem quantitativ durchgeführten Versuch demonstriert werden. Es ist dabei bequem, wenn die beiden kleinen Sektoren, wie oben angegeben, zueinander in einem einfachen Verhältnis stehen.

Man ersetze nun die mit den Ausschnitten versehene schwarze Scheibe durch eine gewöhnliche und stelle auf 360° Weiß ein. Man fordert die Vpn auf, auf die *Geschwindigkeit der phänomenalen Weißlichkeitsabnahme* zu achten, wobei man gleichzeitig mitteilt, daß man den Schwarzsektor durch gleichmäßige Drehung der Kurbel in arithmetischer Reihe zunehmen lassen werde. Das subjektive Schwärzlicherwerden erfolgt zuerst langsam, gegen das Ende des Versuches immer rascher. Man zeige, daß dies nicht durch die Veränderungsrichtung bedingt ist, indem man den Versuch in aufsteigendem Verfahren, von Schwarz zu Weiß übergehend, wiederholt. Der Versuch zeigt dasselbe wie der vorhergehende: Kleine Schwarzzusätze zu Weiß machen sehr wenig, kleine Weißzusätze zu Schwarz sehr viel aus.

Äquidistante Stufung übermerklich verschiedener Graureize.

Hilfsmittel: Siebenfacher Farbenkreisel. Sieben Farbenkreiselachsen (Sechseckanordnung mit einer weiteren Scheibe in der Mitte) können von einem Motor aus gleichzeitig in Rotation versetzt werden. Wir montieren zunächst 5 Schwarzweißscheiben aus Tuch- bzw. Kreidepapier, deren Weißsektoren in arithmetischer Reihe abnehmen, dann 7 Scheiben mit geometrisch abnehmenden Weißsektoren:

Reihe der Weißwerte für

arithmetische Stufung ($d = 90^0$)		geometrische Stufung ($q = {}^1/_2$)
360^0		360^0
270^0		180^0
180^0	$(86^0)^1$	90^0
90^0	(40^0)	45^0
0^0	(17^0)	$22^1/_2{}^0$
	$(5^1/_2{}^0)$	$11^1/_4{}^0$
	(0^0)	$5^5/_8{}^0$

Steht kein siebenfacher Farbenkreisel zur Verfügung, so stufe man eine Scheibe analog wie Abb. 4 (S. 15) nach den angegebenen Weißwerten für die geometrische Reihe und lasse sie mit der in Abb. 4 dargestellten arithmetisch gestuften Scheibe vergleichen.

Man frage für beide Stufungsarten, ob die Abstufungen alle gleich erscheinen, und wenn nicht, wo die Schritte besonders groß sind, ferner welche Farbe ungefähr die phänomenale Mitte zwischen den Endgliedern Schwarz und Weiß halte. Die arithmetische Reihe wird wieder, wie bei den Versuchen mit dem Farbvariator, als ungleichmäßig gestuft, der Schritt von Schwarz zum dunkelsten Grau als besonders groß empfunden. Dieses Grau scheint gleichzeitig auch weit eher phänomenal die Mitte zu halten als die noch helleren Stufen, aber auch es ist schon zu hell (vgl. unten). — Die geometrische Reihe scheint fast gleichmäßig gestuft, wenn auch die Schritte diesmal in der Nähe des Weiß bisweilen etwas zu groß erscheinen. Der ideal „äquidistanten", d. h. phänomenal gleichmäßig gestuften Reihe entspricht demnach eine Reizreihe, die zwischen der geometrischen und arithmetischen Reihe der Reizintensitäten (Weißwerte) liegt, aber ungleich näher an der geometrischen.

Man kann dies prüfen, indem man mittels der Vollreihenmethode (vgl. S. 55f.) die *phänomenale Mitte* zwischen einer möglichst rein weißen und einer

---

[1] Die Werte in der Klammer geben die faktisch zu wählenden Weißsektoren an. Wegen der relativen Kleinheit der Weißsektoren muß der Weißwert der bereits sehr großen Schwarzsektoren (vgl. S. 23) hier in Rechnung gestellt werden. Bei der arithmetischen Reihe ist eine Korrektur nicht notwendig, da durch die Weißwerte der Schwarzsektoren bloß die Differenz d vom konstanten Wert 90 auf den ebenfalls konstanten Wert von etwa $88^1/_2$ herabgedrückt wird, die Reihe also jedenfalls eine arithmetische bleibt.

schwarzen rotierenden Scheibe feststellen läßt. Man verwendet am besten wieder den Farbvariator. Es ist anzugeben, ob das Grau, das gerade auf dem Variator eingestellt ist (es sind dort die gleichen Papiere zu verwenden), dem Schwarz oder dem Weiß nähersteht oder genau in der Mitte liegt. Zwischen den Grenzalbedos 2 und 100 liegt das arithmetische Mittel bei 51 (184º), das geometrische bei 14,1 (d. i. ca. 50º). Daraus kann die Lage des gefundenen Wertes zum geometrischen und arithmetischen Mittel errechnet werden, eventuell auch unter Anwendung der Formel für Z (vgl. S. 90). Exakte Untersuchungen ergaben 14 bis 16% (50 bis 58º).

Augenmaß für Strecken. Eine Strecke ist durch einen verschiebbaren Querstrich in zwei Teile geteilt (vgl. Abb. 13, S. 33). Man verwendet am besten eine horizontale Leiste mit einem Schlitz, in dem ein kleiner Zeiger verschiebbar angebracht ist. Die Längen der Strecken können auf der Rückseite abgelesen werden. Auch der zur Demonstration der MÜLLER-LYERschen Täuschung verwendete Apparat mit durchscheinendem Licht kann hier Anwendung finden.

Man bestimmt den Durchschnitt derjenigen Unterschiede, bei denen bereits eindeutig eine Ungleichheit der beiden Strecken konstatiert wurde.

Derselbe Versuch wird dann mit einem doppelt so großen Hauptreiz wiederholt. Die Schwelle wird, in Zentimeter ausgedrückt, in der Regel ebenfalls ungefähr auf das Doppelte steigen. Sie beträgt nach genaueren Untersuchungen unabhängig von der absoluten Länge der Hauptstrecke ungefähr $^1/_{50}$. Das WEBERsche Gesetz gilt also nicht nur für die Sinnesqualitäten, bzw. deren Intensitäten, sondern auch für phänomenale Ausdehnungen, wie sie im Augenmaßversuch untersucht werden.

Das WEBERsche Gesetz hat große *biologische Bedeutung*, da es meist nicht auf absolute Größen, sondern auf Verhältnisse ankommt, die in der Wahrnehmung erhalten bleiben müssen. Wegen dieses Gesetzes bleiben die meisten gewöhnlichen Schwankungen der objektiven Helligkeit unbeachtet. Denn die Verhältnisse der Helligkeit und damit die Deutlichkeit, mit der wir die einzelnen Gegenstände voneinander unterscheiden, bleiben trotz der schwankenden Beleuchtung dieselben. Erst bei sehr kleinen Intensitäten verliert das Gesetz seine Gültigkeit, wir können dann z. B. eine Schrift nicht mehr gleich gut lesen. Ebenso können wir vermöge des WEBERschen Gesetzes Musik aus verschiedenen Entfernungen gleich gut hören. Erst aus sehr großer Entfernung oder bei starker Schalldämpfung (etwa durch Türen) wird das Intensitätsverhältnis der Instrumente verzerrt.

7. Tages- und Dunkelsehen. Sehschärfe.

Dunkelsehen. An der Stirnwand des Zimmers wird ein rotes und ein blaues Quadrat auf schwarzem Grund angebracht, außerdem noch eventuell der HERINGsche Farbenkreis, ferner eine Tafel zur Prüfung der Sehschärfe (Abb. 11, S. 28). Die rote Fläche erscheint bei Tageslicht deutlich heller als die blaue. Das Zimmer wird nun rasch so stark verdunkelt, daß man sich nach einiger Adaptation im Zimmer noch halbwegs zurechtfinden kann, gleich nach der Verdunkelung jedoch völlige Finsternis zu herrschen scheint. Nach 2 bis 3 Minuten wird ganz allmählich wieder aufgehellt. Während der ganzen Zeit ist die Sichtbarkeit aller Dinge des Zimmers zu beobachten. Insbesondere ist auf das Helligkeitsverhältnis, den Farbenton und die Sättigung der beiden Quadrate zu achten. Von Zeit zu Zeit läßt man ein Auge schließen und die dadurch hervorgerufenen Veränderungen feststellen. Die Instruktion wird auch während des Versuches wiederholt.

Die Ergebnisse des Versuches sind folgende:

1. Während der Zeit der Verdunklung tritt eine Gewöhnung an die Dunkelheit ein, die sich darin äußert, daß die Gegenstände des Zimmers allmählich sichtbar werden. Diese „*Dunkeladaptation*" geht anfangs rasch vor sich, erreicht aber erst nach 1 bis 2 Stunden ihr Maximum. (Der umgekehrte Vorgang, die Helladaptation nach anfänglicher Blendung, erfolgt rascher.)

Die Erhöhung der Empfindlichkeit des Sehens im Dunkeln beruht einmal auf einer *Erhöhung der Erregbarkeit* der Netzhaut (bis auf das 8000fache), außerdem aber auch auf einer reflexartigen *Erweiterung des Sehloches*, der „Pupille" (bis auf das 40fache; vgl. S. 146). Der augenblickliche Adaptationszustand wird kaum bemerkt, daher auch die große Unsicherheit über die herrschende Beleuchtung, wie sie sich insbesondere beim Photographieren bemerkbar macht.

2. Während bei normaler Beleuchtung das Rot deutlich heller erschien als das Blau, erscheint im Dunkeln das Blau deutlich heller als das Rot, gleichzeitig aber auch fast ungetönt weißlich (PURKINJE*sches Phänomen*). Bei zunehmender Aufhellung tritt eine Tönung mit immer zunehmender Sättigung und ein Helligkeitswechsel im Sinne der ursprünglichen Helligkeitsverhältnisse ein.

Die Helligkeitsverteilung im System des Farbenkreises ist also nicht konstant, sondern hängt von der Beleuchtungsstärke ab. Eigentlich müßte also für jede Beleuchtungsstärke ein anders verzerrtes Farboktaeder konstruiert werden (vgl. S. 21). Bei Herabsetzung der Beleuchtung wird das Helligkeitsmaximum, das bei gewöhnlicher Intensität im Gelb liegt (bei 580 mμ), immer mehr gegen Grün hin verschoben. Die Verschiebung von Rot nach Blau liegt im Spektrum im gleichen Richtungssinne.

3. An den Konturen aller Dinge und an der Leserlichkeit der Zeichen auf der Sehschärfetafel bemerkt man, daß die *Sehschärfe* in der Dunkelheit *beträchtlich herabgesetzt* ist.

4. Bei normalen Beleuchtungsverhältnissen finden wir bei einäugiger und zweiäugiger Betrachtung keinen Helligkeitsunterschied; bei herabgesetzter Beleuchtung und Dunkeladaptation findet Summierung der Eindrücke beider Augen statt, wir sehen *binokular etwas besser*.

Man lasse noch (eventuell durch neuerliches natürliches Schließen eines Auges) feststellen, welches Auge offengeblieben war. Dieses gilt dann als das „*dominante*" *Auge*. Die Mehrzahl der Menschen sind „Rechtsäuger"; Linksäugigkeit geht oft mit Linkshändigkeit oder doch mit Anlage zu solcher in der Kindheit Hand in Hand.

Die *Erklärung* der herabgesetzten Schärfe der Wahrnehmung bei Verdunklung erfordert ein näheres Eingehen auf den *Bau der Netzhaut*. Diese bildet den Hintergrund des Auges. Sie besteht aus einem bienenwabenartigen Mosaik von länglichen lichtempfindlichen Zellen. Man unterscheidet zwei Arten solcher Zellen: die *Stäbchen* und die *Zäpfchen*. Im Zentrum der Netzhaut, im sog. gelben Fleck, auf den die Bilder aller „fixierten“ Objekte fallen, gibt es bloß Zäpfchen (und zwar dort 600 auf 1 mm Länge); je weiter wir gegen die „Peripherie“ der Netzhaut wandern, desto mehr überwiegen die Stäbchen. Von je einer Gruppe von Stäbchen, aber von jedem einzelnen Zäpfchen, führt eine Nervenfaser ins Gehirn. Der Zäpfchenapparat besitzt dadurch ein höheres „optisches Auflösungsvermögen“, er liefert schärfere Bilder. Ferner ist bloß der Zäpfchenapparat befähigt, bunte Eindrücke zu vermitteln. Mit Hilfe der Stäbchen sehen wir bloß „grau in grau“; dafür ist aber der Stäbchenapparat lichtempfindlicher, im Dunkeln funktioniert bloß er.

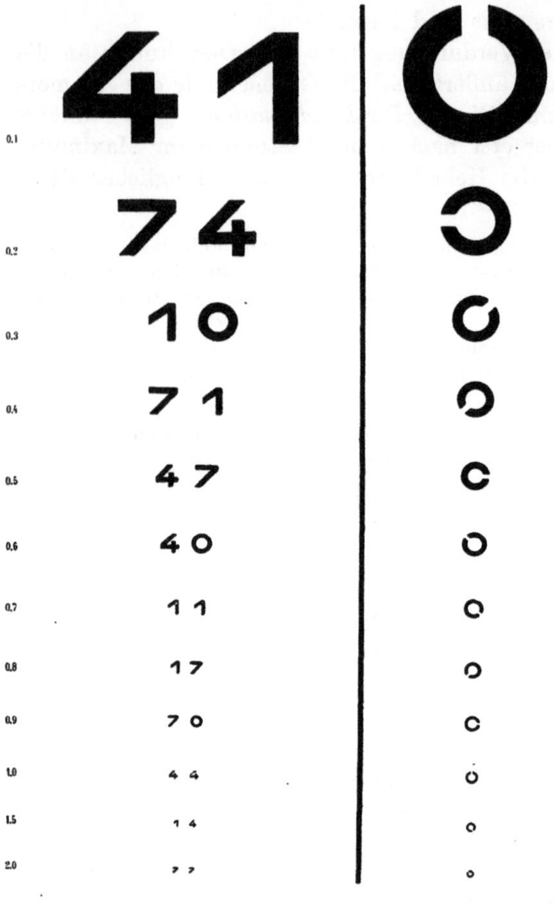

Mit der Abnahme der Zäpfchen an der *Peripherie der Netzhaut* hängt ferner zusammen, daß wir dort *farbenblind* sind. Um

Abb. 11. Sehschärfeprüfung ($^1/_4$ der normierten Größe).

das zu zeigen, klebe man ein grünes, ein rotes, ein gelbes und ein graues farbiges Papierstückchen untereinander auf ein schwarzes Papier. Man lasse die Vpn mit ihrem Fixationspunkt langsam seitwärts wandern und gleichzeitig die Färbung der Punkte, deren Bilder nunmehr auf periphere Teile der Netzhaut fallen, beachten. Die Tönung verschwindet zuerst für Rot und Grün, dann auch für Blau und Gelb. Der Rot-Grün-Sinn ist also auch hier weniger fest als der Gelb-Blau-Sinn, ebenso wie das für die Farbenblindheiten festgestellt werden konnte (vgl. S. 18). Man beachte auch die Abnahme der Sehschärfe im „indirekten Sehen“.

Fehlt der Stäbchenapparat oder ist er funktionsuntüchtig, so sprechen wir von *Nachtblindheit*. Gewisse Tiergattungen, wie z. B. die Hühner, sind nachtblind. Ein Ausfall des Zäpfchenapparates führt zu totaler Farbenblindheit, bei der so gesehen wird, wie wir im Dunkeln sehen; diese „*Zäpfchenblindheit*" ist jedoch von der auf S. 18 angeführten Art von totaler Farbenblindheit zu unterscheiden, bei der bloß Rot-Grün- und Gelb-Blau-Blindheit zusammenkommen, der Zäpfchenapparat aber funktionsfähig bleibt.

Prüfung der Sehschärfe. Abb. 11 bringt ein Muster der internationalen Sehproben. Die Dezimalen am linken Rand bezeichnen den Grad der Sehschärfe. Normale Sehschärfe 1 besitzt derjenige, der im viermal so großen Original die dritte Reihe von unten aus 5 m Entfernung noch zu lesen vermag. Die Ringe mit der Lücke heißen LANDOLTsche Ringe. Bei ihnen ist die Lage der Lücke anzugeben. Diese verschwindet subjektiv, wenn ihre Größe unter das „optische Auflösungsvermögen" herabsinkt.

8. Ordnungen auf anderen Sinnesgebieten.

Die Ermittlung und quantitative Erforschung der Systeme von Sinnesqualitäten („Empfindungen") wurde an dem Beispiel des Systems der Farben erläutert. In analoger Weise werden die stofflichen Daten anderer Sinnesgebiete geordnet: die akustischen in der *Tonspirale*, in der die tiefen Töne unten, die hohen oben zu liegen kommen und jede Oktave einer neuen Windung entspricht, wodurch Grundton und Oktave übereinander und daher wieder nahe zueinander zu liegen kommen (Oktavenähnlichkeit). Das System der *Gerüche* ist nach HENNING die Oberfläche eines *dreiseitigen Prismas*, dessen Ecken folgende Gerüche bezeichnen: blumig, fruchtig, faulig; würzig, harzig, brenzlig. Die *Geschmäcke* können auf einem *Tetraeder* angeordnet werden, dessen Ecken die Qualitäten süß, sauer, bitter und salzig bilden.

Beispiele für die verschiedenen *Gerüche* kann man leicht durch Herumreichen kleiner Probefläschchen geben. Würzig riecht Muskat, Zimt, blumig Heliotropin, Jasminöl, fruchtig Orangenöl, harzig (oder balsamisch) Räucherwerk, Terpentin, Kampfer, faulig Schwefelwasserstoff und Schwefelkohlenstoff, brenzlig Teer. Zwischen fruchtig und blumig liegt Rosenöl, zwischen faulig und würzig Zwiebel usw.

Viele gemeinhin zum Geschmackssinn gerechnete Daten werden durch den Geruchssinn vermittelt, so z. B. die „Blume des Weines", der widrige Geschmack angebrannter Speisen oder von Rizinusöl. Man kann sich davon überzeugen, indem man während des Schmeckens die Nase zuhält. Es kann dann z. B. auch nicht mehr entschieden werden, ob man Apfel- oder Zwiebelstückchen kaut.

Die vier Sinne der Haut. Man fasse einen fein gespitzten Bleistift nahe am gespitzten Ende zwischen Daumen und Zeigefinger der rechten Hand, stütze diese mit dem zusammengebogenen kleinen Finger auf den Daumenansatz der linken Hand und taste mit der Spitze ganz leicht den linken Handrücken ab. Die Berührungen sollen kurz sein (etwa zwei in der Sekunde), die Haut gerade nur berühren und sie in Abständen von $^1/_2$ bis 1 mm abwandern. An einzelnen Stellen spürt man einen *Stich* (Schmerz), an andern nur dumpfen *Druck* (Berührung, Tastsinn), an wieder andern *Kälte*. *Wärme* wird mit unserer vereinfachten Methode relativ schwerer in Erscheinung treten, da die „Wärmepunkte" weniger zahlreich sind, tiefer in der Haut liegen und langsamer ansprechen als die andern Endorgane. Hitzeeindrücke entstehen, wenn Kälte- und Wärmesinn (eventuell auch Schmerzsinn) gleichzeitig gereizt werden. Man lasse auch das ungefähre Zahlenverhältnis der Schmerz-, Druck-, Kälte- und Wärmepunkte zueinander abschätzen.

Die genannten vier Sinne der Haut wurden früher nicht auseinandergehalten, sondern gemeinsam als „fünfter Sinn" (Gefühlssinn) dem Gesicht, Gehör, Geruch und Geschmack zur Seite gestellt. In der Liste der Sinnesorgane haben wir außerdem auch noch den Muskel- und Bewegungssinn („Kinästhesis") sowie andere Organsinne zu nennen.

Der Versuch zeigt auch, daß die Sinne nicht nur auf die ihnen „*adäquaten*" *Reize* (Kälte für den Kältesinn, Wärme für den Wärmesinn usw.) ansprechen, sondern auch auf „inadäquate" (hier alle auf Berührung), und zwar trotzdem stets mit den ihnen eigentümlichen Empfindungen (*Gesetz der spezifischen Sinnesenergien*). Auch Lichterscheinungen lassen sich leicht durch Druck auf das Auge inadäquat erzeugen.

Literatur.[1]

EBBINGHAUS-BÜHLER: Grundzüge der Psychologie, 1. Bd., 4. Aufl. Leipzig 1919.

FRÖBES, J.: Lehrbuch der experimentellen Psychologie, 1. Bd., 2. u. 3. Aufl. Freiburg 1923.

II. Gestaltwahrnehmung.

1. Psychophysik der Gestalten.

Transponierbarkeit. Bei einem Blick auf Abb. 12 fallen die Fig. a, b, f und g als untereinander „ähnlich" auf. Wir können auch sagen, sie werden alle mit dem gleichen Gestaltcharakter, nämlich „als Quadrat" erlebt. Dies geschieht unbeschadet der Tatsache, daß starke materiale Verschiedenheiten bestehen: die vier Quadrate sind teils weiß, teils schwarz, teils klein, teils groß, teils Voll- und teils Strichfiguren. Was dem *gleichbleibenden Gestalteindruck* als *objektiv gleichbleibende* Eigenschaft der „Reizkonfiguration" zur Seite steht, ist die formale Struktur, die Proportion der Reize, das *Relationsgefüge* der Viereckigkeit, Gleichseitigkeit und Rechtwinkligkeit. Das Erhaltenbleiben des phänomenalen Gestaltcharakters bei der Wahrnehmung formgleicher Reize trotz eines *Wechsels der materialen Reizbestimmungen* nennt man mit EHRENFELS *Transponierbarkeit* der Gestalt. Es ist das wichtigste direkte Gestaltkriterium: was bei

---

[1] Die Quellenwerke sind stets nur einmal angeführt. In vielen Fällen stehen aber auch andere Kapitel zu ihnen in Beziehung.

einem Wechsel der stofflichen Eigenschaften einer Reizkonfiguration als Eindrucksmoment gleichbleibt, ist eine Gestaltqualität. — Über eine quantitative Bestimmung des Grades der Gestalttransponierbarkeit vgl. S. 103.

Daß aber die Gleichheit aller Relationen, in unserem Falle also „*geometrische*" Gleichheit, noch nicht immer genügt, um gleiche Gestalterlebnisse hervorzurufen, zeigt ein Vergleich von Fig. a und e. Das auf die Spitze gestellte Quadrat sieht anders aus als das auf eine Seite gestellte. Geometrische

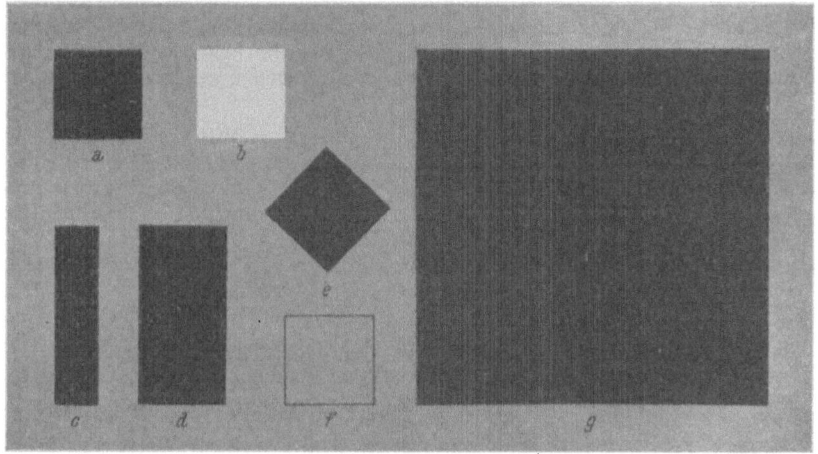

Abb. 12. Transponierbarkeit von Raumgestalten.

Gleichheit und psychologische Gleichheit müssen also begrifflich auseinandergehalten werden.

Der Gestaltgesichtspunkt überwiegt in natürlicher Einstellung so sehr, daß andere objektive Gleichheiten, wenn überhaupt, so erst in zweiter Linie gesehen werden. So sind a und c objektiv flächengleich, haben also ein materiales, summenhaftes Moment gemeinsam, das bei entsprechender Umwandlung der Einstellungsrichtung auch unmittelbar anschaulich werden kann (vgl. S. 100), a und d wiederum haben gleiche Breite bei Wahrung der Rechtwinkligkeit.

Der *phänomenale Primat des Gestaltlichen* über das Stoffliche äußert sich auch in der *Sprache*. Man bezeichnet das Konkretum in der Mehrzahl der Fälle nach seiner Form, z. B. eben als „ein Quadrat" und nicht als „ein Weißes". Relationen der Dinge untereinander und an den Dingen selbst sind eben besonders oft entscheidend für das richtige Erkennen der Umgebung. In der konkreten Wahrnehmung stehen die Stoffmomente der felderfüllenden Sinnesqualitäten (Farben) den Formmomenten der Gestaltqualitäten in weitgehend *untrennbarer Einheit* zur Seite: wir erleben farbige Formen und nur in Grenzfällen Farbe an sich oder Gestalten, deren Farbe unbestimmt ist.

Flächenfigur und Konturfigur. In Abb. 12 sind auch ein Vollquadrat *a*

und ein Umrißquadrat *f* einander gegenübergestellt. Das Flächenquadrat
ist mit schwarzer Farbe erfüllt; es hat zwar auch eine Kontur, aber diese
ist nicht eine Strichkontur, die beiderseits weiße Flächen voneinander
abgrenzt, sondern bloß ein „Eigenschaftssprung“ von homogen schwarzer
zu homogen grauer Fläche. Dadurch wird die Auffassung als eine aus-
gefüllte „Flächengestalt“ erleichtert, die als eine „Konturgestalt“
erschwert. Die Strichfigur legt mehr die Auffassung als Konturgestalt
nahe, doch ist auch hier ein Umschlagen möglich.

Die Verschiedenheit in der Erlebnisweise, die der reflektierende Gebildete
leicht zu vernachlässigen geneigt ist, kann, insbesondere bei Schwachsinnigen,
so weit ausgebildet sein, daß überhaupt keine Ähnlichkeit zwischen den beiden
Quadraten anerkannt wird und dem Vollquadrat eher ein Klecks oder selbst
ein Körper zugeordnet wird.

Insbesondere in der Gestaltpsychologie wird es wichtig, auf den bereits
S. 6 genannten Unterschied zwischen physikalisch-gegenständlicher Reiz-
bestimmung und Erlebnisbeschreibung zu achten. Reizkonfiguration, (geometrische) Form, Vollfigur, Strichfigur, Tonfolge, Schwingungszahl, Albedo
und so weiter sind *Termini der gegenständlichen Beschreibung*, während Gestalt, Flächenfigur und Konturfigur, Melodie, Figur und Grund (vgl. S. 35 f.),
Farbenton und Helligkeit im allgemeinen der Beschreibung der *subjektiven
Antwort* auf die genannten Reizeigenschaften vorbehalten bleiben sollen.

Ganzheitliche Erlebnisse nach Art der Gestalten gibt es auch auf
anderen Sinnesgebieten. Der Ausdruck „Transponierbarkeit“ selbst ist
dem *akustischen* Gebiet entnommen. Dort enthält z. B. der C-dur- und
der D-dur-Dreiklang (c, e, g, c' bzw. d, fis, a, d') keinen einzigen gemeinsamen Ton, und doch erscheinen sie — objektiv getragen durch das
gemeinsame Verhältnis der Schwingungszahlen von $1 : {}^5/_4 : {}^3/_2 : 2$ — in
entscheidender Hinsicht gleich. Man führe das in sukzessiver und simultaner Darbietung vor.

Die gemeinsame Gestaltqualität ist für die Tonfolge die *Zeitgestalt*
einer bestimmten *Melodie.* Die Ähnlichkeit der beiden Dreiklänge untereinander ist viel größer als die Ähnlichkeit eines der beiden mit einer aus
seinen Einzeltönen gebildeten anderen Tonfolge (etwa die Ähnlichkeit
zwischen c, e, g, c' und e, c, c' g). Das Durcheinanderwürfeln der Töne
führt dazu, daß die neue Gestalt nicht mehr als „dasselbe“ anerkannt
wird.

Man kann die Transponierbarkeit von Melodien auch so demonstrieren,
daß man eine Grammophonplatte einmal schnell (und hoch), dann langsam
(und tief) spielt. Es wird dann nicht bloß die Tonhöhe verändert, sondern
auch das Tempo.

Beim Simultanerlebnis der „Harmonie“ des Dreiklanges spricht man
nicht mehr von Gestalt-, sondern von „*Komplexqualitäten*“ (KRUEGER),
da hier weder eine räumliche noch eine zeitliche Gliederung, sondern ein
gleichzeitiges Ineinander vorliegt.

Die Reizkonfiguration, die zu einer bestimmt charakterisierten Erlebnisganzheit führt, muß durchaus *nicht einem Sinnesgebiet allein* angehören. So erzeugt z. B. ein kalter und gleichzeitig glatter Reiz die einheitliche Komplexqualität „naß". Im Experiment kann dies gezeigt werden, indem man eine Vp in unwissentlichem Verfahren und bei geschlossenen Augen mit den Fingerspitzen über eine polierte Metallplatte streichen läßt. Komplexqualitäten der Hautsinne sind Kitzel, Jucken, Hitze (vgl. S. 30) usw.

Ein Gestalterlebnis ist eine phänomenal einfache Gesamtqualität, die das Ganze der Raumfigur oder Tonfolge *einheitlich übergreift*. Eine zerlegende Überführung in ein Erlebnis der „elementaren" Relationen und Empfindungen ist zwar manchmal möglich, man zerstört damit aber das ursprüngliche Phänomen: *das Erlebnis der einzelnen Töne und Tonschritte ist etwas ganz anderes als das Erlebnis der Melodie.*

Man kann sich die hier bestehenden Verhältnisse am besten an *menschlichen Physiognomien* klarmachen. Schon auf den ersten Blick unterscheidet sich in zahlreicher neuer Gesellschaft „dieser" von „jenem" in charakteristischer Weise, wobei in den meisten Fällen anfangs gar nicht oder nur sehr unklar bewußt gemacht werden kann, woran das charakteristische „Aussehen" eigentlich liegt, ob an der Kopfform, der Nase, dem Auge, bestimmten Falten oder deren Verhältnis zueinander usw. In Beispielen dieser Art ist die ursprünglich gegebene Ganzqualität, der „*Gesamteindruck*", gegen eine „Zerschlagung" viel widerstandsfähiger als dies bei den — in Geometrie und Physik — bereits allzusehr durchrationalisierten Raum- und Zeitgestalten der Fall ist. Gesichter bleiben tatsächlich oft ein Leben lang fast so individuell einmalig und unzurückführbar auf „Teile" wie die Sinnesqualitäten.

Schwellenuntersuchungen an Gestalten. Der phänomenalen Übergewichtigkeit des Gestaltsehens entspricht auch seine funktionale Auszeichnung gegenüber der Wahrnehmung absoluter Bestimmungen, die sich quantitativ in besonders feinen psychophysischen Schwellenwerten für die Unterschiedsempfindlichkeit für Gestalteindrücke (Proportion, Krümmung) äußert (K. Bühler). Um das zu zeigen, lasse man den auf S. 26 beschriebenen Augenmaßprüfer im Vergleich zu der in Abb. 13 rechts wiedergegebenen, in bestimmtem

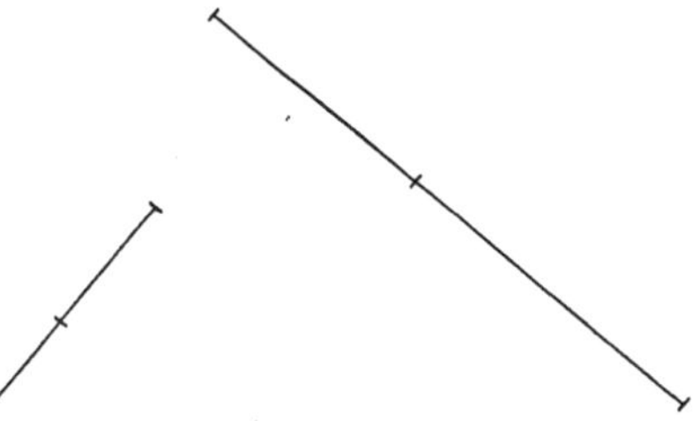

Abb. 13. Proportionsvergleich an Strecken verschiedener absoluter Größe.

vorgegebenem Verhältnis geteilten Strecke proportionsgerecht einstellen. Die schiefe Anordnung ist gewählt, um nicht den Vergleich durch Parallelstellung der beiden Strecken allzusehr zu erleichtern und um gleichzeitig auch der Ungleichwertigkeit der Horizontalen und der Vertikalen (vgl. S. 86) Rechnung zu tragen. Trotz der komplexen Bedingungen ist beim

Proportionsvergleich ein — auch im Vergleich zum gewöhnlichen Augenmaßversuch — überraschend gutes Ergebnis zu erwarten. — Über
Proportionsvergleich an Rechtecken vgl. S. 99 ff.

Augenabstände in einem Gesicht zeigen ebenfalls eine sehr hohe Empfindlichkeit für Veränderungen, die sich im Durchlaufen einer reichen Skala
physiognomischer Ausdrucksqualitäten bei Variation dieser Größe äußert.
Ähnliches gilt für rhythmisch gebundene Zeitstrecken und für bestimmte
Bewegungsformen, und zwar um so eher, je inniger der Gestaltzusammenhang
ist, in den das betreffende Detail eingebaut ist (SANDER).

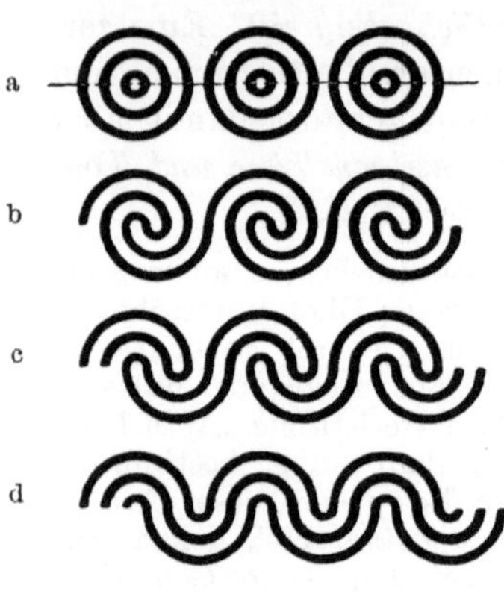

Abb. 14.
Einfluß der Reizanordnung.

*Veränderung des Relationsgefüges unter Bei-
behaltung des Materials.* Die Wichtigkeit der
Anordnung der Reize für den Wahrnehmungseindruck kann auch dort deutlich gemacht
werden, wo trotz des Gleichbleibens aller
Elemente und nur durch Änderung ihrer Relationen der Eindruck des Ganzen und der Teile
wesentlich verändert wird (Gegenstück zur
Transponierung). Ein Versuch dieser Art wurde
schon auf S. 32 besprochen. Die oberste Zeichnung a der Abb. 14 ist längs der Verbindungslinie der Mittelpunkte der drei konzentrischen
Kreisgruppen entzweigeschnitten. Durch bloße
Verschiebung, die technisch am besten durch
Aufkleben der beiden Hälften auf gegeneinander
verschiebbare Brettchen ermöglicht wird, entstehen die drei übrigen, völlig
verschieden aussehenden Ornamente, bei denen die Halbkreise jeweils
einem anderen Gefügezusammenhang eingebaut sind.

2. Gestaltmehrdeutigkeit. Figur und Grund.

Gestaltmehrdeutigkeit. Man beachte, daß in Abb. 14 auch bei Beibehaltung ein und derselben Stellung der beiden Reizhälften zueinander,
also *bei identisch bleibender Reizkonfiguration, einschneidende Veränderungen in der Erscheinungsweise* eintreten können. In Fällen dieser Art
spricht man von „Gestaltmehrdeutigkeit". Insbesondere in der Stellung b
und c wird deutlich, daß es keineswegs gleichgültig ist, ob man Weiß oder
Schwarz als „*Figur*" herausgreift. In b bilden die schwarzen Teile ein in
sich zusammenhängendes, in „bifilarer" Wicklung mäandrisch geschlun-
genes Band, das in entsprechender Einstellung auf Schwarz unmittelbar
gesehen wird, während es plötzlich radikal aufhört, augenfällig zu sein,
wenn man zu Weiß übergeht. Dann kippt nämlich der Eindruck in den
von ineinandergreifenden weißen Haken um. In Stellung c sind entweder
die liegenden, ineinandergreifenden S-Haken mit weißer Einlage Figur,
oder aber die weiße Fläche, auf der die Haken aufliegen, wobei dann die

kanalartigen Zwischenräume als zusammenhängende Wege aus der oberen in die untere angrenzende Fläche hervortreten.

Man zeige unvermittelt ein Muster wie Abb. 15 und frage, was das sei. Die Antworten spalten sich meist von Anfang an in zwei Gruppen. Manche sehen einen weißen Pokal auf schwarzem Grund, manche aber auch zwei schwarze Profile auf weißem Grund. Man gebe nun die Instruktion, die andere der beiden möglichen Auffassungen zu realisieren, was meist ohne weiteres, oder doch durch Hervorhebung einer charakteristischen Stelle der schwarzen bzw. weißen Fläche erreicht werden kann.

Oft tritt nach längerer Betrachtung der Umschlag auch spontan ein („Gestaltermüdung"). Man versuche, ein mehrmaliges Umspringen und schließlich einen rhythmischen Wechsel der Auffassungen etwa im Atemtempo zu erreichen.

Beim Pokal-Profilmuster ist der Unterschied zwischen den beiden Erlebnisweisen schon so groß, daß dieses bei Auffassungswechsel *bis zur Unkenntlichkeit verändert* erscheint. Es wäre leicht denkbar, daß wir die Vorlage, die wir einmal in der einen Weise gesehen haben, ein anderes Mal, wenn sich zufällig nur die andere Auffassungsweise einstellt, gar nicht als dasselbe Stück wiedererkennen.

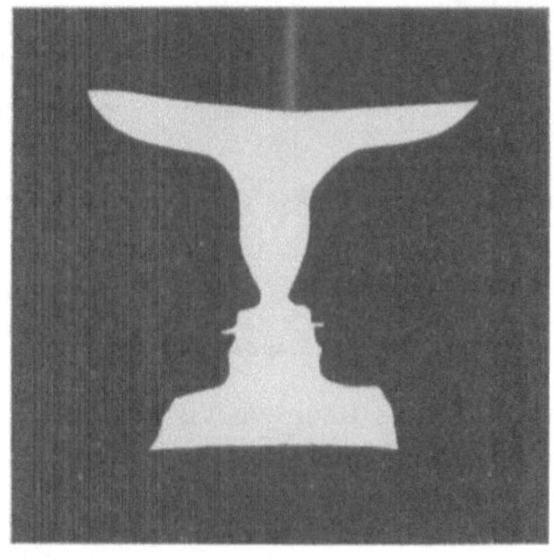

Abb. 15. Pokal-Profilmuster (nach RUBIN).

Bisweilen kommt derlei bei Betrachtung von geographischen Karten vor, wenn zufällig das Meer und nicht das Land Figur wird.

Das Auftreten so einschneidender Unterschiede schon bei ganz einfachen Mustern läßt uns verstehen, daß gleiche äußere Situationen von verschiedenen Menschen ganz verschieden beantwortet werden können, daß ein und dasselbe Kunstwerk bei einem das höchste Entzücken, bei einem anderen Abscheu erregt usw. Immer ist für das Erleben der Welt die *Gesamtheit der inneren Bedingungen* maßgebend, und diese sind außerordentlich variabel. Nacherlebbar sind diese Mehrdeutigkeiten durch Umstellung des eigenen Systems in verschiedenen Zeitpunkten („Einfühlung").

Dasjenige, was an einem Reizmuster gerade hervortritt, nennen wir die *Figur*, den jeweiligen Rest den *Grund*. Der Umschlag von Figur und Grund ineinander ist, wie unser Versuch gezeigt hat, innerhalb gewisser Grenzen „beliebig". Im allgemeinen tendiert ein kleinerer, zentralerer, allseits umschlossener, hellerer Bereich dazu, eher Figur zu werden.

Auch beim Übergang von ganzheitlicher zu isolierender Einstellung und umgekehrt liegt eine besondere Unterart von Gestaltmehrdeutigkeit vor; denn auch dabei bleibt die äußere Reizkonfiguration völlig unverändert, während der Eindruck wechselt. Während aber dort ein Wechsel der Gliederungsstufe, z. B. ein Übergang von größeren zu kleineren Einheiten, vorliegt, handelt es sich bei den Mehrdeutigkeitsversuchen, von denen jetzt die Rede ist, meist um einen *Wechsel zwischen Gebilden gleicher Organisationshöhe* und -art und auch angenähert gleichen Umfanges. — Ein Fall von Gestaltmehrdeutigkeit ist auch der auf S. 31 f. besprochene Übergang vom Erlebnis der Flächenfigur zum Erlebnis der Konturfigur.

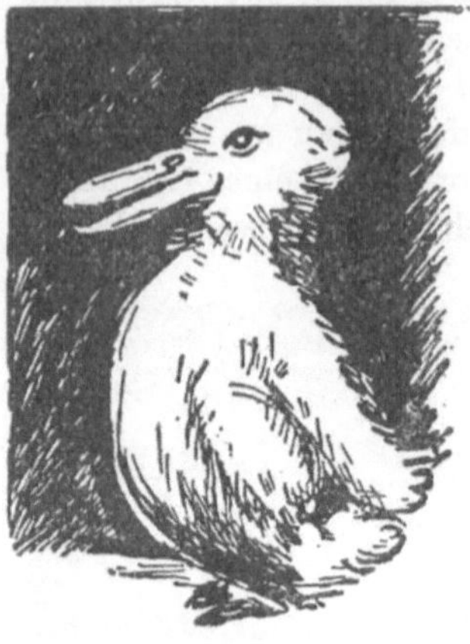
Abb. 16. Ente und Kaninchen.

Figur und Grund. Es soll nun an Hand des Pokal-Profilmusters eine allgemeine *phänomenologische Charakterisierung* des Unterschiedes von Figur und Grund gegeben werden. Erkundungsgesichtspunkte sind vor allem die Ausprägung des Gestalterlebnisses und die Tiefengliederung.

Als erstes fällt meist auf die *räumliche Abhebung der Figur vom Grund.* Jene erscheint meist etwas nach vorne gerückt, bisweilen auch weiter rückwärts, aber jedenfalls in anderer Tiefe als dieser. Über die gleichfalls hierher gehörige *Farbabhebung* vgl. S. 38 und 44.

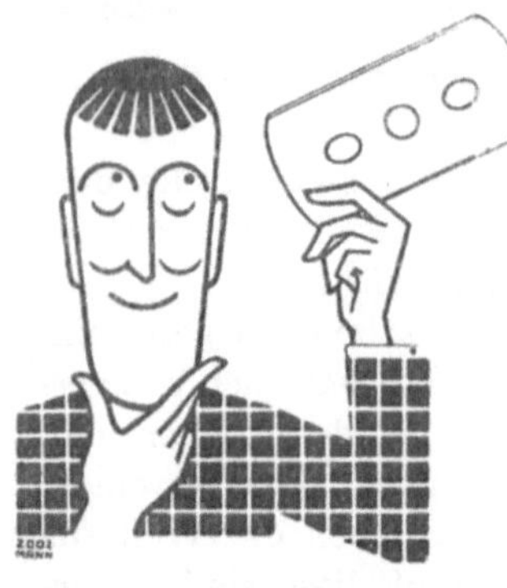
Abb. 17.
Vexierbild nach MATTHAEI.

Zweitens erscheint *nur die Figur klar gestaltet, der Grund jedoch amorph,* etwa in der Art, als ob er sich nicht nur neben, sondern auch hinter der Figur als bloße Einbettungsmasse hinziehen würde. Bei der Pokalauffassung gibt es Nase, Mund und Kinn der Gesichter als Eigengestalten überhaupt nicht mehr, sondern die Gestaltung geht von der weißen Fläche aus und ist auf diese bezogen. Nach auswärts gekehrte Ecken und Zacken des schwarzen Feldes sind nun zu „negativen" Einkerbungen am Pokal geworden.

Drittens ist der Charakter eines *greifbaren Dinges* meist nur bei der Figur ausgeprägt; aber es gibt, wie spätere Beispiele zeigen werden, auch Figuren ohne Dingcharakter.

Man könnte fürs erste vielleicht vermuten, daß die Mehrdeutigkeit des Pokalprofilmusters an einem Wechsel der Hervorhebung der beiden Flächenteile, des weißen und des schwarzen, gelegen sei, also an einer regionalen Umlagerung. Man überzeugt sich leicht, daß das nicht das allein Entscheidende sein kann; es gibt nämlich eine *Mehrdeutigkeit auch ohne Verschiebung des bevorzugten Reizbereiches.* Das weiße Gebiet kann auch als Amboß, als Mann mit breitem Hals und Hut, der einen großen geweihförmigen Aufputz trägt (die Mundspalten der Gesichter bilden die Krempe des Hutes) usw. gesehen werden. Was sich gegenüber der Pokalauffassung geändert hat, ist die Zentrierung und Gewichtsverteilung innerhalb des Ganzen in Verbindung mit der Verschiebung des erlebten Bedeutungsgehaltes.

Gestaltbindung im Vexierbild. Bei den bisherigen Mustern waren die Auffassungsalternativen untereinander ungefähr gleichwertig und im allgemeinen alle relativ leicht willkürlich realisierbar. Es gibt aber auch Muster, bei denen die eine Auffassung gegenüber einer anderen so übergewichtig ist, daß diese „gebunden" wird und sich nur schwer durchsetzen kann. Manchmal sind auch mehrere Auffassungsmöglichkeiten verborgen, oder es erscheint das Muster in der ersten Auffassung überhaupt sinnlos, und erst eine spätere Umorganisierung

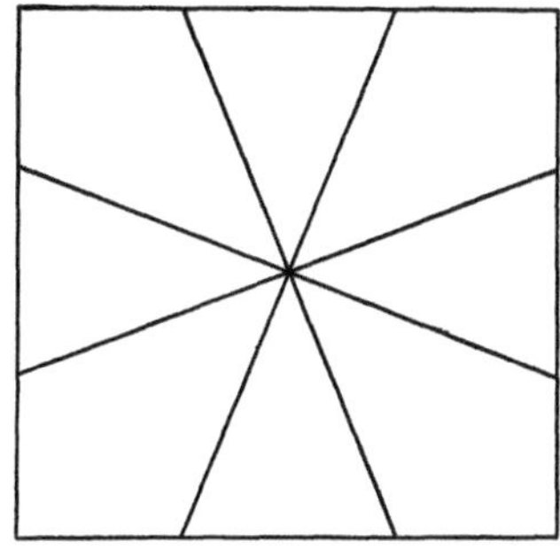

Abb. 18. Farbabhebung der Figur.

bringt die Bedeutung zutage. Bilder solcher Art heißen Vexierbilder. Beispiele dafür sind Abb. 16 (Ente und Kaninchen), Abb. 17 („himmelnder" und niedergeschlagener, „verschämter" Blick). Man beachte die überraschenden Gliederungsänderungen beim Umschlag der Auffassungen, ferner, daß eine bestimmte Auffassung um so leichter realisiert werden kann, je öfter sie bereits gegeben war (figurale Nachwirkung der Wiederholung, vgl. S. 49 ff.). Gelegentlich werden sogar mehrere Auffassungen als gleichzeitig gegeben. erlebt werden können.

Die im bisherigen genannten Auffassungen waren alle in irgendeinem Sinne „sinnhaft bedeutungsvoll", d. h. die in den Mustern gesehenen Figuren waren *empirische Dinge.* Man betrachte nun Abb. 18. Auch

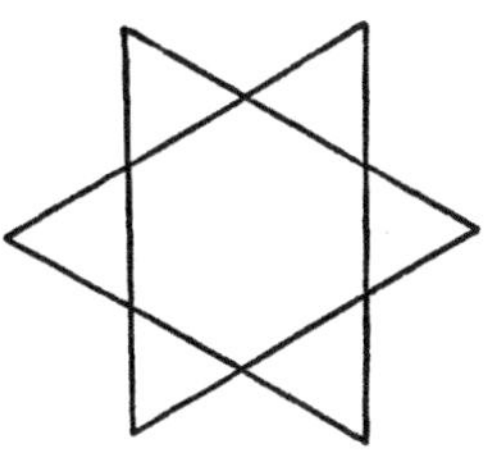

Abb. 19.
Vieldeutiges Muster.

hier ist das Aussehen, je nachdem ob das stehende oder das liegende Kreuz zur Figur wird, verschieden, obwohl es sich doch um relativ bedeutungsarme Gebilde handelt. Für das Hervortreten einer Figur ist also die Anlehnung an ein Ding nicht unerläßlich. Das Hervortreten eines Reizbezirkes als Figur liegt aber, wie man ebenfalls aus Abb. 18 ersehen kann, auch nicht ausschließlich an den bisher stets noch vorhandenen *Verschiedenheiten in der Färbung* zwischen Figur- und Grundbereich.

Stellt man eine Erkundungsfrage bezüglich der Farbgliederung, so stellt sich weiters folgendes heraus. Es erscheint die jeweilige Figur nicht nur hinsichtlich der räumlichen Tiefe, sondern auch hinsichtlich der Farbe vom gesamten restlichen Grund abgehoben, und zwar meist heller, manchmal aber auch dunkler. Wir können hier in Analogie zur räumlichen Abhebungstendenz der Figur (vgl. S. 36) von einer Tendenz zur *Farbabhebung der Figur gegenüber dem Grund* sprechen.

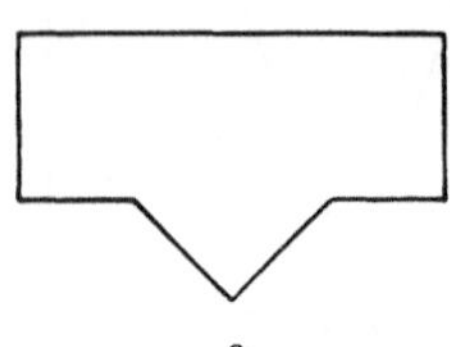
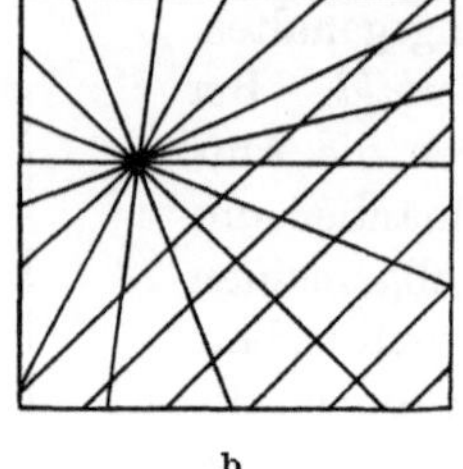
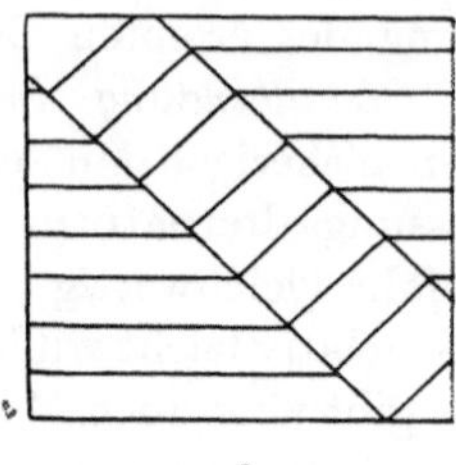

Abb. 20. Gestaltbindung (nach GOTTSCHALDT).

Ein recht vieldeutiges Muster ist Abb. 19 (nach SEASHORE). Es kann als Stern erscheinen, als Sechseck mit anhängenden Ecken, als zwei übereinandergelagerte Dreiecke, als drei übereinandergelagerte Rhomben usw., und all dies sowohl als Flächen- wie als Konturfigur. Man beachte insbesondere den Wechsel der farbigen Erscheinungsweise der Flächen, insbesondere auch bei Überlagerung.

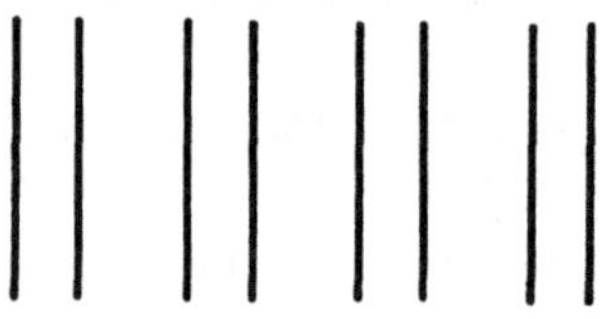

Abb. 21. Konturbildung um die Figur.

Die obige Abb. 20 zeigt das Phänomen der Gestaltbindung nach dem Prinzip der Vexierbilder für Strichfiguren ohne dinghafte Bedeutung. Das Muster a ist in den beiden komplizierteren Konfigurationen b und c objektiv als Teilform enthalten. Die Gestaltbindung ist hier ungemein fest; es gelingt meist nur schwer, a zum selbständigen Herausspringen zu bringen; es bleibt vielmehr bis zur völligen Unkenntlichkeit im Ganzen aufgelöst. Man zeige eventuell die richtigen Lösungen durch Umfahren. Selbst sehr stark gehäufte Einprägung kann die Gestaltbindung für diese Art von Konfigurationen nicht wesentlich lockern.

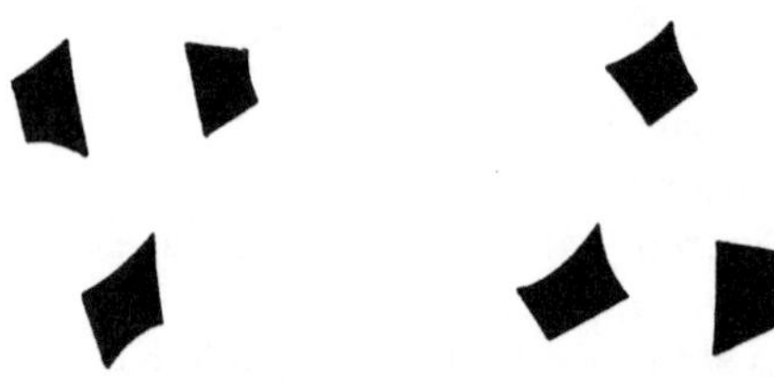

Abb. 22. Faktor der Nähe (nach KÖHLER).

In Abb. 21 sehen wir, daß *nicht einmal ein allseitiges Umschlossensein* durch Kontur zur Entstehung einer abgehobenen Figur notwendig ist. Zwischen je zwei benachbarten Strichen bilden sich Flächenstreifen zur Figur aus. Sie erscheinen zumeist heller, bisweilen auch dunkler als der Rest, wobei an den oberen und unteren Enden der „Korridore" in der

Querrichtung *subjektive Helligkeitssprünge* entstehen, die die Farbabhebung und ihren konturschaffenden Sinn deutlich erkennen lassen.
Vgl. dazu noch Abb. 32 und den zugehörigen Text.

Abb. 23. Faktor der Nähe (nach WERTHEIMER).

Abb. 21 zeigt noch etwas Weiteres. Auch sie ist mehrdeutig, aber die
Auffassung, bei der sich näher benachbarte Striche zu Paaren zusammen-

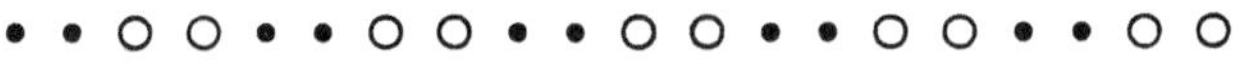

Abb. 24. Faktor der Gleichheit.

schließen, ist bevorzugt gegenüber dem Hervortreten der breiteren
Streifen als Figur. Man versuche auch das letztere zu realisieren. Diese
Beobachtung führt uns zur Frage nach den *Gegenstandsfaktoren, die den*

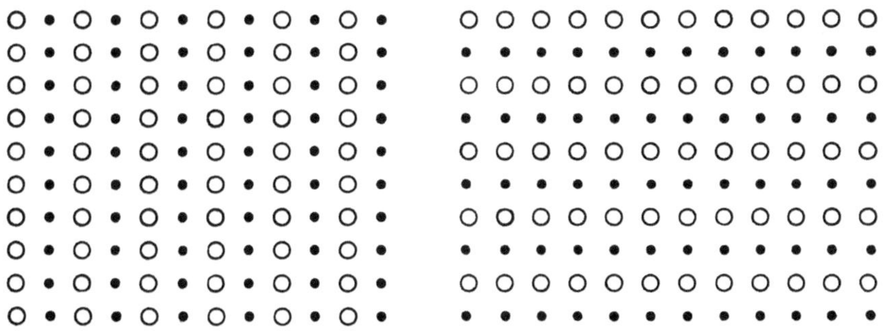

Abb. 25. Faktor der Gleichheit.

Zusammenschluß zur Figur fördern. Wir demonstrieren einige der wichtigeren unter ihnen. Den soeben gefundenen nennt man:

1. *Faktor der Nähe.* Zu seiner Demonstration dient Abb. 22, in der
sich die drei benachbarten schwarzen Flecken zu Gruppen zusammen-

Abb. 26. Gleichheit gegen Nähe.

schließen, ferner Abb. 23. — Der Zusammenschluß der entfernteren
Punkte ist ebenfalls möglich, führt aber zu einer labileren Gestalt.

2. *Faktor der Gleichheit.* In Abb. 24 neigen bei gleichen Abständen
Kreise und Punkte dazu, sich untereinander zu Gruppen zusammen-
zuschließen. Dem gleichen Prinzip gehorcht die Reihenbildung in Abb. 25.

In Abb. 26 wirkt *Nähe gegen Gleichheit*. Die beiden Möglichkeiten des paarigen Zusammenschlusses werden dadurch ungefähr gleichwertig.

3. *Faktor der guten Kurve*. Jedes der oberen Gebilde in Abb. 27 hat seine wohl beschreibbaren Gestalteigenschaften. Bei der räumlichen Annäherung beider Gebilde rücken die anstoßenden Glieder aus ihrem bisherigen Gestaltzusammenhang heraus und fügen sich in die zwei sich überschneidenden regelmäßigen Gestalten Kreis und Sechseck, die nun beide ihre kurvengerechte, vom Ganzen geforderte Ergänzung erfahren.

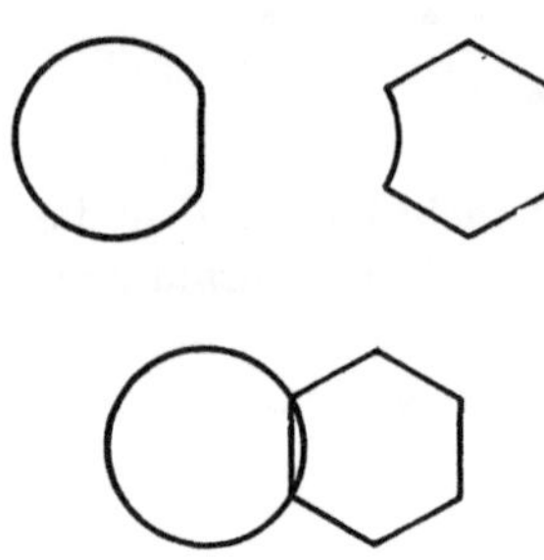

Abb. 27. Faktor der guten Kurve (nach SANDER).

Abb. 28 und 29 zeigen die Bevorzugung der Geraden bzw. der guten Kurve, die beide über den Faktor der Nähe die Oberhand behalten.

4. *Faktor der Geschlossenheit*. Geschlossene, in sich rücklaufende, symmetrische oder sonstwie regelmäßige Linienzüge pflegen als Einheiten aufgefaßt zu werden. In Abb. 30 geschieht dies mit dem horizontalen und vertikalen Zickzackband, obwohl es mehrfach unterbrochen ist, während gleichzeitig andere Linienzüge zusammenhängen.

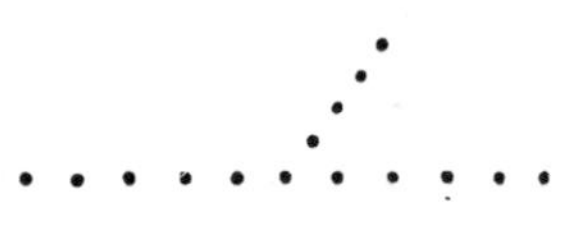

Abb. 28. Gerade gegen Nähe.

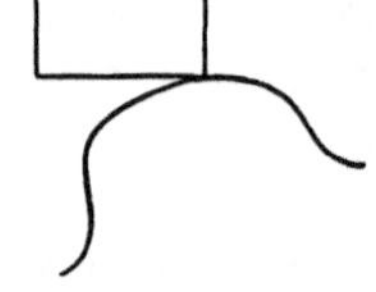

Abb. 29. Gute Kurve gegen Nähe.

In Abb. 31 behält der *Faktor der guten Kurve gegen Nähe und Geschlossenheit* die Oberhand. Die erlebten Figuren sind Mäander und Schlangenlinie, obwohl auch die Möglichkeit bestünde, drei völlig umschlossene Figuren herauszugreifen.

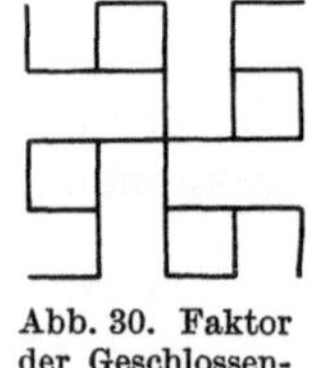

Abb. 30. Faktor der Geschlossenheit.

5. *Faktor der gehäuften Erfahrung*. Abb. 32 (nach JASTROW) erscheint leicht in der wohlbekannten Form eines plastischen E mit allseitiger Helligkeits- und Tiefenabhebung der Gesamtgestalt vom Grunde. Der Versuch zeigt gleichzeitig, wie wenige Konturstücke gelegentlich schon ausreichen, um eine

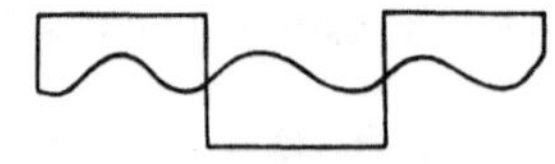

Abb. 31. Gute Kurve gegen Geschlossenheit.

geläufige Flächengestalt „totalisiert" (vgl. S. 47 ff.) in Erscheinung treten zu lassen. Bei Übergang der Auffassung zur „sinnlosen" Strichkombination dreier eckiger Linienzüge verschwindet auch jede räumliche oder farbige Abhebung. Der Faktor der Erfahrung liegt im vorliegenden Versuch nicht ausschließlich, ja vielleicht gar nicht in erster Linie darin, daß das E eine im Leben des Gebildeten durch empirische Häufigkeit ausgezeichnete Form ist, sondern auch darin, daß die viel *allgemeineren* Erfahrungen über die Beschattungsverhältnisse eines Blockreliefs bei der normalen Beleuchtung von (links) oben verwertet sind.

Jede darstellende Bildwirkung wird erst durch figurale Nachwirkung möglich.

Aus Abb. 33 (nach KÖHLER) hebt sich die „4" als geläufige Gestalt auf den ersten Blick heraus; hingegen ist sie in Abb. 34, die sie objektiv in fast gleicher Form enthält, durch andere Gestaltfaktoren gebunden. Auch in Abb. 35 überwiegt die Tendenz, im Sinne des Faktors der guten Kurve zwei vertikale Bügel mit einer Doppelschlinge in der Mitte zu sehen, gegenüber der Auffassung eines „W über M". Durch ornamentierende Wiederholung des Musters

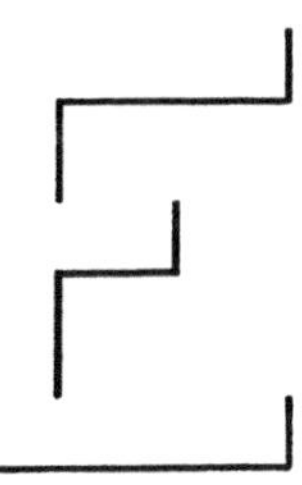

Abb. 32. Faktor der Erfahrung.

(Abb. 36) wird diese Tendenz noch verstärkt.

Ein schönes Beispiel für die Tendenz zu *sachlich-sinnvoller Gestaltung* gibt auch Ab-

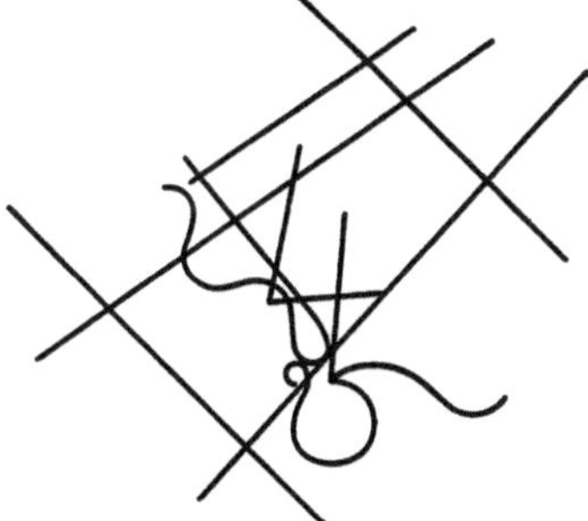

Abb. 33. Faktor der Erfahrung.

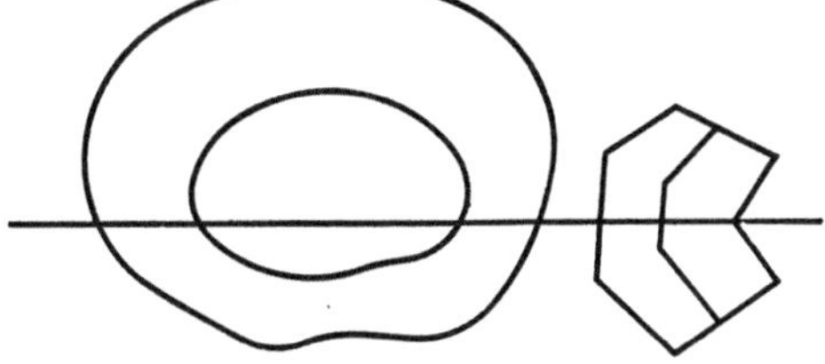

Abb. 34. Gestaltbindung gegen Erfahrung.

bild. 37. Wird ein Teil des Reizes entfernt, so entstehen auf Grund der Bedingungen des Restes neue, möglichst in sich geschlossene Gestalten: im Ausschnitt aus dem großen Bild scheint der Knabe die beiden eigenen Hände hochzuheben.

Tendenz zur Gestaltung überhaupt. Auch wenn keiner der besprochenen Anlässe zur Organisation des Reizmaterials verwirklicht ist, finden wir subjektive Ordnung und Gliederung. Auf *akustischem* und *motorischem* Gebiet zeigt sich die allgemeine Gestaltungstendenz in dem fast zwangsläufig erfolgenden subjektiven Zusammenschluß von Metronomschlägen (zeigen!) oder von Marschschritten zu Paaren oder komplexeren Gestalten auch bei völli-

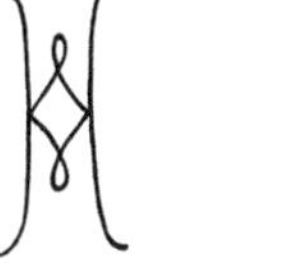

Abb. 35.

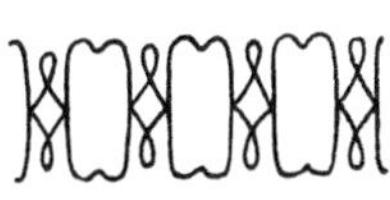

Abb. 36.

Gute Kurve gegen Erfahrung (nach WERTHEIMER).

ger Gleichheit der objektiven Abstände der Einzelreize untereinander. Einstellung und soziale Faktoren, wie Suggestion, spielen dabei ebenfalls eine Rolle. Auf *optischem* Gebiet, z. B. bei Punktreihen, gilt dasselbe.

Ein zweidimensionales homogenes Punktmuster bringt Abb. 38 (nach SEASHORE), das gleichzeitig auch ein weiteres schönes Beispiel für Gestaltmehrdeutigkeit ist. Die wichtigsten möglichen Auffassungen sind: 5 horizontale Parallele, 5 vertikale Parallele, ein Diagonalenkreuz mit eingelagerten Winkelecken, großes Quadrat mit kleinem Quadrat und Punkt in der Mitte. Man beachte den Wandel der scheinbaren Entfernungen, die räumliche Umzentrierung usw. beim Wechsel der verschiedenen Auffassungen. Manche Beobachter werden hier auch Ansätze zur Bildung von subjektiven Verbindungslinien bemerken (vgl. S. 45).

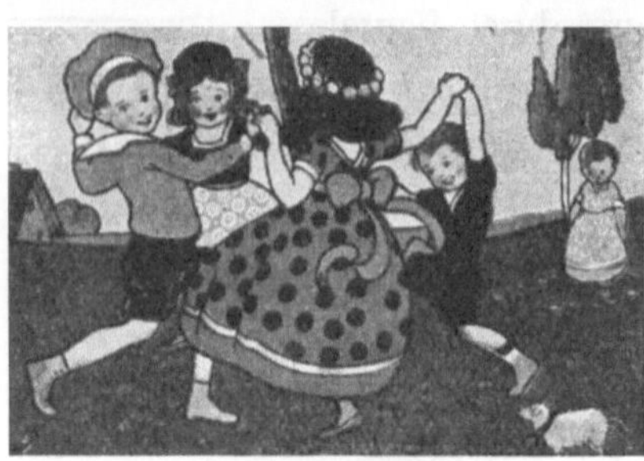
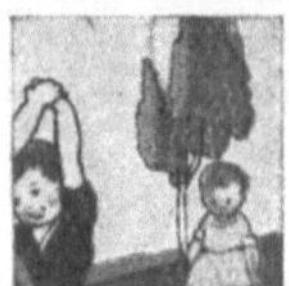

Abb. 37. Sinnvolle Gestaltung.

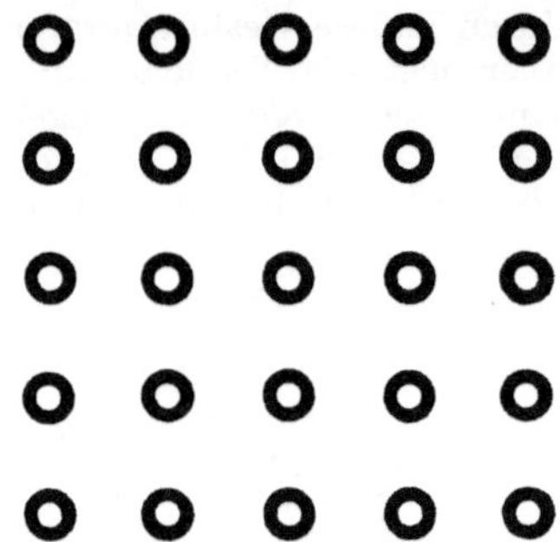

Abb. 38. Vieldeutiges Punktmuster.

3. Farbhomogenisierung von Gestalten.

Die Beeinflussung der gesehenen Farbe durch die subjektive Organisation des Gesichtsfeldes konnten wir schon bei den Versuchen über Kontrast feststellen. Herauslösung aus der Umgebung durch isolierende Einstellung zerstörte den Einfluß der Umgebung; Zusammenschluß objektiv gleicher, aber verschieden aussehender Felder brachte ihre Gleichheit zum Durchbruch (vgl. S. 13). Die folgenden Versuche sollen nun zeigen, wie weit der Einfluß der gestaltlichen Auffassung als eines übergreifenden Ganzfaktors auf das Farbensehen reicht und in welcher Weise er mit den elementaren Regeln der Farbenmischung interferiert.

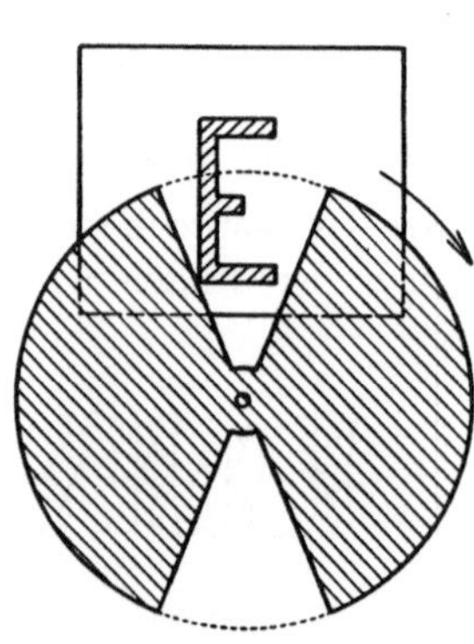

Abb. 39. Gleichzeitiges Hintereinander verschiedener Farben (Durchsichtigkeit).

Gleichzeitiges Hintereinander auf derselben Sehrichtung (Durchsichtigkeit) (nach FUCHS).

Hilfsmittel (vgl. Abb. 39): Eine kreisrunde blaue Scheibe ($d = 20$ cm), aus der symmetrisch zwei Sektoren zu je 45° ausgeschnitten sind, wird auf der Achse eines Farbenkreisels montiert. Die Scheibe mit den ausgesparten Sektoren nennen wir einen *Episkotister*. In Rotation versetzt, wirkt dieser wie ein (in unserem Falle blauer) Filter, da für die ganze bei der Rotation überstrichene Fläche nur ein Bruchteil (in unserem Falle $^1/_4$) der von den dahinterliegenden Objekten ausgehenden Strahlung hindurchgelassen, der Rest aber nach dem Prinzip der Farbenmischung durch die Eigenreflexion des Episkotisters ersetzt wird. Ein Vorteil des Episkotisters vor einem Glas ist u. a. auch das Fehlen von Glanz und Unregelmäßigkeiten. Ferner schneide man aus gelbem Papier einen Buchstaben aus und klebe ihn so auf haltbaren schwarzen Grund, daß er teilweise oder ganz hinter den durchsichtigen Teil des Episkotisters untergetaucht werden kann. Schließlich klebe man sechs kreisrunde gelbe Scheibchen ($d = 3$ cm) in Sechseckform auf schwarzen Grund, so daß ein oder mehrere Scheibchen hinter den Episkotister getaucht werden können.

Man zeige, ohne die Teilnehmer auf das zu erwartende Phänomen vorzubereiten, den gelben Buchstaben zunächst frei vor und tauche ihn dann allmählich bis zu etwa einem Drittel hinter den rotierenden Episkotister. Man achte dabei darauf, daß keine störenden Beschattungen durch den Episkotister eintreten. Zu beschreiben sind die Farbenerscheinungen und die Tiefengliederung der Phänomene.

Die Berichte lassen sich für gewöhnlich in zwei Gruppen teilen. Für die erste ist charakteristisch, daß der überdeckte Teil des Buchstaben seine Eigenfarbe verloren hat und grau geworden ist, für die zweite hingegen, daß er gelb geblieben ist, wie der restliche Teil, und bloß in eigenartiger Weise hinter einem räumlich meist deutlich abgehobenen durchsichtigen blauen Schleier erscheint. Es besteht eine Art *Farbenkonstanz des Gelb hinter dem Blau*, die die Farbenmischungsregeln aufhebt, obwohl es sich sogar um komplementäre Farben handelt. Bedingung für dieses *Homogenbleiben* ist das Herausfassen des E als einer *Gesamtgestalt*. Wird diese zerschlagen und der vom Episkotister verdeckte Teil besonders herausgefaßt, so erscheint er jedoch entsprechend den elementaren Regeln grau. Man fordere die Teilnehmer auf, die jeweils der eigenen entgegengesetzte Auffassungsweise zu realisieren. Zur Unterstützung des ganzheitlichen Sehens bewegt man das E etwas auf und ab.

Taucht man nun noch das E vollständig hinter den Episkotister, so erscheint es in der Regel ohne räumliche Abhebung grau; die Auffassung „gelb hinter blau" gelingt nur schwer, am ehesten bei Konzentration auf den Episkotister als einheitliche Kreisgestalt.

Versuch mit einem unzusammenhängenden Muster. Wir wiederholen nun den Versuch mit dem Sechseckmuster. Das Erhaltenbleiben der gelben Farbe hinter Blau zeigt sich auch hier wieder, wenn auch nicht so ausgeprägt wie beim ersten Versuch. Es können also auch *aus diskreten Teilen* aufgebaute Gestalten *als Einheiten funktional wirksam werden*. Es ist dazu ferner auch nicht nötig, daß die Gestalt, so wie das E, besonders geläufig ist.

Farbangleichung. Geht man in Abb. 40 (auf Tafel II bei S. 72) abwechselnd von „Plus"- zu „Mal"zeichenauffassung über und beachtet gleichzeitig die Farbnuancen des Punktes in der Mitte — der objektiv in einer Mischfarbe zwischen den Farben der übrigen Punkte des stehenden und des schiefen Kreuzes gefärbt ist —, so bemerkt man eine mehr oder weniger weitgehende Angleichung an die Farbe der jeweiligen Figur. Die *Tendenz zur Homogenisierung des Figurbereiches* zeigt sich hier noch klarer als in den Durchsichtigkeitsversuchen, denn es liegt nicht mehr nur eine bloße Farbaufspaltung in hintereinander gesehenen Komponenten vor, sondern eine positive Verfärbung im Interesse einer größeren Einheitlichkeit der Gestalt.

Funktionale Grundthese der Gestaltpsychologie. Bei der Besprechung der Verhältnisse von Figur und Grund lernten wir die Tendenz zur Farbabhebung der Figur gegen den Grund kennen (vgl. dazu auch noch den folgenden Nachbildversuch). Die Versuche des vorliegenden Abschnittes stellten dieser Regel als ergänzendes Gegenstück die Tendenz zur Homogenisierung des Figurbereiches in sich zur Seite. Beide Tendenzen stehen offenkundig im Dienst einer *klareren Ausprägung der Gesichtsfeldgliederung.* In diesem zweiseitigen Angleichungs- und Kontrastverhältnis wird besonders deutlich die Gültigkeit der funktionalen Grundthese der Gestaltpsychologie klar: *was an einzelnen Stellen des Gesichtsfeldes geschieht, hängt ab von den Bedingungen und strukturellen Erfordernissen des Ganzen*, es dient der besseren Ausbildung der Gesamtgestalt. Die felderfüllenden Sinnesqualitäten hängen nicht in einer „atomistischen" Punkt-für-Punkt-Zuordnung von den Reizen ab, sondern sie werden bis zu einem gewissen Grade von Gestaltfaktoren mitbestimmt. Überall, wo das der Fall ist, wollen wir von *funktionalen Auswirkungen des Gestaltsehens auf die stofflichen Momente der Wahrnehmung* sprechen. Die Wahrnehmung hält sich in allen diesen Fällen nicht streng eindeutig an den Farbreiz. Daß nicht nur die Farben, sondern auch die Formen dieser *Eigengesetzlichkeit der Wahrnehmung* unterworfen sind, wird der folgende Abschnitt 4 zeigen.

Mit Hilfe des in Abb. 18 (S. 37) wiedergegebenen Musters läßt sich die Tendenz zur Homogenisierung des Figurbereiches in sich im Verein mit der Tendenz zur Abhebung der Figur vom Grund in einem *Nachbildversuch* schön zeigen. Das Muster wird zu diesem Zweck im Format 15 × 15 cm auf einen grauen Schirm von Aktenmappengröße übertragen. Man erzeuge nun von einem roten Kreuz, das genau die Form und Größe des stehenden Kreuzes besitzt, ein NB. Dieses wird in das Strichmuster hinein projiziert. Man versuche dann, in der schon früher geübten Weise während der Beobachtungszeit des NB abwechselnd das Plus- und das Malkreuz des Projektionsgrundes zur Figur zu machen.

Es zeigt sich, daß das NB in der Regel nur dann (deutlich) sichtbar bleibt, wenn das Pluskreuz Figur ist. Bisweilen dreht es sich bei Übergang zur Malzeichenauffassung auch mit in dieses hinein. *NB entstehen also leichter auf Figur als auf Grund;* nur dann unterstützen sie nämlich die Farbabhebung und stören gleichzeitig auch nicht die — ebenfalls wesentliche — *Homogenisierung des Grundes.*

Wirft man das NB zwischendurch einmal auf homogen grauen Grund, so zeigt sich, daß es sich an allen Ecken und insbesondere auch an den Spitzen gegen die Mitte hin abrundet und so in vier getrennte Flecke zerfällt. Bei Rückkehr in einen Gestaltrahmen schmiegt es sich jedoch diesem wieder völlig an und füllt ihn mit homogener Farbe aus.

Auch das Phänomen des Kontrastes im NB kommt bei diesem Versuch vor. Bisweilen erscheint das Malkreuz rötlich; wird es Figur, so kann es sogar vorkommen, daß das NB verschwindet und nur mehr sein roter Kontrast die Abhebung vom Grund besorgt.

4. Prägnanz- und Normtendenz.

Totalisierung von Punktmustern.

Hilfsmittel: Drei rechteckige Kartonstücke in Diapositivformat, in die ein Quadrat mit Mittelpunkt, ein Sechseck und ein Achteck als Punktfiguren mit einer 3mm-Stanze eingestanzt sind (Abb. 41 bis 43). Rauchgläser von verschiedener Dichte, eventuell ersetzbar durch Farbgläser oder -gelatine. Projektionsapparat.

Das Quadrat wird exponiert; zu beschreiben sind die Lichterscheinungen, vor allem der Gestalt nach. Ein Teil der Vpn wird über *sub-*

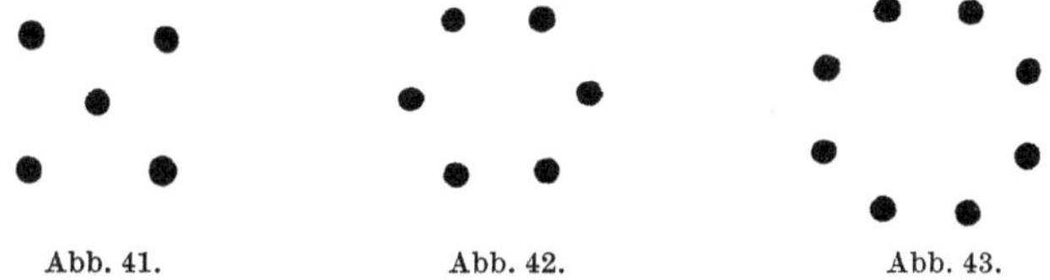

Abb. 41.   Abb. 42.   Abb. 43.

jektive Verbindungslinien zwischen den Punkten berichten, die in der Regel in der Farbe der Punkte selbst, aber schwächer, seltener auch in der Gegenfarbe auftreten. Je nach der subjektiven Einstellung bilden sie entweder ein Quadrat oder ein Malzeichen oder ein Quadrat mit dem Malzeichen als Diagonalenkreuz (Gestaltmehrdeutigkeit).

Nun werden die verdunkelnden Gläser in steigender Dichte vorgeschaltet. Die Punkte werden dadurch objektiv *weniger hell und weniger abgehoben.* Die subjektiven Verbindungslinien nehmen dabei an Deutlichkeit und relativer Helligkeit gegenüber den Punkten selbst immer mehr zu. Auch wird das Phänomen nunmehr allgemein. Man variiere wieder die Einstellung.

Derselbe Effekt läßt sich auch noch durch *Unscharfmachen* der Exposition erzielen.

Derselbe Versuchsgang wird nun mit dem Sechseck wiederholt. Auch hier zeigt sich Gestaltmehrdeutigkeit, doch ist die Sechsecksform etwas leichter zu realisieren als die Diagonalen, insbesondere die längeren (Faktor der Nähe, vgl. S. 39). Bisweilen erscheint statt der geraden Verbindungsseiten auch ein Kreis, und zwar wiederum eher bei geringerem Abhebungsgrad.

Man wiederhole nun dasselbe noch mit dem Achteck. Hier ist der *Kreis vor dem Achteck schon deutlich bevorzugt.*

In den geschilderten Versuchen wird die Tendenz zur Gestaltung (vgl. S. 41 f.) in ihren funktionalen Auswirkungen auf die farbige Felderfüllung besonders deutlich greifbar. Die subjektive Verbindung der objektiv unverbundenen Teile des Punktmosaiks zu einer lückenlos zusammenhängenden Figur nennt man *totalisierende Gestaltergänzung*. Diese ist ein besonders ausgeprägter Sonderfall der Tendenz zur Homogenisierung des Figurbereiches. Gleichzeitig geht aus diesem Ergebnis auch hervor, daß dort, wo ein Muster aus diskreten Reizelementen zum Anlaß für die Bildung einer einheitlichen Gestalt wird, in funktionalem Sinne auch die Zwischenräume mit zur Figur gehören. Das alles ist wichtig, wenn man bedenkt, daß zu den biologisch bedeutsamsten Aufgaben der Wahrnehmung das richtige Herausgreifen räumlich ausgedehnter, mechanisch zusammenhängender hantierbarer Dingeinheiten gehören muß.

Prägnanztendenz. Neben den für die einzelnen Reizkonfigurationen geltenden Bevorzugungen scheint es auch noch in allgemeinerer Weise *ausgezeichnete Gestalten* zu geben. Die Führung der Linien zeigt eine Unterordnung des Einzelgeschehens unter ein einheitliches Gestaltprinzip (vgl. S. 44). Schon beim Sechseck, noch mehr aber beim Achteck werden oft die kürzesten Verbindungslinien aufgegeben zugunsten einer einheitlichen Kreisgestalt. Der *Kreis* scheint also eine solche bevorzugte Gestalt zu sein. Die Eigentendenz der Wahrnehmung auf ausgezeichnete Gestalten bezeichnet man als *Richtung auf Prägnanz der Gestalt* (WERTHEIMER, KÖHLER).

Eine erste begünstigende Bedingung für das Wirksamwerden der Prägnanztendenz ist, daß der Reiz sich geometrisch *in der Nähe der betreffenden bevorzugten Endform* befindet; die Tendenz zum Kreis setzt sich am ehesten durch beim Achteck, schon schwerer beim Sechseck, kaum mehr beim Quadrat.

Wir stellen dazu zweitens fest, daß die subjektiven Faktoren einschließlich der Tendenz zur Prägnanz der Gestalt sich um so stärker durchsetzen, *je weniger zwingend* (je „schwächer", nach KÖHLER) die (um)zugestaltenden objektiven *Reizfaktoren* sind. Eine solche Beeinträchtigung erreichten wir bisher durch Verminderung der Helligkeit bzw. des Abhebungsgrades und durch Unscharfmachung des Reizes. Die folgenden Versuchsgruppen sollen das Prägnanzgesetz näher untersuchen. Sie werden uns auch mit einigen weiteren Mitteln zur Abschwächung der Reizaufdringlichkeit bekanntmachen, wie Übergang zur direkten physiologischen Nachwirkung des Reizes im NB und zu den entfernteren Gedächtnisnachwirkungen, ferner kurzzeitige Reizdarbietung. Eine im Organismus selbst bedingte Reizungslücke entsteht durch den sog. „blinden Fleck", dessen Studium ebenfalls die Gültigkeit der Prägnanzregel beweist.

Prägnanztendenz im Nachbildversuch (nach ROTHSCHILD). Die drei Muster Abb. 44 bis 46 sind Strichvorlagen, weiß auf schwarzem Grunde (die Strichdicke beträgt in der Vorlage selbst etwa 1 cm, die Figurengröße 10 bis 15 cm). Sie weichen etwas von *formal-geometrisch* ausgezeichneten Formen ab. In Abb. 47 ist die Spitze des Pfeiles gegenüber dem Schaft in *ästhetischem Sinne* etwas zu klein. Als Fixationspunkte wählt man zentral gelegene Punkte, die eventuell mit kleinen Marken versehen werden können. Fixationsdauer 20 bis 30 Sek., das NB

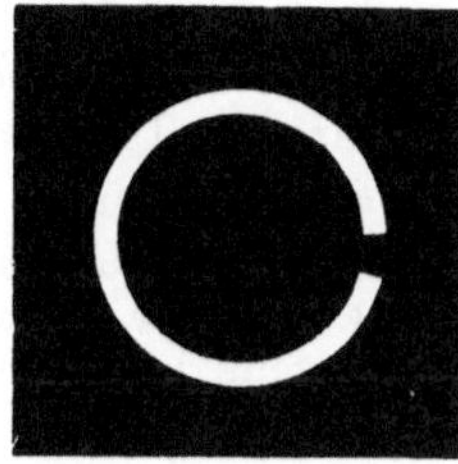 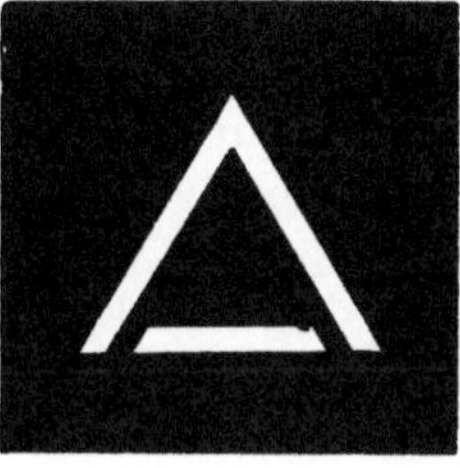 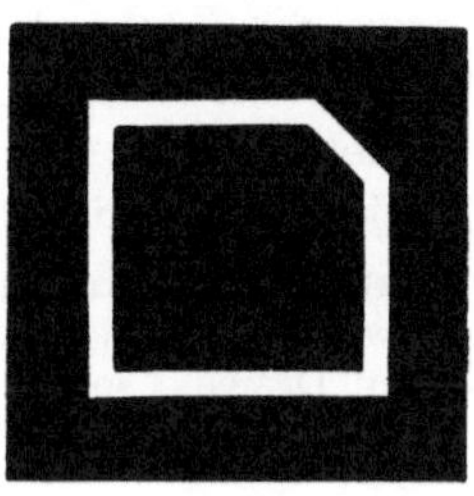

Abb. 44.   Abb. 45.   Abb. 46.

Präzisierung und Nivellierung im Nachbild. (Für die Versuche größere schwarze Umfelder.)

wird auf grauem Schirm erzeugt. Zwischen je zwei Versuchen liegen mindestens 5 Minuten Pause, die ohnedies meist vollauf mit der Protokollierung vergehen. Beobachtungs- bzw. Erkundungsgesichtspunkt ist die Gestalt des NB und deren zeitlicher Verlauf, die Deutlichkeit und Konturierung und deren Gleichförmigkeit oder Ungleichförmigkeit an den verschiedenen Stellen.

Es zeigt sich in der überwiegenden Mehrzahl der Fälle und insbesondere in den späteren Stadien des NB, in denen die Reiznachwirkung immer schwächer wird, der Zug zur geometrischen Prägnanz. Vorlagegetreue NB entstehen nur in einem relativ geringen Prozentsatz der Fälle.

Abb. 47.
Verschönerung im Nachbild.

Nivellierung. Es erscheint vielmehr in der Mehrzahl der Fälle (Abstimmung!) ein geschlossener Kreis, ein geschlossenes Dreieck, ein „richtiges" Quadrat oder statt des Pfeiles eine bloße Strecke. In diesen Fällen sprechen wir von einer „Nivellierung" der Unregelmäßigkeiten: sie werden gleichsam übersehen, auskorrigiert, und es entsteht eine geometrisch besonders einfache Endform.

Die Nivellierung kann in zweierlei Weise erreicht werden. Entweder, wie dies bei Kreis und Dreieck der Fall war, durch *totalisierende Schließung von Lücken.* Im Gegensatz zu den Versuchen mit Punktmustern handelt es sich hier nur um verhältnismäßig kleine und nur um vereinzelte Lücken. Der andere Fall ist bei uns beim Quadrat mit der abgeschrägten Ecke verwirklicht, das gegenüber der Idealform nicht nur unvollständig, sondern auch positiv verzeichnet ist. Es muß hier nicht nur subjektiv ergänzt, sondern auch der Schrägstrich wegretuschiert werden, um das Quadrat zu erhalten. Die Nivellierung erfolgt hier durch *idealisierende Umformung*.

Präzisierung. Eine andere, ebenfalls häufige Art der Manifestation der Tendenz zur Prägnanz ist die „Präzisierung": bestehende kleine Unregelmäßigkeiten bzw. Formeigenheiten des Reizes werden in der Wahrnehmung verdeutlicht, hervorgehoben, übertrieben. Dies ist der Fall, wenn etwa die Lücke des Kreises sich auf 90⁰ erweitert, beim Dreieck die Basis ganz ausfällt, oder auch bloß sie allein übrigbleibt, oder das verstümmelte Quadrat durch eine zur fünften Seite parallele Diagonale zum Dreieck oder durch Abrundung zum Viertelkreissektor wird.

Die letztgenannten Fälle könnten auch als Nivellierungen aufgefaßt werden, wenn man etwa die Basis des Dreieckes nicht als konstitutives Merkmal für ein Dreieck, sondern als Zutat zu einem Winkel ansieht. Die begriffliche Unterscheidung wird hier vielfach je nach dem Bezugsobjekt mehrdeutig.

Insbesondere manche weitere Fälle von Präzisierung lassen oft deutlich werden, daß für die „prägnanten" Endformen der Gestaltung ein *symmetrischer* Bau besonders charakteristisch ist. Das Quadrat erscheint bisweilen auch an der entgegengesetzten oder der benachbarten oberen Ecke oder selbst an allen vier Ecken abgestumpft (all das vermehrt die Zahl der Symmetralen); seltener zeigt auch der Kreis auf der anderen Seite eine zweite Lücke. Der Pfeil trägt bisweilen auch am anderen Ende eine Spitze (die bemerkenswerterweise oft auch in einen *kreisförmigen* Kopf verwandelt ist), oder er ist, wie bereits erwähnt, seiner Spitze überhaupt beraubt.

Es ist unmöglich, den ganzen Reichtum der auftretenden Formen hier einzeln wiederzugeben. In der Reihe der möglichen Formen scheinen immer wieder einzelne Kristallisationspunkte, sog. „*Prägnanzstufen*" (KOFFKA) hervorgehoben zu sein, etwa der Vollkreis und der Dreiviertelkreis, die einen relativ großen „*Geltungsbereich*" haben und die die zwischen ihnen liegenden „Halbheiten", die labilen, „schlechten" Gestalten gleichsam aufsaugen.

Die Prägnanzstufen können als eine Art von anschaulicher Vorläufer der Sammelbegriffe auf der Stufe der dem abstrakten Denken vorgeordneten primitiveren, aber in ihrer Erkenntnisleistung „analogen" Funktion der Wahrnehmung aufgefaßt werden.

Beim Pfeil zeigt sich noch eine interessante Erscheinung, die wir aber ebenfalls noch in unserem bisherigen Schema unterzubringen vermögen. Die fehlende *ästhetische Proportioniertheit* zwischen Schaft und Spitze wird bisweilen durch Verkürzung des Schaftes oder Verlängerung der Spitzen erreicht.

Vielleicht läßt sich dieser Fall von „kalotroper" Tendenz auf die Tendenz zu geometrischer Regelmäßigkeit und Einfachheit zurückführen, um so mehr als es Anhaltspunkte dafür gibt, daß die auch ästhetisch bevorzugte, mathematisch relativ einfache Proportion des „goldenen Schnittes" (vgl. S. 143) in der Wahrnehmung ebenfalls eine ausgezeichnete Stellung einnimmt.

Vereinzelt treten bei den soeben besprochenen Versuchen auch Angleichungen an empirisch wohlbekannte Dinge auf, z. B. beim Dreieck an eine Birne, beim Quadrat an einen als körperlich erlebten, würfeligen Klumpen usw. Der Geometrisierung steht also als zweiter Hauptfall der Prägnanztendenz die „*Empirisierung*" oder „*Normalisierung*" zur Seite.

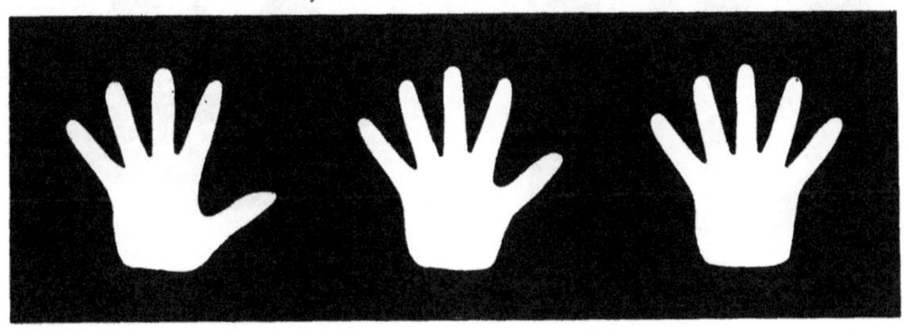

Abb. 48. Empirisierung gegen Formalisierung (nach BRUNSWIK).

Ein Versuch in dieser Richtung war auch schon die Totalisierung weniger Striche zu einem „E" (vgl. S. 40 f.).

Empirische und geometrische Prägnanz. Nach der mittleren Figur b in Abb. 48 wird eine Nachbildvorlage hergestellt. Sie wird ohne vorherige Erklärung zur Fixation dargeboten. Objektiv nimmt sie eine Mittelstellung ein zwischen dem einer wirklichen Hand nachgebildeten Muster a und einem symmetrisierten Fünfzack, der dadurch entstand, daß man den inneren, daumenseitigen Teil der Hand durch einen um den Mittelfinger als Achse nach innen geklappten äußeren Teil ersetzte (c).

Nur selten besitzt das NB genau die Form der Vorlage. Es findet — neben anderen Reaktionen — häufig eine mehr oder weniger vollständige Angleichung an eine der prägnanteren Formen „Hand" oder „Fünfzack" statt (die erst jetzt nach Abb. 48 a, c gezeigt werden), und zwar in der Regel ungefähr gleich häufig. Der *Formalisierung* steht also in diesem Versuch die *Empirisierung gleichwertig zur Seite*. Die *Art der Auffassung* während der Fixation ist vielfach ausschlaggebend für die Richtung der Veränderung. Die wichtigsten Möglichkeiten sind hier, daß die Vorlage als bedeutungsfreies, ornamentartiges Muster erlebt wurde, oder daß sie als Hand erschien. Man fasse die hier bestehenden Zusammenhänge durch eine Abstimmung zusammen.

Jeder Teilnehmer notiere außerdem für die spätere *typenpsychologische* Auswertung (vgl. S. 163 f.) erstens, welche der beiden Auffassungsweisen sich

ihm ursprünglich eher aufgedrängt hätte, und zweitens, in welcher Richtung
das NB gegenüber der Vorlage verändert war. Gleichzeitig wird notiert, ob
bei den früheren Nachbildversuchen eher präzisiert oder eher nivelliert wurde.

Daß es sich bei der Empirisierung um eine Tendenz handelt, die nicht
auf die geometrische Prägnanztendenz zurückführbar ist, ergibt sich daraus,
daß es sich bei der Form der Hand weder um eine symmetrische, noch um

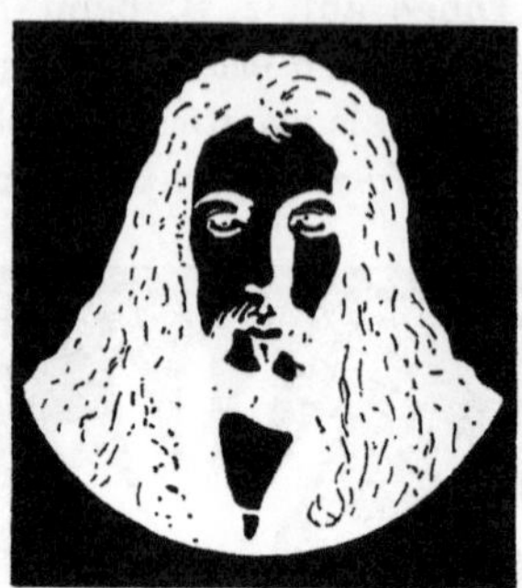

Abb. 49. Retuschierung im Nachbild
(aus HÖFLER-WITASEK).

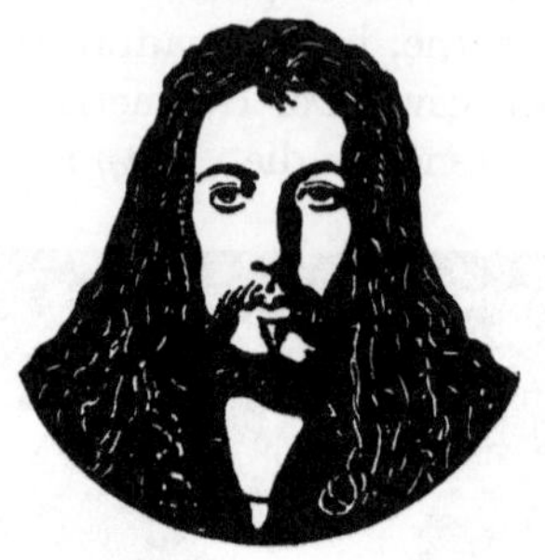

Abb. 50. Positiv zu Abb. 49
(nach einem Dürerkopf)

eine sonstwie geometrisch ausgezeichnete Gestalt handelt. Aus diesem Grunde
wird man die Angleichung an die Hand auch nicht als einen gewöhnlichen
Fall von Präzisierung auffassen dürfen.

Erzeugt man von Abb. 49 ein NB, so zeigt es in der Regel ein schönes,
ovales Antlitz, aus dem die im Positiv (Abb. 50) durch die vertiefte Darstellung der Schatten entstandenen kleinen Vergröberungen und Verzerrungen

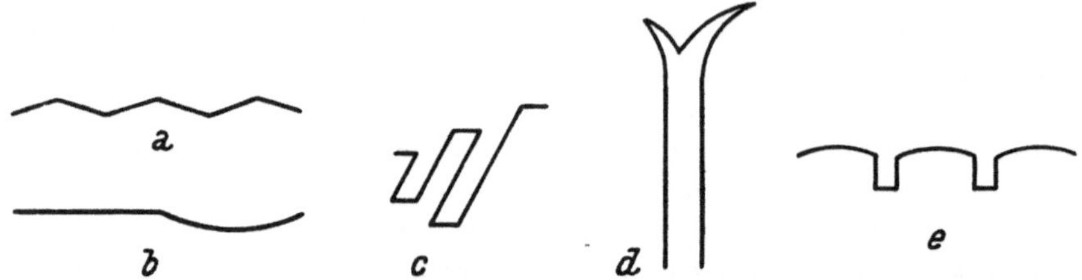

Abb. 51. Gestalt und Gedächtnis (nach KOFFKA und WULF).

um Auge, Wange, Mund und Kinn gleichsam *wegretuschiert* sind. Es findet
offenbar eine Ausbildung von Formdispositionen statt, die eine gewisse Verwandtschaft hat mit der in der Typenphotographie vorliegenden (Aufhebung
der individuellen Unregelmäßigkeiten durch Übereinanderkopieren vieler
verschiedener Gesichter). Diese Formdispositionen werden dann ebenso wirksam wie die „autochthonen", geometrisierenden Tendenzen der Wahrnehmung.

Gestaltgedächtnis. Man zeige je 5 Sek. lang die fünf Zeichnungen in
Abb. 51. Auch sie stehen auf der Schneide zwischen verschiedenen
Prägnanzstufen. Sie sollen nach Abschluß der ganzen Reihe sofort aus
dem Gedächtnis nachgezeichnet werden. Die Tendenzen der Präzisierung, Nivellierung und Normalisierung zeigen sich auch hier deutlich

und oft für die Vp ganz überraschend, wenn man die Zeichnungen mit den Vorlagen vergleichen läßt. Auch hier zeigt sich wieder der Einfluß der ursprünglichen Auffassungsweise.

Die Zackenlinie (a) ist meist deutlich entweder durch spitzere Zackung präzisiert oder durch Verflachung nivelliert; ähnlich bei der Geraden mit dem angesetzten Kreisbogen (b), die oft auch zur Löffelform normalisiert wird. In der schiefen Mäanderlinie (c) zeigt sich oft eine starke Tendenz zum rechten Winkel; die Querstriche werden entsprechend verschoben, bisweilen auch die Längsstriche vertikal gemacht und in krassen Fällen sogar alle auf gleiche Länge gebracht. Beim Zweizack (d) finden wir eine Tendenz zur Symmetrie. Bei dem Bogenmuster (e) schließlich sind, insbesondere bei Auffassung als „Burgzinne", die Vertiefungen verbreitert und die Bögen rektifiziert, während eine Auffassung als „Brücke" meist mit einer Verschmälerung der „Pfeiler" verbunden ist.

Daß es sich bei allen diesen Veränderungen nicht bloß um notwendig ungenaue Wiedergaben, sondern um den Durchbruch von Gestalttendenzen handelt, geht erstens aus der relativen Seltenheit der formgetreuen Wiedergaben hervor, zweitens daraus, daß die Veränderungen in der Regel in der einmal eingeschlagenen Richtung mit der Zeit und der Zahl der Wiedergaben sich verstärken, was man durch eine erneute Wiedergabe etwa nach einer Woche feststellen kann. Über *motorische* Eigentendenzen bei zeichnerischer Wiederholung von Formen vgl. S. 147.

Im *Dämmerungssehen*, also bei starker Herabsetzung der Intensität und Schärfe der Reizwirksamkeit findet in der Auffassung von Figuren ebenfalls eine Verregelmäßigung und Symmetrisierung statt. Neben der Geometrisierung finden wird aber im Dunkelsehen auch Normalisierung, ja diese ist wohl in der täglichen Erfahrung der vorwiegende Fall. In der Dunkelheit, bei flüchtigem Hinsehen, aus der Ferne glauben wir oft menschliche Gestalten, Räuber und Gespenster oder auch individuell bekannte Gesichter ausnehmen zu können, kaum aber Kreise oder Quadrate. Bei näherer Beobachtung wird man auch bemerken, daß unter solchen Bedingungen die wahrgenommenen Dinge, insbesondere auch die Menschen, schöner erscheinen als sie sich unter deutlicheren Wahrnehmungsbedingungen erweisen.

Im Experiment nachweisbar wird die empirische Tendenz auch im RORSCHACHschen *Formdeuteversuch.* In einfachster Weise läßt sich dieser durchführen, indem man ein Papierblatt mit Tintenklecksen zusammenfaltet; dadurch entsteht eine symmetrische Zufallsform. Ein farbig ausgeführtes Originalmuster zeigt Abb. 52 (Tafel II, bei S. 72). Auf die Frage, „Was könnte das sein?", sollen zunächst im stillen möglichst viele Versionen notiert werden.

Bei der Befragung wird man die verschiedensten *empirischen Dinge* (Schmetterling, Fratze, Herren im Frack usw.) zu hören bekommen, die unwillkürlich hineingesehen wurden, zum Teil auch im Zustand der *Bewegung;* eine kleine Gruppe von Teilnehmern dürfte sich bei ihrer Aussage auch an mehr *geometrische Formen* (Dreieck, Zacke) halten. Eine dritte Gruppe von Antworten bezieht sich auf *Farben* (bzw. Helligkeiten). Zu unterscheiden ist ferner, ob eine Antwort sich auf das *Ganze* der Reizkonfiguration bezieht, oder nur einen *kleineren Teil* herausgreift.

Zur späteren *typologischen* Auswertung hat jeder Teilnehmer die Zahl seiner *Farb-, Ding- und Formantworten* zu notieren, nach *Ganz- und Teil-antworten* getrennt, sowie ihr Verhältnis zu deren öffentlich zu ermittelnder durchschnittlicher Häufigkeit.

„Zufallsformen" nach Art der Kleckse sind auch Wolken, Baumwurzeln, der Mond usw. Auch ihre Betrachtung führt leicht zu Vermenschlichungen und anderen Empirisierungen, insbesondere auch in der *Dunkelheit* (vgl. oben).

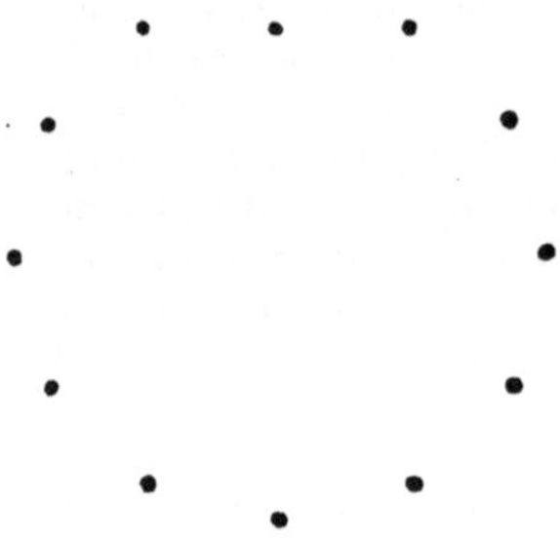

Abb. 53. Tendenz zum Kreis.

Prägnanztendenz bei kurzzeitiger Darbietung des Reizes (nach LINDEMANN). Exponieren wir mit Hilfe eines am Projektionsapparat angebrachten Momentverschlusses tachistoskopisch[1] 12 Punkte in kreisförmiger Anordnung, von denen einer aus der Peripherie verschoben ist (Abb. 53, herzustellen aus Karton mit kleinen Löchern), so wird meist ein regelmäßiger Kreis gesehen, oder aber es scheint sich der Punkt „sehr heftig auf seinen Platz" in die Peripherie des Kreises hinein zu bewegen. Reizgetreue Wahrnehmung ist auch hier relativ selten. Auch Abkürzung des Reizes wirkt demnach wie Abschwächung (vgl. S. 46).

Ein Punkt in der Nähe des Zentrums tendiert in die ausgezeichnete Stellung des Kreismittelpunktes. Ein Kreis mit kleiner Lücke (aus Papier auf Pauspapier) zeigt, ganz analog wie im NB, auch bei tachistoskopischer Exposition Schließungstendenzen („Fusionsbewegungen"), also Nivellierung der Unregelmäßigkeit. Die Stücke einer Ellipse jedoch, die an den gegenüberliegenden Stellen ihrer kurzen Achse größere Lücken aufweist, fliegen bei ·tachistoskopischer Darbietung auseinander (Präzisierung, Abhebung).

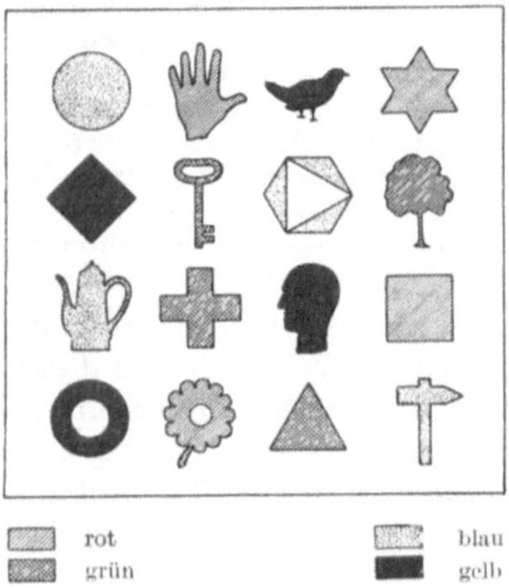

Auch komplizierte Flächenfiguren erscheinen in tachistoskopischer Darbietung zunächst als kreisförmig konturierte Flächen.

Beim Blitz ist das Prinzip der kurzzeitigen Darbietung in der Natur selbst verwirklicht. Tatsächlich erscheint eine Blitzentladung oft als mäandriertes Muster, was auch manche im übrigen naturgetreue malerische Darstellung aus früheren Jahrhunderten beweist.

rot   blau
grün   gelb

Abb. 54.
Tachistoskopischer Ding-Form-Farbversuch.

Tachistoskopversuch zur Gegenüberstellung der formalen und der empirisierenden Tendenzen (nach BRUNSWIK). Man verwendet ein Muster von

---

[1] Die *Zeit der Darbietung* richtet sich nach der Stärke und Größe der Projektion. Sie muß für jeden Versuch vorher bestimmt werden. Im allgemeinen ist $^1/_{10}$ Sekunde richtig.

der Art des in Abb. 54 wiedergegebenen *Figurenquadrates*. Von den 16 Einzelfiguren sind 8 formal und 8 empirisch ausgezeichnet; sie sind in bunter Ordnung verteilt. Außerdem sind auch, wiederum in gleichmäßiger Verteilung, die Farben variiert, um die Farbbeachtung mitzuprüfen. Man exponiert ein- oder mehrmals etwa $1/10$ bis $1/5$ Sek. lang. Der Ort des Erscheinens auf der Leinwand wird vorher gezeigt, im übrigen ist der Versuch unwissentlich. Die Vpn haben zu notieren, welche Figuren und was für Farben wahrgenommen wurden. Festzustellen ist ferner durch nachträglichen Vergleich mit dem Original getrennt die Zahl der *richtig* gesehenen geometrischen und empirischen Formen sowie der *Veränderungen* in der Richtung auf geometrische und auf empirisch-

Abb. 55. Ausfüllung des blinden Fleckes.

dinghaft ausgezeichnete Gestalten, wie z. B. des Kopfes in einen Kreis oder des Dreiecks in eine Flasche.

Sowohl bezüglich des Heraussehens als auch bezüglich der Umdeutungen hält sich in der Regel der geometrische und der empirische Gesichtspunkt ungefähr die Waage. Man suche auch zu ermitteln, ob die mehr auf reale Formen eingestellten Personen, die „Dingseher“, mehr Farbantworten geben als die „Formseher“.

Jeder Teilnehmer notiere zur späteren *typenpsychologischen* Auswertung (1) die Zahl seiner *Form-, Ding- und Farbenreaktionen* sowie (2) *Zahl und Richtung der Umdeutungen*.

Totalisierung im Gebiete des blinden Flecks. Die Lückenhaftigkeit von Reizen kann ihre Ursache auch im Organismus selbst haben, wenn nämlich einzelne Teile des Reizes auf unerregbare Stellen fallen. Dies trifft schon für den Gesunden zu im Gebiete des sog. blinden Flecks, der Austrittsstelle des Sehnerven aus dem Augapfel. Es fehlen dort die lichtempfindlichen Elemente.

Man fixiere streng das linksstehende Zeichen in einem Muster wie Abb. 55 mit dem rechten Auge, während das linke geschlossen ist, und nähere langsam das Muster, wobei gleichzeitig die rechtsstehenden Objekte zu beachten sind. Beginnend in etwa 30 cm Entfernung vom Auge wird zuerst die Pfeilspitze und dann der Strich verschwinden, um bei größerer oder kleinerer Entfernung wieder aufzutauchen. Im Stadium nach dem Wiederauftauchen der Pfeilspitze und vor dem Verschwinden des Striches wird ein langgezogener Vollpfeil gesehen. Es fällt dann gerade das weiße

Flächenstückchen zwischen den beiden schwarzen Reizen auf den blinden Fleck, wobei eine Totalisierung im Sinne der Ausbildung einer guten Gesamtgestalt stattfindet.

Öffnet man das rechte Auge, so ist der Fleck und das Kreuz in jeder Entfernung sichtbar, es sei denn, daß man das Muster um 180° dreht und das linke Auge schließt. Die blinden Flecke liegen also in jedem Auge auf der der Nase zugekehrten Seite in einer Höhe mit der Netzhautmitte. Im zweiäugigen Sehen helfen die Eindrücke des andern Auges zur Überbrückung des blinden Fleckes mit.

Auch auf dem Gebiete des *Drucksinnes* ergibt die sukzessive Reizung dreier Hautstellen eine Scheinbewegung in Kreisform.

Zur *Erklärung* der Tendenz zur formalen Prägnanz nimmt KÖHLER an, daß jeder erlebten Gestalt ein „funktional" ähnlicher physiologischer Gestaltprozeß entspricht. Für diese „physischen Gestalten" gilt dann dasselbe, was in der Physik für die sich selbst überlassenen, abgeschlossenen Systeme gilt; Vorgänge in ihnen zeigen in ihren Endstadien ebenfalls die Tendenz zur Regelmäßigkeit und Symmetrie und insbesondere die auch in der Psychologie besonders häufige Tendenz zur symmetrischesten aller Formen, zum Kreis. Dünne Drähte, durch die ein Strom geschickt wird, legen sich in eine Kreisschleife; man denke auch an Wasserwirbel usw. Der angedeutete Erklärungsversuch gibt für die geometrische Prägnanz zumindest ein plausibles, bereits ausgearbeitetes Erklärungsschema an die Hand. Für die Tendenz zu lediglich empirisch ausgezeichneten Gestalten reicht er jedoch nicht aus; für diesen Fall sind noch nicht einmal befriedigende theoretische Modellbildungen gelungen.

5. Geometrisch-optische Täuschungen.

Unter dem Sammelnamen „geometrisch-optische Täuschungen" werden eine Reihe von Abweichungen der subjektiv erlebten Relationen von den am Reize selbst meßbaren Verhältnissen zusammengefaßt, bei denen nicht, wie das bei den Prägnanzstufen der Fall war, der Eindruck abweichend vom Reiz eine besondere Regelmäßigkeit zeigt, sondern wo im Gegenteil Gleichheiten, 'Parallelitäten, gerade Strecken und andere innerhalb der Reizkonfiguration objektiv bestehende Regelmäßigkeiten subjektiv zerstört erscheinen. Es handelt sich bei diesen „Inadäquatheiten" der Wahrnehmung, wie wir sehen werden, stets um den Einfluß der Eingliederung des betreffenden Musters in umfassendere, übergeordnete Zusammenhänge, denen gegenüber sich die Prägnanz der Teilstrukturen nicht durchzusetzen vermag.

Quantitative Bestimmung des Täuschungsgrades bei der MÜLLER-LYER*schen Figur.* Der Versuch eignet sich gut zur Besprechung einiger in der Psychophysik besonders wichtiger methodischer Prinzipien. Gleichzeitig soll auch der Einfluß der isolierenden Einstellung auf die Täuschung ermittelt werden. Wir beginnen mit diesem Versuch, um die Unwissentlichkeit zu Anfang möglichst vollständig zu wahren.

Hilfsmittel: Auf eine Glasplatte ist mit schwarzer Farbe in nicht zu dicken Strichen (damit die Schnittpunkte der Schenkel mit der horizontalen Geraden möglichst eindeutig sind) die in Abb. 57 (S. 59) links gezeichnete Strecke mit den beiden ausspringenden Schenkelpaaren aufgemalt. Dahinter ist eine weiße Pappscheibe verschiebbar angebracht, die den Rest der Zeichnung in Form eines langen Pfeiles enthält, dessen Schaft — die variable Vergleichsstrecke — teilweise hinter die konstante Hauptstrecke zu liegen kommt. Bei der Wahl des Rahmens vermeide man alles, was Anhaltspunkte für die objektive Streckengleichheit geben könnte. Günstige Maße sind: Länge der konstanten Hauptstrecke 15 cm; Neigung der Schenkel 45°, Länge je 6 cm; Strichdicke 4 mm; Rahmenfläche 25 × 70 cm. An der Hinterseite des Kartons befindet sich eine Zentimetereinteilung.

Papptafel und Glasscheibe können mit Vorteil auch durch zwei Blätter aus durchscheinendem Zeichenpapier mit Zeichnungen in Tusche ersetzt werden, die in einer geeigneten Schiebervorrichtung zwischen zwei Glasplatten eingeklemmt vor den auf S. 60 besprochenen Beleuchtungskasten montiert werden. Andere, einfachere Vorrichtungen als die genannten haben den Nachteil, daß an den Grenzen der Schieber störende Konturen auftreten.

Die Erläuterung der Vorrichtung und des Versuchsganges erfolgt bei Stellungen der beiden Strecken zueinander, die sowohl von der objektiven als auch von der subjektiven Gleichheit deutlich abweichen. Die rechte Strecke, der Vergleichsreiz, werde in stets gleichen Reizschritten variiert werden.

Die Gegebenheitsbeobachtung ist wie in allen ähnlichen Versuchen eine gebundene (vgl. S. 16); es sind nur die drei Urteilsarten „kleiner“, „gleich“ (oder unbestimmt) und „größer“, stets bezogen auf die variable Strecke im Vergleich zur Hauptstrecke, zulässig.

In einer ersten Versuchsreihe ist in natürlicher, *synthetischer Einstellung*, also rein nach dem oberflächlichen Gesamteindruck bei flüchtigem Hinsehen und auch völlig reflexionslos (vgl. S. 12f.) zu vergleichen.

Vollreihe. Man beginnt die Reihe der Darbietungen am besten bei der Stellung 13, d. h. dort, wo der Vergleichsreiz um 2 cm kleiner ist als der konstante Hauptreiz. Man kann ziemlich sicher sein, daß bei dieser Stellung noch kein Zweifel an dem subjektiven und auch an dem objektiven Kleinersein der Vergleichsstrecke bestehen wird. Man verlängert dann in gleichen Schritten von je 1 cm aufsteigend etwa bis 22 oder 23. In dieser Stellung wird die Vergleichsstrecke schon mit großer Wahrscheinlichkeit allgemein als „größer“ geschätzt werden. Eine Reihe, die in dieser Weise nach dem Konstanzverfahren (vgl. S. 16) von allgemeiner Übereinstimmung in einem Sinne zu allgemeiner Übereinstimmung im entgegengesetzten Sinne hinüberführt, heißt eine Vollreihe.

Legt man auf strenge Unwissentlichkeit keinen allzu großen Wert, so kann man die Reihe der Reize auch unter Zuhilfenahme von Abstimmungen über die betreffenden Urteilsgattungen an beiden Seiten etwas verkürzen.

Man weise noch eigens darauf hin, daß es selbstverständlich möglich ist, auch bei zwei oder gar mehreren aufeinanderfolgenden Darbietungen „gleich“ zu urteilen oder selbst nochmals zu einem „kleiner“-Urteil zurückzukehren, wenn es dem augenblicklichen Eindruck entspricht. Eine Beeinflussung der unmittelbaren Schätzung durch die Überlegung, es könne doch nicht für zwei verschiedene Vergleichsstrecken Gleichheit mit der Hauptstrecke bestehen, wäre eine Objektentgleisung (vgl. S. 6).

Der Versuch wird gleich nach seiner Beendigung in *analytischer Einstellung* wiederholt. Es ist mit allen zur Verfügung stehenden psychischen

Mitteln so gut es geht ein isolierender Vergleich der Strecken durchzuführen (vgl. S. 13). Das „Nebenmuster" (d. h. die drei Schenkelpaare) ist vom „Hauptmuster" (dem horizontalen Streckenpaar) möglichst „wegzusehen". Denken und Wissen ist auszuschalten, ebenso etwa das Abzirkeln der Strecken mit einem vor das Auge gehaltenen Bleistift und ähnliche äußere Hilfsmittel; maßgebend soll allein der in der isolierenden Einstellung gewonnene anschauliche Wahrnehmungseindruck bleiben.

Nach Abschluß dieses Versuches werden die objektiven Verhältnisse bekanntgegeben.

Scheinbarer Gleichwert. Es folgt die Ermittlung der „scheinbaren Gleichwerte" s für jede einzelne Vp, d. h. derjenigen Länge der Vergleichsstrecke, bei der diese im Mittel gleich lang erschien wie der Hauptreiz. Wurde nur bei einer einzigen Stellung, z. B. 17 cm, ein „gleich"-Urteil abgegeben, vorher jedoch in ununterbrochener Folge nur „kleiner"- und nachher nur „größer"-Urteile, so ist $s = 17$. Schienen sowohl 17 als auch 18 der Hauptstrecke gleich, dann ist $s = 17{,}5$, ebenso auch dann, wenn 17 noch kleiner, 18 aber schon (definitiv) größer erschien. Allgemein ist s die Mitte des Bereiches zwischen dem Ende der ununterbrochenen Reihe der „kleiner"- und dem Anfang der ununterbrochenen Reihe der „größer"-Urteile, der sog. *„Unsicherheitszone"*.

Die Tabelle. In öffentlicher Abstimmung wird nun die Zahl der in jeder der Versuchsreihen auf die einzelnen Reizwerte entfallenden s-Werte bestimmt und in eine Tabelle eingetragen, für die wir obenstehend ein Muster angeben.

Tabelle 1. Müller-Lyersche Täuschung.

	Vergleichsstrecke in cm	Zahl der scheinbaren Gleichwerte bei	
		natürl. Einst.	analyt. Einst.
	14	—	—
	14,5	—	—
Richtige Lösung	15	—	3
	15,5	—	4
	16	1	7
	16,5	3	6
	17	6	⟦8⟧
	17,5	5	6
	18	⟦9⟧	3
	18,5	6	—
	19	6	1
	19,5	2	—
	20	—	—
Durchschnitt in cm		17,9	16,6
Durchschnittlicher Täuschungsbetrag { in cm		2,9	1,6
{ in %		19,3	10,7

Die Kurve. Zur Erleichterung der Übersicht dient die *graphische Darstellung* (Kurve). Im allgemeinen wird die horizontale Achse (Abszissenachse, x-Achse) eines rechtwinkligen Koordinatensystems zur Eintragung der vorgegebenen Werte (in unserem Falle der Reizgrößen) verwendet, wobei der objektive Gleichwert 15 besonders hervorgehoben wird. Die zugehörigen gesuchten und gefundenen Werte (in unserem Falle die Anzahlen der Urteile) werden senkrecht dazu in der Richtung der vertikalen Achse (Ordinatenachse, y-Achse) aufgetragen (vgl. Abb. 56). Die Maßstabverhältnisse sind dabei so zu wählen, daß die Kurve, die durch die Verbindung der Einzelpunkte entsteht, im Mittel weder allzu steil noch allzu flach verläuft.

Repräsentative Mittelwerte für die ganze Gruppe. Als erstes fällt bei der Betrachtung von Abb. 56 ins Auge:
a) der Gipfel, den die Kurve für die in natürlicher Einstellung gewonnenen

Gleichwerte bei 18 besitzt. In der Tabelle ist er durch Umrahmung des Maximums 9 bei 18 (bzw. 8 bei 17 in isolierender Einstellung) hervorgehoben. Wir nennen ihn das Dichtigkeits- oder *Häufigkeitsmittel* und bezeichnen ihn mit dem Buchstaben H. Da es bei der Ermittlung von H nicht darauf ankommt, wie die Kurve an ihren Enden ausklingt, besitzt dieser Wert den Vorteil, daß er auch mit Hilfe relativ weniger Darbietungen in der Nähe des vermutlichen Wertes und in roher Abschätzung der Häufigkeiten ermittelt werden kann (vgl. S. 2). Ein Nachteil des Häufigkeitsmittels ist, ein relativ zufälliger, roher Wert zu sein. Besonders deutlich wird das bei den Zahlen der analytischen Einstellung, wo bei 16 ein zweiter Gipfel liegt, der den Hauptgipfel bei 17 fast erreicht. Wären die beiden Werte 7 und 8 vertauscht, was

schon bei ein wenig geändertem Urteil von nur einer Vp der Fall sein könnte, so wäre dadurch der repräsentative Wert um einen ganzen Zentimeter, oder, was noch mehr sagt, auf die Hälfte des in unserem Fall ermittelten Täuschungsbetrages herabgesunken. Wir müssen uns daher für eine genauere Ermittlung um einen anderen Wert umsehen, der sich auf die Gesamtheit der scheinbaren Gleichwerte stützt, und nicht nur auf ein isoliertes Maximum. Den gestellten Anforderungen entspricht

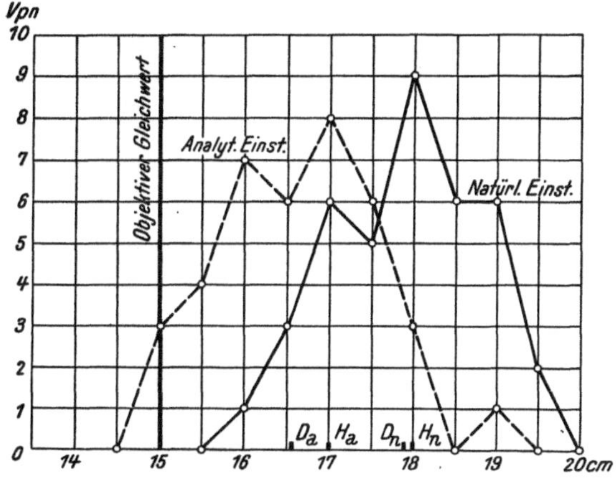

Abb. 56. Graphische Darstellung von Versuchsergebnissen.

b) der *Durchschnitt D*, d. i. das arithmetische Mittel aus allen scheinbaren Gleichwerten. Diese werden addiert und durch ihre Anzahl (d. i. hier gleichzeitig die Anzahl der Vpn) dividiert. Die Addition erfolgt am einfachsten so, daß die in der ersten Kolonne der Tabelle genannten Reizwerte jeweils mit jener Zahl multipliziert werden, die angibt, wie oft sie als scheinbare Gleichwerte vorkommen, also 16 mit 1, 16,5 mit 3, 17 mit 6 usw. Diese Produkte werden dann addiert. Die Summe ist in unserem Falle 681 für natürliche, 632,5 für analytische Einstellung. Diese Summen werden nun durch die Zahl der abgegebenen Urteile, in unserem Beispiel 38 (wie aus einer Addition der Zahlen der zweiten oder auch der dritten Kolonne hervorgeht) dividiert. Die Quotienten $D_n = 17,9$ bzw. $D_a = 16,6$ sind in der Tabelle unter dem Doppelstrich eingetragen. Wir sehen, daß Abweichungen gegenüber den gleichnamigen Häufigkeitsmitteln bestehen. Das gilt insbesondere für die isolierende Einstellung; wir finden dort den Einfluß des zweiten Gipfels bei 16 durch eine Herabsetzung des repräsentativen Mittelwertes von $H_a = 17$ auf $D_a = 16,6$ ausgedrückt. Die Größe der Täuschung in Zentimeter erhält man aus diesen Werten, indem man 15 abzieht.

. In der letzten Zeile der Tabelle sind die Täuschungsbeträge auch noch in Prozenten der Länge der Hauptstrecke (15 cm) angegeben: 19,3% für die natürliche und 10,7% für die isolierende Einstellung. Die Umstellbarkeit der Gruppe durch Einstellungswechsel beträgt in diesem Beispiel also 8,6% oder nahezu die Hälfte des natürlichen Täuschungsbetrages.

Man wird je nach der Zusammensetzung der Gruppe und der gewählten Apparatur in natürlicher, synthetischer Einstellung Täuschungsbeträge von etwa 10 bis 25% finden. Ganz frei von der Täuschung pflegen, wenn überhaupt, so nur ganz vereinzelte Vpn zu sein. Der Übergang zu isolierender Einstellung setzt, wie in unserem Beispiel, den Täuschungsbetrag in der Regel auf etwa die Hälfte (3 bis 15%) herab, aber doch sind es auch jetzt nur verhältnismäßig wenige Personen, bei denen die Täuschung ganz verschwunden ist. Man zeige zum Schluß auf der Schablone alle gefundenen Mittelwerte und auch die richtigen Lösungen.

Für die künftige *typologische* Bearbeitung hat jeder Teilnehmer folgende beiden eigenen Werte zu berechnen und zu notieren: (1) den *Täuschungsgrad* in Prozenten für die natürliche Einstellung und (2) die *Differenz zwischen den beiden Einstellungsarten*. Ersterer ist für die *Ganzheitlichkeit*, letztere für die *Umstellungsfähigkeit* der Wahrnehmungsfunktion des betreffenden Individuums charakteristisch. Man notiere gleichzeitig, ob die beiden Werte über oder unter den entsprechenden Durchschnittswerten liegen. Auch (3) die Längen der *Unsicherheitszonen* können vergleichend registriert werden; sie geben Aufschluß über die *Labilität* der Wahrnehmung.

Streuung. Statistische Zuverlässigkeit. Bei einem Vergleich der Ergebnisse der synthetischen und der analytischen Einstellung taucht die Frage auf, ob denn schon auf Grund der von uns gewonnenen Daten mit einiger Sicherheit behauptet werden kann, daß allgemein der Täuschungsgrad bei der letzteren kleiner ist als bei der ersteren. Es leuchtet ein, daß es sich, wenn man nur ganz wenige Daten zur Verfügung hätte, leicht auch um einen bloßen Zufall handeln könnte.

Ebenso wie für diese Differenz zweier verschiedenartiger Schätzungen kann auch gefragt werden, ob die Abweichung eines oder des anderen der erhaltenen Mittelwerte von einem festen Wert, z. B. der richtigen Lösung, statistisch zuverlässig ist oder nicht.

Die „Maßgeblichkeit" eines Ergebnisses ist nun offenbar um so kleiner, je kleiner die in Frage stehende Differenz ist, je kleiner ferner die Zahl der Einzelergebnisse (Vpn), aus denen es ermittelt wurde, und je mehr schließlich diese Einzelwerte voneinander abweichen, oder mit anderen Worten, je größer die „*Streuung*" ist.

Ein einfaches Streuungsmaß ist die „*durchschnittliche Variation*" V, die man erhält, indem man den Durchschnitt aus allen absolut genommenen Abweichungen der Einzelwerte vom Durchschnittswert D bildet. Es ist also

$$V = \frac{\Sigma \, |X_i - D|}{n}$$

wobei X_i die Einzelwerte bedeutet und n ihre Anzahl.

Ohne nähere Erläuterung sei noch angeführt, daß die Abweichung eines bestimmten Durchschnittswertes D_a von einem festen Wert dann als einigermaßen *statistisch maßgeblich* angesehen werden kann, wenn sie mindestens den Betrag von $M_a = \dfrac{3 \cdot V_a}{\sqrt{n}}$ erreicht. Handelt es sich um den Vergleich zweier Durchschnittswerte D_a und D_b untereinander, so muß, wenn das n in beiden Fällen gleich ist, die Differenz $D_a - D_b$ den Wert $M_{a-b} = 3 \cdot \sqrt{\dfrac{V_a^2 + V_b^2}{n}}$

erreichen, damit mit einiger Wahrscheinlichkeit angenommen werden kann, daß sich auch bei Wiederholung des Versuches mit beliebigen anderen zufällig ausgewählten Gruppen eine Differenz in gleichem Sinne ergeben würde. (Vgl. dazu P. F. LAZARSFELD, Statistisches Praktikum für Psychologen und Lehrer, Jena 1929, S. 17ff., 99, 115ff.)

Man berechne die Zuverlässigkeitswerte der Ergebnisse des beschriebenen Versuches.

Eine andere *Größentäuschung* neben der MÜLLER-LYERschen Figur (Abb. 57) ist die OPPELsche Figur (Abb. 58). Es scheint dort die rechte,

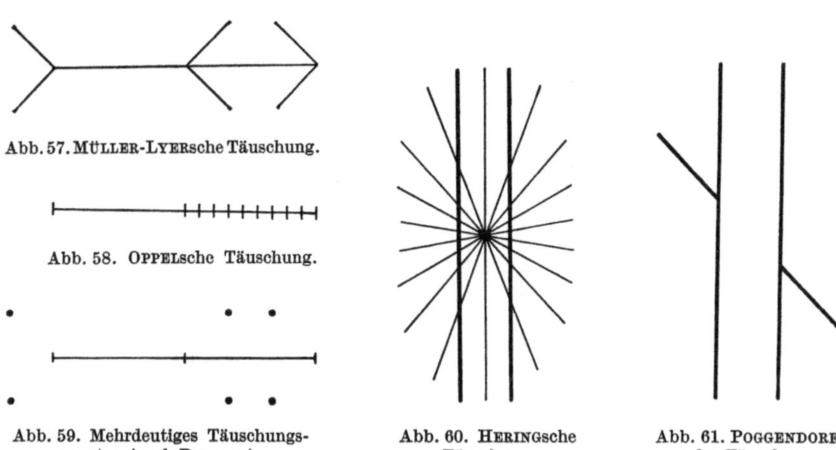

Abb. 57. MÜLLER-LYERsche Täuschung.

Abb. 58. OPPELsche Täuschung.

Abb. 59. Mehrdeutiges Täuschungsmuster (nach BENUSSI).

Abb. 60. HERINGsche Täuschung.

Abb. 61. POGGENDORFsche Täuschung.

eingeteilte Strecke größer. Die meisten der hier und im folgenden abgebildeten Täuschungen gewinnen an Deutlichkeit, wenn man das Muster schief hält.

Täuschungsmehrdeutigkeit zeigt die BENUSSISche Figur (Abb. 59). Es wird entweder die linke oder die rechte Strecke größer gesehen, je nachdem ob eine subjektive Verbindung der Punkte im Sinne der MÜLLER-LYERschen oder im Sinne der OPPELschen Figur erfolgt. Dementsprechend pflegen sich auch beim Massenversuch auf die unvorbereitete Frage, welche Strecke größer erscheine, die Vpn in zwei Gruppen zu teilen. Man lasse die Einstellung wechseln, was hier nicht immer ganz leicht gelingt.

In der ZÖLLNERschen Figur (Abb. 63, S. 61) erscheinen die Vertikalen konvergent bzw. divergent (*Richtungstäuschung*), in der HERINGschen (Abb. 60) gekrümmt (*Krümmungstäuschung*). In der POGGENDORFschen Figur (Abb. 61) scheinen die schiefen Stücke nicht in derselben Geraden zu liegen (Richtungs- bzw. *Lagetäuschung*).

In Abb. 62 erscheinen die Kreisbögen überhöht, die Sechseckseiten nach innen eingebuchtet. Da Kreis und Vieleck beide prägnante Formen sind, kann hier besonders deutlich gezeigt werden, daß *Haupt- und Nebenmuster sich gegenseitig beeinflussen.*

Ein anschauliches Mittel zur Demonstration der wahren Verhältnisse im Vergleich zur Täuschung ist eine Betrachtung der untenstehend wiederholten Hauptmuster einmal in gewöhnlicher Weise, dann in *durchscheinendem Licht* (nach BÜHLER). Für die Gruppendemonstration verwendet man einen Beleuchtungskasten, der genügend starkes diffuses Licht von rückwärts auf eine Milchglasscheibe wirft. Vor die Milchglasscheibe kommen die auf nicht zu dickem Zeichenpapier ausgeführten Muster, und zwar mit derjenigen Seite nach vorne, die lediglich das Hauptmuster enthält.

Bei Einschaltung des Lichtes tritt die Täuschung plötzlich in Erscheinung, wobei häufig auch ein *Bewegungseindruck*, etwa Verschiebung des Mittel-

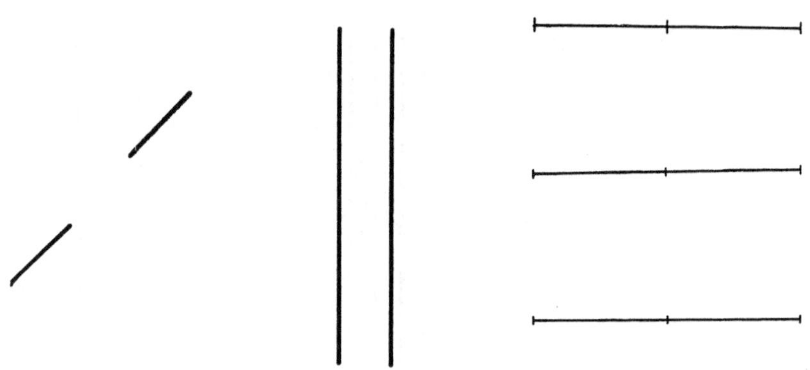

Hauptmuster zu den umstehend gezeichneten Täuschungsfiguren Abb. 57—61.

punktes bei der MÜLLER-LYERschen Figur oder Seitwärtsschlagen der Parallelen des ZÖLLNERschen Musters entsteht. Durch rasches periodisches Ein- und Ausschalten können diese Scheinbewegungen noch verdeutlicht werden.

Verschiedenfarbige Ausführung von Haupt- und Nebenmuster (Abb. 63a) beeinträchtigt die Täuschung. Die Ursache dafür ist darin zu suchen, daß die *Verschiedenheit das isolierte Hervortreten des Hauptmusters erleichtert.* Der Faktor der Gleichheit (Abb. 63b), der nach S. 39 die Auffassung der gesamten Reizkonfiguration als einer einheitlichen Gestalt fördert, erhöht gleichzeitig den Täuschungsgrad. Der Zusammenhang von *Täuschung und anschaulicher Ganzheitsbildung* wird dadurch offenbar.

Um die Frage zu entscheiden, ob der Grad der Täuschung nicht vielleicht auch von der absoluten Eindringlichkeit des Hauptmusters abhänge, vergleichen wir Abb. 63a, b und c. Die Täuschung ist entschieden dann am geringsten, wenn das Hauptmuster ausgeprägt, das Nebenmuster wenig ausgeprägt ist; es macht aber nur wenig aus, ob beide von gleicher, mittlerer Eindringlichkeit sind, oder aber das Nebenmuster eindringlich und das Hauptmuster wenig eindringlich. Der Mangel an Eindringlichkeitsübereinstimmung wird im letzteren Fall offenbar aufgewogen durch die große Eindringlichkeit des die Täuschung induzierenden Nebenmusters, die wieder in täuschungs-

verstärkendem Sinne wirkt. Man versuche, in welchem Grad die Täuschung
im Vergleich zu diesen objektiven Faktoren auch durch Einstellungswechsel
beeinflußbar ist.

Die Ursache für die Täuschungen kann allgemein darin gesehen werden,
daß das Hauptmuster in der natürlichen Wahrnehmung nicht als reine
Einzelgestalt besteht, sondern in den Zusammen-
hang des Ganzen und somit unter den *Einfluß auch
der anderen Bestimmungsstücke der Gesamtkonfigu-
ration* gerät. In sehr vielen Fällen wird es ohne
weiteres klar, daß es sich dabei um eine *Angleichung*
verschiedenartiger gegenständlicher Merkmale handelt. Die MÜLLER-LYERsche Täuschung können wir
verstehen, wenn wir annehmen, daß die umgebenden, von den Schenkeln des Nebenmusters abge-
grenzten *Flächenstücke* die beiden horizontalen
Strecken in ihrem Sinne größer bzw. kleiner er-

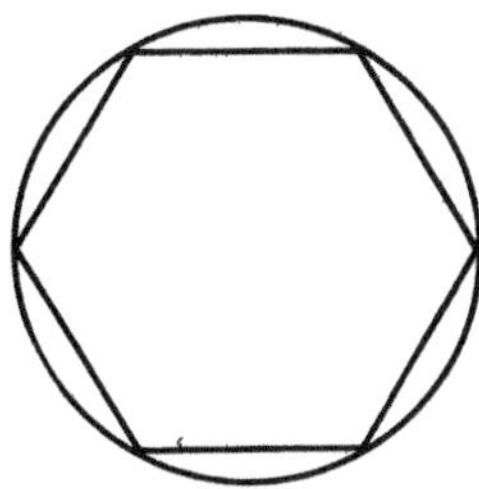

Abb. 62. Kreis und einge-
schriebenes Sechseck.

scheinen lassen. In der Tat ist in Abb. 64, in der die Strecken ganz in der
Fläche untergehen, die Täuschung noch verstärkt. Eine Aufhebung dieser

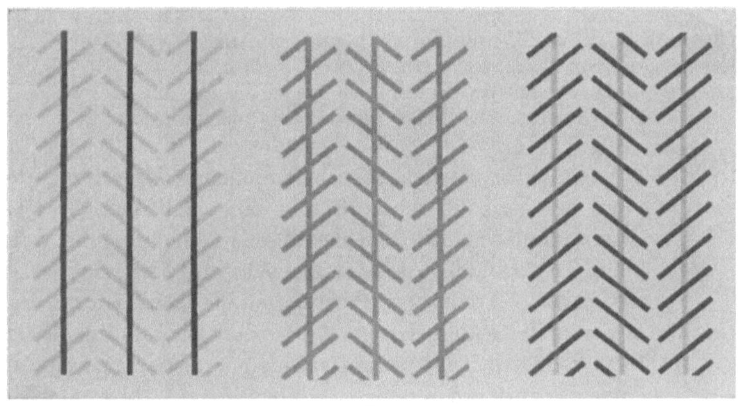

<table>
<tr><td>a</td><td>b</td><td>c</td></tr>
</table>

Abb. 63. ZÖLLNERsche Täuschung und Faktor der Gleichheit.

diffusen Gegenstandsvermengung (vgl. S. 106) von Strecke und Fläche kann,
wie wir gesehen haben, durch das rein *subjektive* Moment des willkürlichen
isolierenden Herausfassens der
Strecken aus ihrer Umgebung teilweise erreicht werden. Diese Art
von Auffassung kann durch den
äußeren Faktor der Ungleichheit

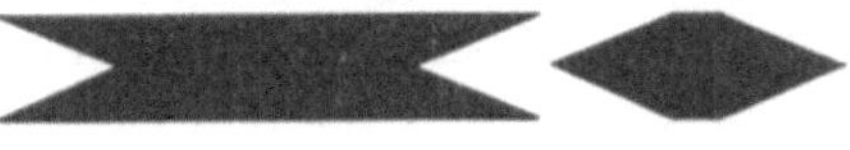

Abb. 64. Verstärkung des MÜLLER-LYER-Musters.

der die Flächen abgrenzenden Linienzüge (etwa, indem man die Schenkel
rot zeichnet, vgl. dazu auch Abb. 63) noch gefördert werden. Die Tatsache, daß in natürlicher Einstellung die Täuschung verhältnismäßig recht

beträchtlich ist, zeigt wiederum deutlich, daß die *natürliche Einstellung ganzheitlich* ist.

Die OPPELsche Täuschung könnte dadurch erklärt werden, daß die größere *Anzahl* der Reizelemente bei der eingeteilten Strecke diese allgemein „gewichtiger" macht und damit auch hinsichtlich ihrer Länge größer erscheinen läßt (vgl. dazu S. 103 f.).

Der Umstand, daß die äußeren und die in der Mitte gelegenen Schichten der MÜLLER-LYERschen Figur sich in der Wahrnehmung aneinander angleichen, kann auch so ausgedrückt werden, daß die *spitzen Winkel*, die die Schenkel mit den Hauptstrecken bilden, eine *Tendenz zu subjektiver Vergrößerung* zeigen (wobei die Schenkel je um ihren Schwerpunkt etwas gedreht werden). Die

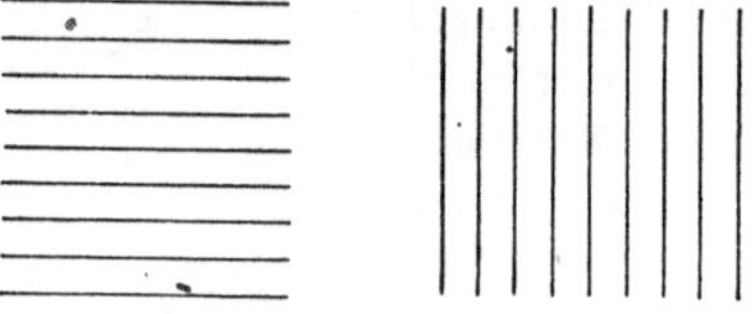

Abb. 65. Einteilungstäuschung.

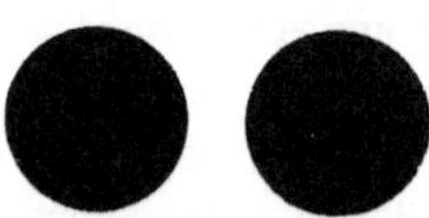

Abb. 66. Verwechslungstäuschung (nach EBRINGHAUS).

beiden Formulierungen sind miteinander synonym. Auch die Täuschungen von ZÖLLNER, HERING und POGGEN-DORF sowie die Kreis-Vieleckstäuschung lassen sich auf die gemeinsame Beschreibungsformel bringen, daß die spitzen Winkel subjektiv vergrößert werden.

Anwendungen der oben besprochenen Täuschungsprinzipien bringen die Abb. 65 und 66. Bei Abb. 65 ist der Zusammenhang mit dem OPPELschen Muster ohne weiteres klar. In Abb. 66 erscheint der Abstand der am weitesten entfernten, konkaven Peripherieteile der beiden nebeneinanderstehenden Kreise trotz des Eingeteiltseins dieser Strecke in drei Teile bedeutend kleiner als der innere Abstand eines der unteren Kreise vom oberen Kreis, obwohl alle drei Strecken objektiv gleich sind. Die Stärke der Täuschung wird hier wohl auch dadurch mitbedingt sein, daß eine weitere Gegenstandsverwechslung vorliegt, nämlich die zwischen den instruktionsgemäß zu vergleichenden Strecken und den Abständen der Kreise als ganzen (bzw. deren Mittelpunkten). Eine ähnliche Angleichungserscheinung zeigt auch das BOURDONsche Muster (Abb. 67), in dem die objektiv gerade äußere Tangente im Sinne der Verbindungslinie der Mittelpunkte und der inneren gemeinsamen Tangentialkurve mitgekrümmt erscheint.

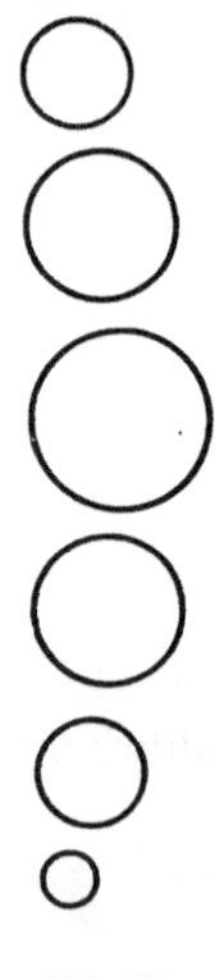

Abb. 67. BOURDONsche Täuschung.

Im SANDERschen Parallelogramm (Abb. 68) erscheinen die als Diagonalen eines großen und eines kleinen Parallelogramms auftretenden

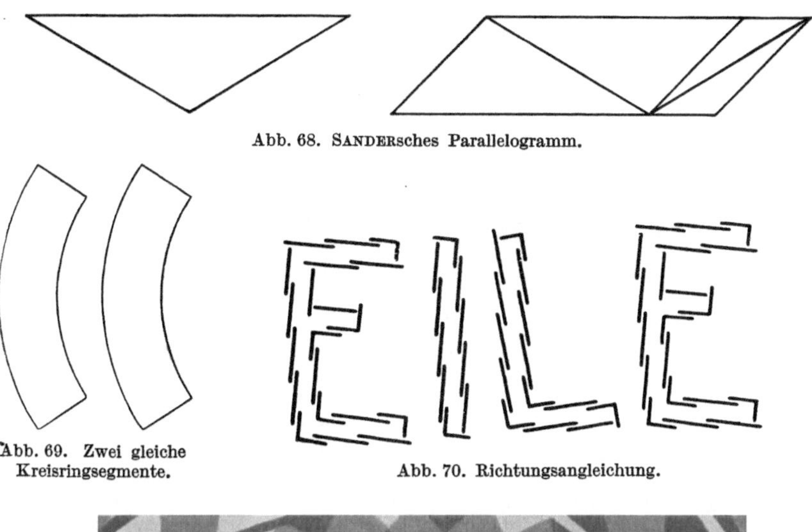

Abb. 68. Sandersches Parallelogramm.

Abb. 69. Zwei gleiche
Kreisringsegmente.

Abb. 70. Richtungsangleichung.

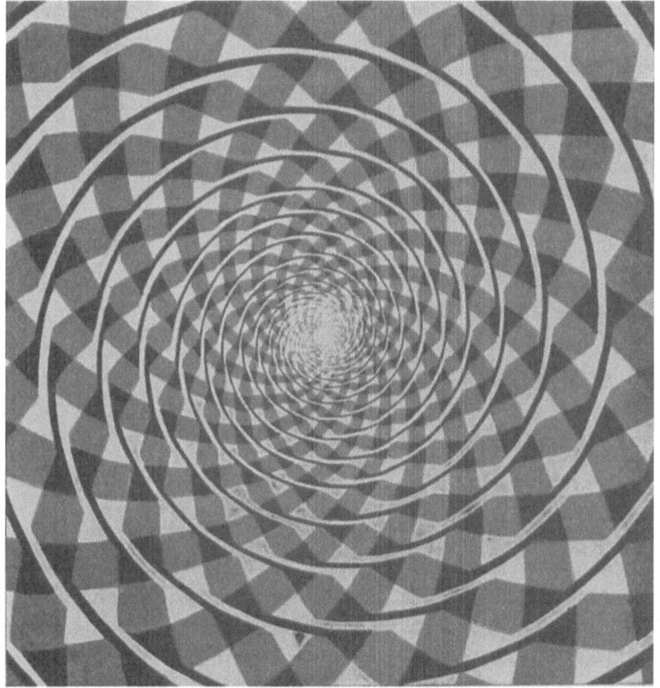

Abb. 71. Spiralentäuschung.

Seiten des daneben herausgezeichneten gleichschenkligen Dreieckes im
Angleichungssinne vergrößert, bzw. verkleinert. Die Täuschung vermindert sich bei isolierendem Herausfassen des Dreieckes.

Wie das Ganze die Glieder, so bestimmen auch die Glieder das Ganze.
Das rechte Kreisringsegment (Abb. 69) erscheint trotz objektiver Gleichheit mit dem linken größer und weniger gekrümmt. Hier färbt der sich
aufdrängende Vergleich der einander zugekehrten Bogensektoren der
beiden Segmente den Vergleich der
Gesamtgestalten.

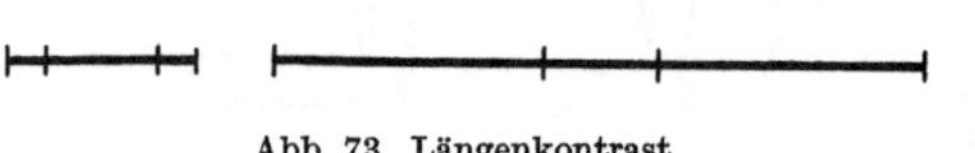

Abb. 72. Größenangleichung (nach BARDORFF).

Richtungsangleichung (nach FRASER).
In Abb. 70 teilen die kurzen Striche, aus
denen die Buchstaben zusammengesetzt
sind, diesen ihre eigene schräge Richtung
mit. Auf dem gleichen Prinzip beruht die Täuschung in Abb. 71. Setzt man
eine Reihe konzentrischer Kreise aus etwas schräg gestellten, abwechselnd
schwarzen und weißen Bogen
zusammen, die außerdem auf
der nach außen gekehrten Seite
nach außen und auf der nach
innen gekehrten Seite nach innen
mit dreieckigen Anhängseln versehen sind, so ändern sich die Kreise entsprechend der schrägen Verlaufsrichtung der sie zusammensetzenden Bögen
in scheinbare Spiralen um.

Abb. 73. Längenkontrast.

Angleichungserscheinungen finden wir auch in *Reihen* mit Elementen
von ähnlicher objektiver Beschaffenheit. In Abb. 72 erscheinen bei

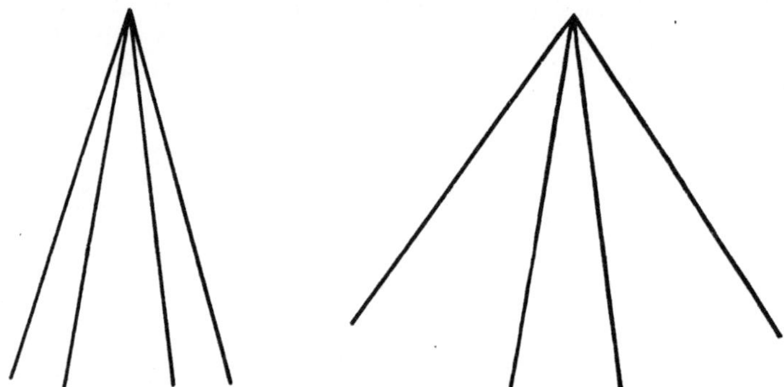

Abb. 74. Winkelkontrast.

längerer Fixation oder bei kurzzeitiger Darbietung die drei Kreise gleich,
bisweilen erst nach vorherigem „Aufblähen" des mittleren. Dem „Faktor
der Gleichheit" als ein Gestaltungsanlaß (vgl. S. 39) steht somit auch
eine subjektive *Tendenz zur Gleichmachung* (ähnlich der Tendenz zur Farbhomogenisierung, vgl. S. 42 ff.) als eine spezielle Ausprägung des Prägnanzgesetzes zur Seite. — In ähnlicher Weise gibt es auch Formangleichung.

Größen- und Gestaltkontrast. Den Angleichungserscheinungen stehen unter
anderen Ganzbedingungen gegenüber die *Abhebungserscheinungen.* Abb. 73
zeigt einen *Längenkontrast,* Abb. 74 einen *Winkelkontrast,* Abb. 75 einen

Krümmungskontrast, ebenso auch Abb. 76, in der die objektiv geraden Verbindungsstücke der Kreisbögen etwas nach innen gekrümmt zu sein scheinen.

Als Regel für manche einschlägigen Erscheinungen ließe sich sagen: kleine Unterschiede bedingen Tendenz zu ihrer Verringerung (Nivellierung, vgl.

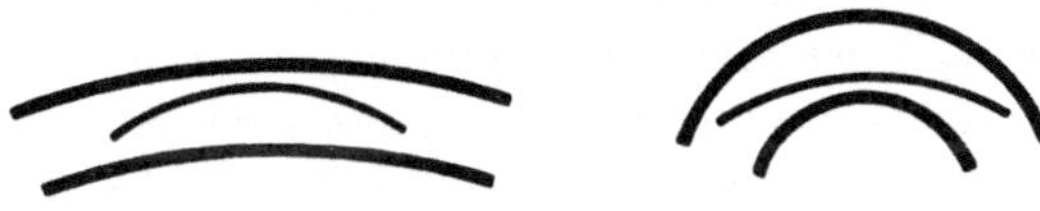

Abb. 75. Krümmungskontrast (nach HÖFLER).

S. 47f.), große zu ihrer Vergrößerung (Präzisierung). Beide Täuschungen haben den gleichen, schon in den Prägnanzversuchen immer wieder zutagegetretenen Sinn: die Gefügequalität steigernd auszuprägen. Die Gesamtumstände bestimmen das jeweils (unter den möglichen) ausgeprägteste Gebilde als das phänomenal in Erscheinung tretende. — Eine *Gegenüberstellung* der beiden Tendenzen der Angleichung und der Abhebung bringt das Täuschungsmuster Abb. 77. Es wird der dem mittelgroßen Kreise links unten eingeschriebene kleine Kreis eher größer, der dem rechten großen eingeschriebene eher kleiner gesehen als der links oben isoliert gezeichnete Kreis; objektiv ist dieser und die beiden eingeschriebenen Kreise

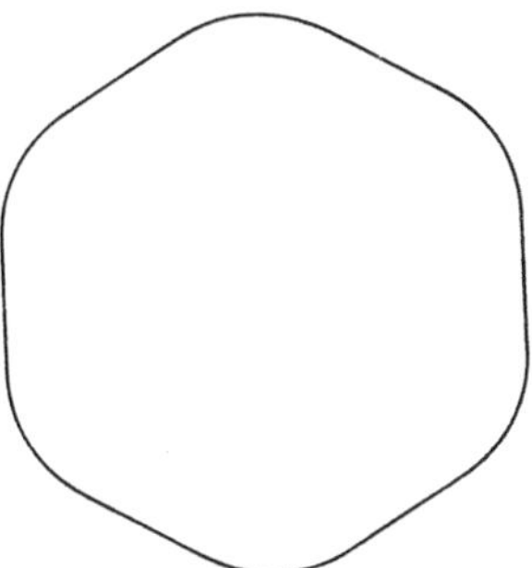

Abb. 76. Krümmungskontrast (nach BÜHLER).

gleich groß. In dem Gebilde links unten ist das Gefüge von besonderer Innigkeit durch die Proportion des goldenen Schnittes; sie wird noch erhöht durch die Größenangleichung. Rechts ist die Bindung durch den starken Größenunterschied und die exzentrische Verlagerung des kleinen Kreises gelockert; sie wird es dann noch mehr durch den eintretenden Größenkontrast.

Helligkeit und scheinbare Größe. Noch eine Täuschung sei erwähnt: Helleres erscheint größer als Dunkles, wie das ein

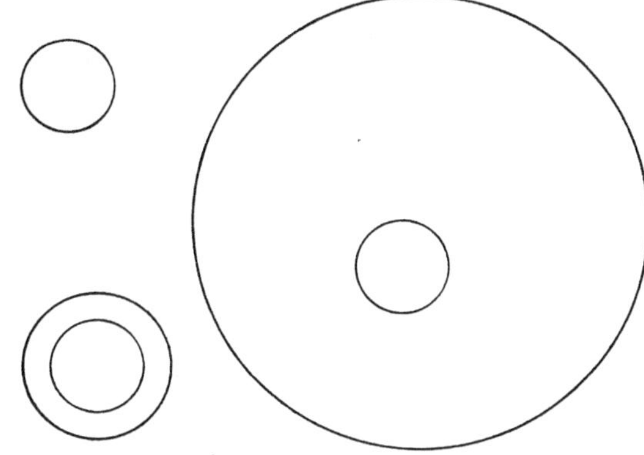

Abb. 77. Angleichung und Abhebung.

Vergleich der Figuren a und b in Abb. 12 (S. 31) zeigt. Neben der größeren Gewichtigkeit des Hellen ist zur Erklärung auch eine „Irradiation" des Lichtes im Auge anzusetzen.

6. Das Sehen von Bewegung.

Scheinbewegung (nach WERTHEIMER). In den Projektionsapparat werden in einem Rahmen ein fester Karton a und ein in seitlicher Richtung beweglicher Schieber b gebracht, wie sie in Abb. 78 skizziert sind. Man hält zunächst die untere Hälfte ganz verdeckt und verschiebt b anfangs ganz langsam; es zeigt sich bis herab zu einer Pause von 200 σ (1 $\sigma = {}^1/_{1000}$ Sek.) ein sukzessives Nacheinander von zwei verschiedenen Strichen. Bei all-

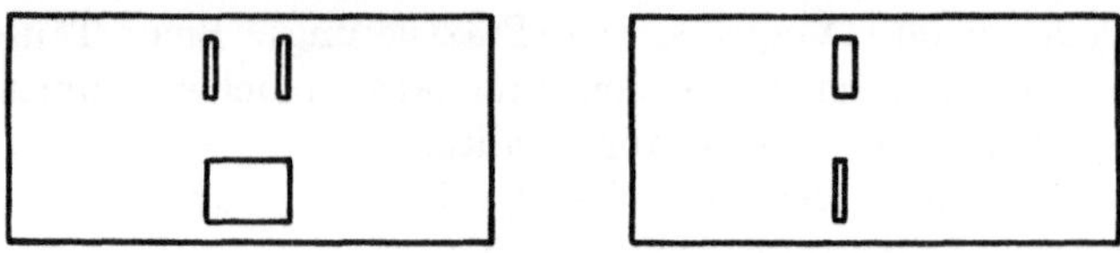

Abb. 78. Erzeugung von Scheinbewegungen.

mählicher Beschleunigung der Verschiebungen kommt trotz der objektiven raumzeitlichen Diskretheit der beiden Linien ein Bewegungseindruck zustande. Die optimale Pause zwischen den Reizen beträgt hier etwa 60 σ (${}^1/_{16}$ Sek.). Eine davon nicht allzu verschiedene Frequenz wird auch bei den Scheinbewegungen im Film eingehalten. Die Überbrückung der Pause wird durch positive Reiznachwirkung des ersten Reizes (vgl. S. 11) ermöglicht. Die wichtigsten phänomenalen Charakteristika des Bewegungssehens sind:

1. *Phänomenale Ideitität* des Objektes. Es erscheinen nicht mehr zwei Streifen, sondern ein und dasselbe Objekt bewegt sich hin und her.

2. *Felderfüllung*. Die Bewegung überstreicht kontinuierlich den Zwischenraum zwischen Anfangs- und Endlage.

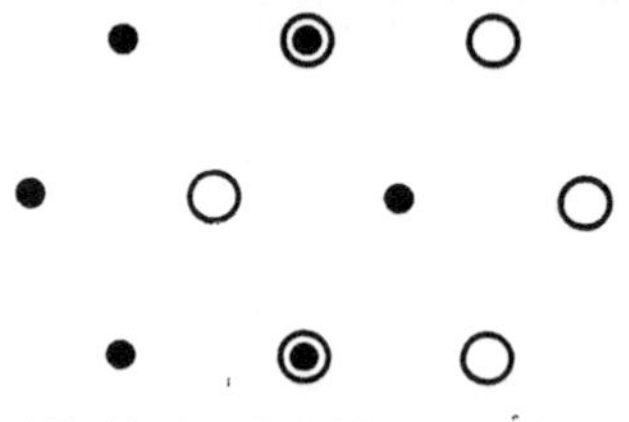

Abb. 79. Ganzheitliche Bedingtheit von Bewegungseindrücken (nach TERNUS).

Bei weiterer Beschleunigung der Aufeinanderfolge (30 σ) erhalten wir schließlich die Erscheinung zweier gleichzeitig gegebener, nun wieder als verschieden erlebter Striche. In der Nähe des optimalen Stadiums werden eigentümliche „Teilbewegungen" gesehen; es findet dann nicht mehr Bewegung über das ganze Feld statt, sondern nur kleinere, ruckartige Bewegungen aus der oder in die Ruhelage, bisweilen auch ein eigenartiges Schlagen. Der Abstand zwischen den Schlitzen erscheint dabei oft verkürzt.

Durch Aufdecken der unteren Hälfte kann Scheinbewegung und wirkliche Bewegung verglichen werden. Es zeigt sich, daß bei einer bestimmten Geschwindigkeit der Verschiebung die Scheinbewegung deutlich zu sehen ist, während die wirkliche Bewegung durch das positive NB (vgl. S. 11), das sich als breiter Streif nachzieht, sogar beeinträchtigt wird.

Eine einfache Versuchsanordnung zur Demonstration der Scheinbewegungen besteht darin, daß vor (oder, bei Verwendung von durchscheinendem Papier, hinter) einem Schirm zwei verschieden starke Glühlampen aufgestellt werden, die von einem dazwischengestellten Stab Schatten auf verschiedene, nicht allzuweit auseinanderliegende Stellen des Schirmes werfen. Anfangs ist bloß die schwächere Lampe eingeschaltet, dann wird auch die stärkere dazugenommen. Diese wirkt für den Schatten der schwächeren Lampe als „Löschreiz". Im Augenblick der Einschaltung entsteht eine deutliche Scheinbewegung in der Richtung vom ersten Schatten, der nunmehr verschwindet oder doch stark verblaßt, zum zweiten, neuen Schatten. Der

Versuch zeigt auch, daß zur Erzeugung eines Bewegungseindruckes eine Dunkelpause zwischen den Reizen nicht unerläßlich ist.

In den früheren Kapiteln konnten Scheinbewegungen konstatiert werden bei tachistoskopischer Exposition eines etwas unregelmäßigen Kreises (S. 52) sowie beim Hinzukommen des Nebenmusters bei den geometrisch-optischen Täuschungen (S. 60).

Abhängigkeit der Bewegungsstruktur von den Bedingungen des Ganzen. Es tauchen, wiederum mit Hilfe einer Schiebervorrichtung, kurz nach-

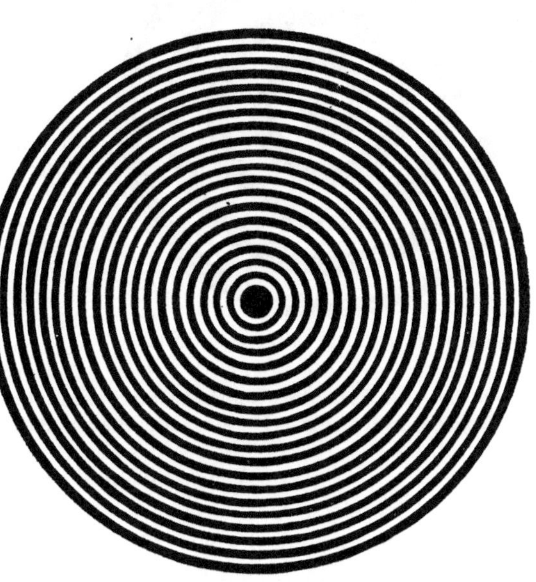

Abb. 80. Scheinbewegung.

einander zunächst an den sechs in Abb. 79 mit Punkten, dann an den sechs mit Kreisen versehenen Stellen gleichartige leuchtende Punkte auf. Es scheint sich dabei die ganze Figur, ein Punktsechseck, von links nach rechts zu bewegen, obwohl zwei Punkte objektiv ortsidentisch bleiben. Unter dem Druck der Einbettung in die ganze Figur erscheinen also die beiden gemeinsamen Punkte phänomenal nichtidentisch.

Positive Erregungsnachwirkung und Bewegungseindruck. Wenn man Abb. 80 derart im Kreise herumbewegt, wie man Wasser in einem Glase herumschwenkt, so sieht man zwei diametral durch die Figur hindurchlaufende schmale Sektoren in der Richtung des Kreisens mitwandern. Diese Scheinbewegung kommt dadurch zustande, daß sich die jeweils in der Bewegungsrichtung des Kreisens liegenden Bogenstücke der schwarzweißen Ringe in sich selbst verschieben und daher scharf gesehen werden, die jeweils zur Richtung des Kreisens schräg gerichteten dagegen durch eine Überlagerung des positiven NB der alten Erregung mit der neuen (Farbenmischung) verwaschen erscheinen. Bewegt man die Figur geradlinig hin und her, so kann man den Unterschied zwischen den scharf und den unscharf gesehenen Teilen der Ringe gut wahrnehmen. Läßt man die Figur 4- bis 6mal in der Sekunde kreisen, so scheint sie sich als ganze mitzudrehen.

Negatives Bewegungsnachbild. Wenn wir längere Zeit hindurch eine in bestimmter Richtung verlaufende Bewegung beobachtet haben, entsteht nachher bei Betrachtung eines ruhenden Objektes eine Scheinbewegung in entgegengesetzter Richtung.

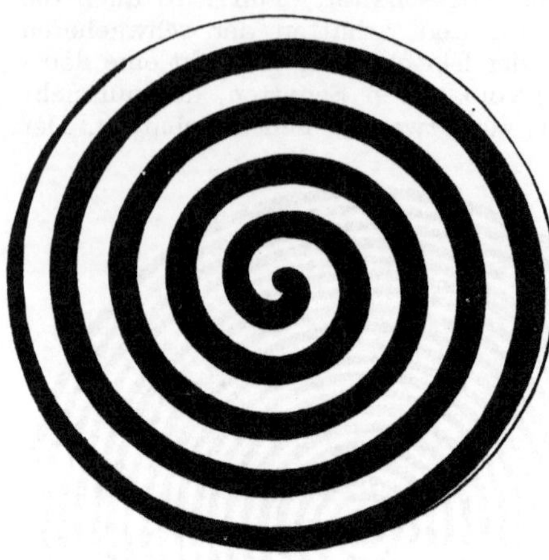

Abb. 81. Negatives Bewegungsnachbild.

Versetzt man eine sog. PLATEAUsche Spirale (Abb. 81) in langsame gleichmäßige Rotation und fixiert den Mittelpunkt der Scheibe, so erscheinen während der Drehung die Spiralwindungen in Form von konzentrischen Ringen, die je nach der Drehrichtung entweder gegen das Zentrum der Scheibe zusammenzuschrumpfen oder aus ihm herauswachsend sich kontinuierlich auszudehnen scheinen. Blickt man hinterher auf einen ruhenden Gegenstand, so beobachtet man an ihm die entgegengesetzte Scheinbewegung: als NB der Schrumpfung eine stete scheinbare Vergrößerung des Gegenstandes, als NB der scheinbaren Ausdehnung eine konzentrische Schrumpfung.

7. Gestaltentstehung.

Durch kurzzeitige Darbietung von Reizkonfigurationen ist es möglich, den Gestaltungsprozeß, der sich für gewöhnlich mit großer Schnelligkeit und nicht unter den Augen des Bewußtseins vollzieht, gleichsam in der Mitte abzuschneiden. Wir erhalten dadurch Einblick in die sog. *Aktualgenese der Wahrnehmungsgestalten.*

Chaos, Vorgestalten. Man exponiere im Projektionsapparat etwa $1/_{10}$ Sek. lang ein am besten buntfarbiges Bild, das reizmäßig — nicht viel anders als Abb. 82 — aus einem Mosaik kleinerer Flecke zusammengesetzt ist. Man sieht bei der Darbietung ein eigenartig ungeordnetes Mosaik („Chaos") das sich von einem Zentrum aus entwickelt (γ-Bewegung) und sich bei weiteren tachistoskopischen Darbietungen immer mehr durchorganisiert. Man exponiere zum Vergleich schließlich für längere Zeit. Abb. 82, eine Gruppe von Flüchtlingen nach einem Erdbeben in Japan darstellend, tritt auch bei dauernder Betrachtung erst allmählich aus dem Stadium der „Vorgestalt" in jenes Stadium fertiger Organisiertheit, das wir bei einfacheren Mustern schon auf den ersten Blick zu erhalten gewöhnt sind.

Bei wiederholter Darbietung beginnt der Gestaltungsprozeß nicht vielleicht jedesmal von neuem, sondern er findet offenbar bereits Reiz-

bzw. Organisationsnachwirkungen von früher her vor, an denen er weiter ansetzen kann. Das hat sein Analogon in der sog. Reizsummation aufeinanderfolgender, einzeln für sich unterschwelliger Reize, die in ihrer Gesamtheit doch bemerkt werden.

Gestalt und dinghafte Bedeutung (nach SANDER). Die Abb. 83 a, b und c — sie bilden eine Reihe sich immer mehr vervollständigender Teil-

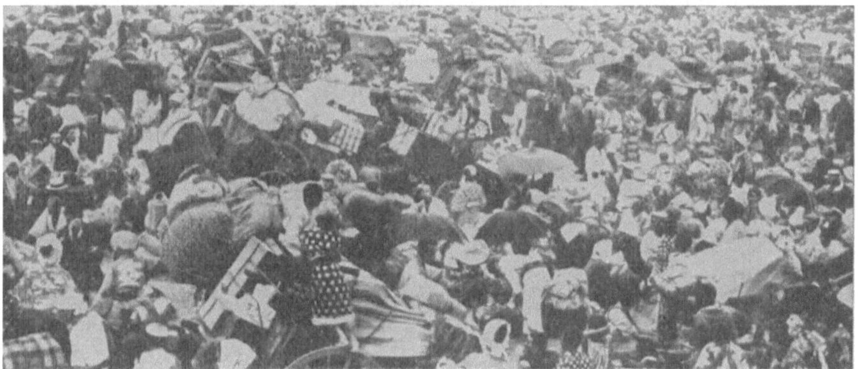

Abb. 82. Chaotisches Bild (nach MATTHAEI).

zeichnungen einer sinnvollen Zeichnung — werden nacheinander je zwei- bis dreimal tachistoskopisch dargeboten; in den Pausen zwischen den einzelnen Darbietungen sollen sie so getreu wie möglich zeichnerisch oder

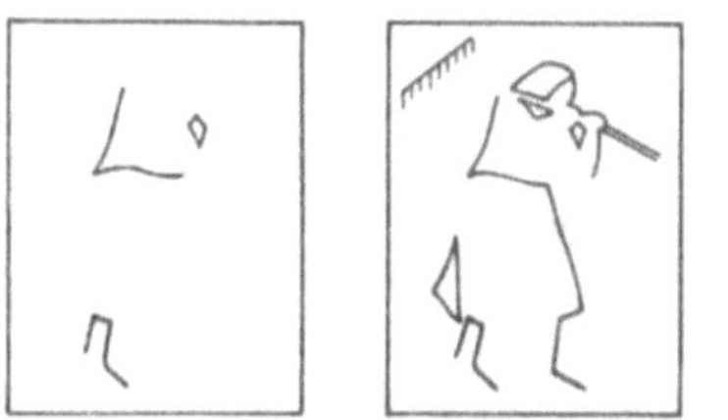

a   b   c

Abb. 83. Stufenweise vervollständigte Zeichnung.

beschreibend wiedergegeben werden. Im Anfang der Reihe werden die optischen Gebilde ergriffen als Dreiecke, geschwungene Linien usw. Dabei zeigen sich wieder die von den Versuchen über formale Prägnanz her bekannten Verregelmäßigungen, rhythmischen Reihungen, Einorientierungen in die Senkrecht-Waagrechte der Umrahmung. Auf einer zweiten Stufe artet der Eindruck in ein Chaos zusammenhangloser Stücke aus. Dann taucht plötzlich ruckartig ein sinnvoller Bedeutungszusammenhang auf; die Verregelmäßigungen des ersten Stadiums sind wie weggewischt, statt dessen werden die optischen Gebilde, ihre bloß geometrische Geformtheit anreichernd, Glieder eines bedeutungshaften Sinnganzen, das, einmal vorweggenommen, für alle etwa noch folgenden Expositionen die Auffassungsrichtung vorgibt. Die Angleichung der Auffassungsweise an ein konkretes Ding statt an eine regelmäßige Form erweist sich somit als das genetisch Spätere, ferner die Dingauffassung der bloßen Figuralauffassung gegenüber allgemein als bereichert. Vgl. dazu S. 92.

Ein Studium der „Vorgestalten" kann auch mittels extrem *verkleinerter* Reize, die allmählich vergrößert werden, erfolgen.

Ausgang vom Ganzen und Ausgang von den Teilen (nach SEIFERT). Man exponiere tachistoskopisch die in Abb. 84 und 85 wiedergegebenen Zeichnungen, nachdem man vorher die acht in ihnen auftretenden kleinen

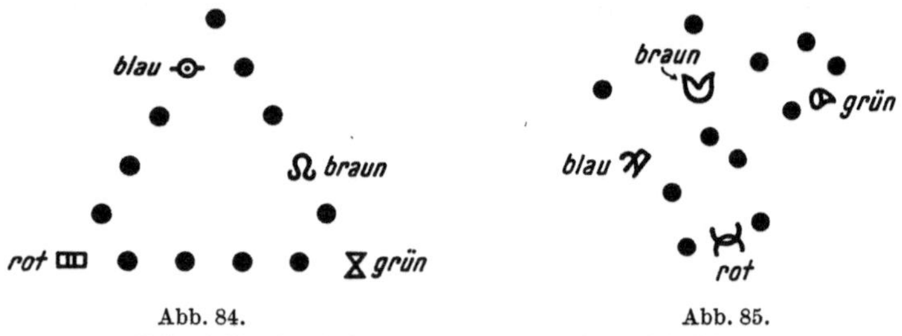

Abb. 84.   Abb. 85.

Teilgestalten in starken und schwachen Gesamtstrukturen.

farbigen Einzelfiguren auf einem eigenen Diapositiv isoliert vorzeigte. Die eine Hälfte der Teilnehmer erhält zuerst das Dreieck, dann den Haufen dargeboten, die andere umgekehrt. Es ist jeweils zu notieren, wieviele Figuren wiedererkannt wurden.

Das Dreieck erscheint meist schon auf den ersten Blick als Gesamtgestalt wohl durchorganisiert. Dafür werden aber in der Regel nur relativ wenige Einzelfiguren herausgesehen; sie sind durch das Übergewicht der übergeordneten Gestalt „gebunden" (vgl. S. 37 f.). Um sie zu erhalten, muß in analytischem Verfahren das Dreieck zerschlagen werden. Meist wird in der Selbstbeobachtung darüber berichtet.

Manche Vögel, die zu einer solchen Zerschlagung nicht genug innere Beweglichkeit besitzen, sind nicht dazu imstande, ihren gewohnten Futternapf aus einer geordneten Gruppe herauszusehen. Auch Kindern macht die analytische Einstellung vielfach Schwierigkeiten.

Entgegengesetzt sind die Beobachtungen mit dem Haufen. Die „Schwäche" der Gesamtgestalt läßt Spielraum für die Ausbildung und „Abstraktion" der Einzelcharaktere. Sofort stellt sich aber ein bewußt erlebter „*Gestaltungsdrang*" ein, der in synthetischem Verfahren vor den Augen des Bewußtseins zu einer geordneten Ganzauffassung führt.

Stets ist schon das phänomenal unmittelbar Gegebene bis zu einem gewissen Grade gestaltet. Der Versuch zeigt uns, daß sehr verschiedene anfängliche Organisationshöhen möglich sind und daß von dieser Stufe aus eine Weiterentwicklung im Bewußtsein sowohl zu den Teilen hin als auch zu weiterer Verganzheitlichung und Durchgliederung möglich ist („analytischer" und „synthetischer" Weg).

Man lasse neben den Form- auch die Zahl der *Farbantworten* und ihre Richtigkeit von jedem Teilnehmer für spätere *typologische* Verwertung notieren.

Tachistoskopischer Leseversuch. Man biete sinnlose und sinnvolle, längere und kürzere Wörter (z. B. „tumpalkir", „Badevereinsmarke" und so weiter, eventuell auch solche mit Druckfehlern oder auch bloß „Wortskelette" aus einigen tragenden Buchstaben) je mehrmals $^1/_{10}$ Sek. lang dar. Man gibt die Instruktion, daß nach jeder Darbietung stets sorgfältig alles klar oder unklar Gesehene still zu notieren oder noch besser zu zeichnen ist. Meist neigt eine Gruppe von Vpn dazu, jedesmal bloß diskrete einzelne Buchstaben zu sehen und aus diesen das Wort langsam aufzubauen. Eine andere Gruppe hat schon

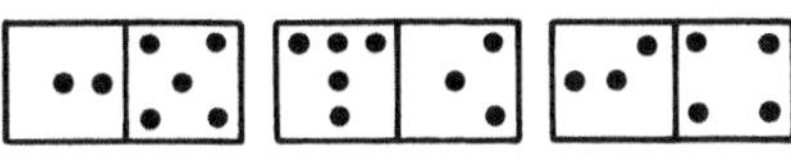

Abb. 86. Zahlendomino.

aufs erste einen diffusganzheitlichen Totaleindruck, der oft zu fertigen, sinnvollen, wenn auch nicht immer richtigen Lösungen führt und der dann im Laufe der Darbietungen immer weiter verbessert wird. So lesen manche Vpn dieses Typus für „tumpalkir" „Terpentin" oder „Tempel", ja selbst „Metaphysik" (man beachte den Durchbruch bekannter sinnvoller Wörter), andere vermögen den Aufbau der Ober- und Unterlängen anzugeben, wieder andere den allgemeinen Schriftcharakter (ob Druck- oder Schreibschrift, latein oder gotisch), aber auffallend wenige Einzelheiten.

Die Vpn haben zur *typologischen* Auswertung zu notieren, zu welchem Typus sie sich auf Grund des Vergleiches mit den Ergebnissen der anderen rechnen. Werden bei der Lektüre Druckfehler leicht bemerkt? Werden Einzelheiten an anderen Personen im täglichen Leben stark beachtet? Wie groß war der *Umfang* der gleichzeitigen Beachtung im Leseversuch?

Anzahl und Gestalt (nach SANDER). Man biete tachistoskopisch ($^1/_{10}$ Sek. lang) 8 Punkte einmal als Reihe, dann als Haufen, dann als regelmäßiges Achteck. Die Figuren werden am besten in Karton gestanzt. Zu notieren ist jedesmal die geschätzte Anzahl der Punkte; öffentliche Abstimmung erst nach der Darbietung des Achteckes. Gezählt werden die jeweils richtigen Lösungen; sie sind am wenigsten zahlreich bei der Reihe, dann beim Haufen, am zahlreichsten bei der regelmäßigen Gestalt. Die Zahlauffassung scheint also am Gestaltlichen einen Halt zu haben.

Zahlendomino. Gebrauch von einer Verbindung von Anzahl und Gestalt macht u. a. das Dominospiel. Zur Loslösung der Zahlauffassung vom Figuralen bei Kindern hat VOLKELT ein „Zahlendomino" angegeben, bei welchem die Punkte nicht stets in eine für jede Zahl gleichbleibende charakteristischen Figur, sondern immer wieder anders angeordnet werden. Abb. 86 zeigt ein

Beispiel. Das Zahlendomino pflegt erst etwa zwei Jahre später als das gewöhnliche Dominospiel erlernt zu werden.

8. Farbseher, Formseher, Dingseher.

Das Problem der stärkeren Beachtung von Farbe oder Form begegnete uns bisher in den Versuchen von RORSCHACH (S. 51), von BRUNSWIK (S. 52 f.) und von SEIFERT (S. 70). Formalismus im engeren (geometrischen) Sinne und Realismus standen einander im ganzen Kapitel über Prägnanz der Gestalt, insbesondere aber auch im Nachbildversuch mit dem Handmuster (S. 49) gegenüber.

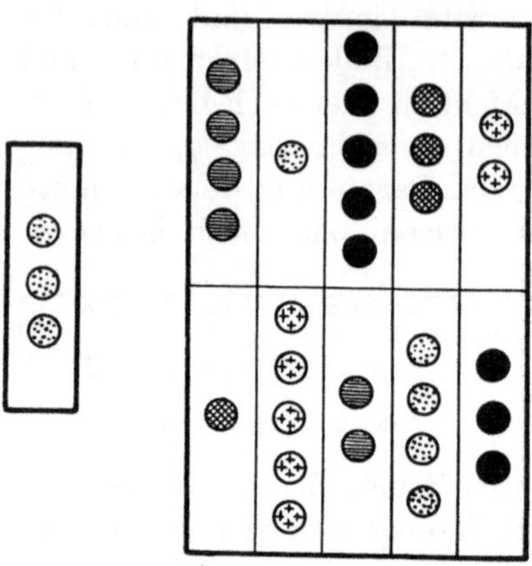

Abb. 88. Lotto „Farbe oder Anzahl" (nach DESCOEUDERS). (Das Original in 5 Farben.)

Wahlversuche. Das Überwiegen des Farben- oder des Formensehens kann auch mit Hilfe der in Abb. 87 (Tafel II) wiedergegebenen, in mannigfacher Weise variierbaren Anordnung geprüft werden. Man frage die Vpn, welches der beiden oberen Gebilde sie dem unteren gelben Kreis eher als „gleich" oder „dazu passend" zuordnen würden, das (farbgleiche) Dreieck oder den (formgleichen) Kreis. Wem die Wahl schwer fällt, der entscheide entsprechend dem zuerst in die Augen gefallenen Gesichtspunkt. Meist werden sich die Bevorzugungen ungefähr die Waage halten.

In Abb. 88 sind in ähnlicher Weise *Farbe und Zahl* als mögliche Zuordnungsgesichtspunkte einander gegenübergestellt. Die Auswahlmöglichkeiten sind hier zu einem Lotto erweitert, was den Versuch für Kinder besonders geeignet macht.

Ebenso können auch *Farbe und Dingform* und *Farbe und Lage* (etwa bei Buchstaben) konfrontiert werden. Gegen Zahl pflegt sich Farbe am besten durchzusetzen, gegen Dingform am wenigsten gut. Es ist auch sukzessive Durchführung mit tachistoskopischer Exposition des Vergleichstableaus nach längerer Darbietung des Hauptobjektes möglich. Eine der Figuren pflegt sich dabei automatisch gleichsam anzubieten.

Die Teilnehmer notieren nebst den gemeinsamen Abstimmungsergebnissen auch noch ihre eigenen Bevorzugungen für die *typologische* Verwertung.

Literatur:

K. BÜHLER: Die Gestaltwahrnehmungen. Stuttgart 1913. — (Daraus Abb. 13, 76, 114.)

W. EHRENSTEIN: Einführung in die Ganzheitspsychologie. Leipzig 1934. — (Daraus Abb. 15, 16.)

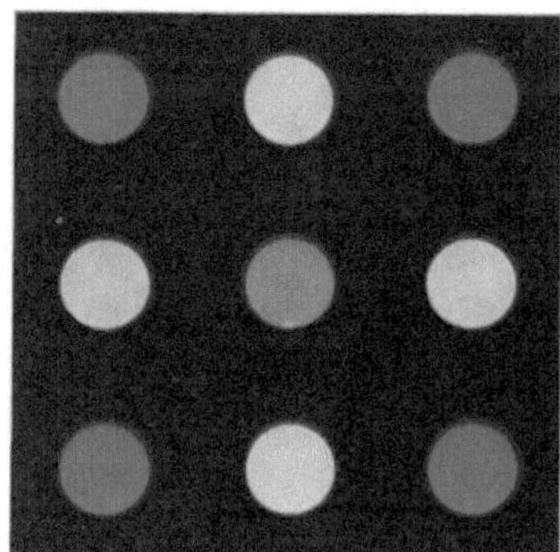

Abb. 40. Farbangleichung (nach Fuchs).

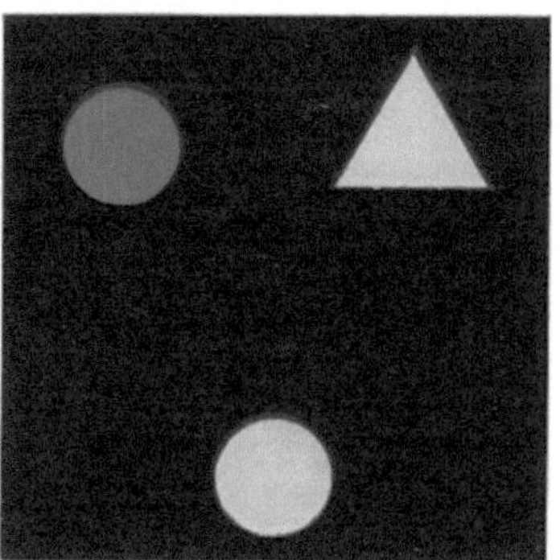

Abb. 87. Farbensehen und Formensehen
(nach Katz).

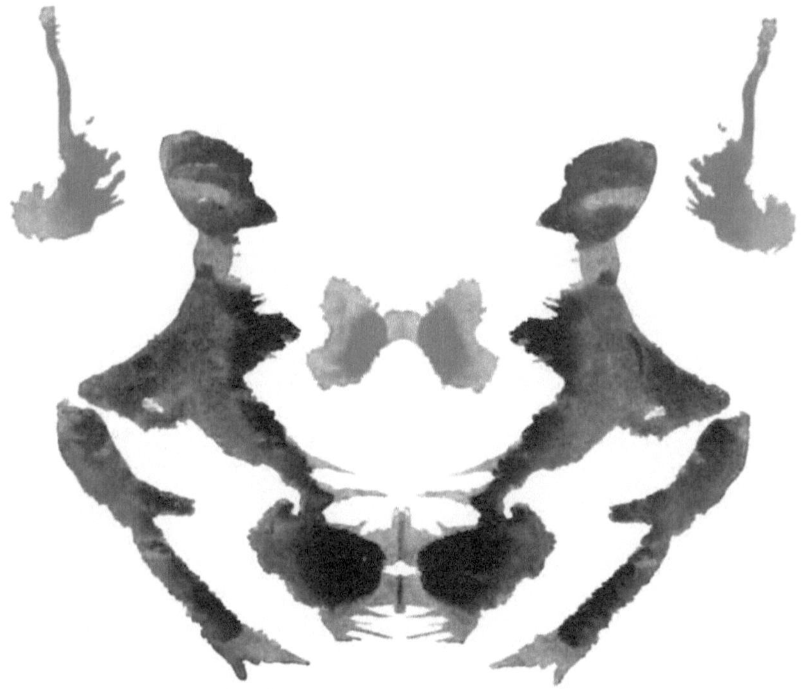

Abb. 52. Formdeuteversuch (nach Rorschach).

Brunswik, Exper. Psychologie.   Verlag von Julius Springer, Wien.

K. Koffka: Beiträge zur Psychologie der Gestalt. Fortlaufend in der Zeitschrift Psychologische Forschung.

W. Köhler: Psychologische Probleme. Berlin 1933. — (Daraus Abb. 22, 33, 34.)

R. Matthaei: Das Gestaltproblem. München 1929. — (Daraus Abb. 15, 17, 30, 37, 53, 68, 77, 82.)

F. Sander: Experimentelle Ergebnisse der Gestaltpsychologie (aus dem Bericht über den 10. deutschen Psychologenkongreß, Jena 1928). — (Daraus Abb. 14, 27, 79, 83.)

M. Wertheimer, Untersuchungen zur Lehre von der Gestalt, Psychol. Forschung 4, 1923. — (Daraus Abb. 23 bis 26, 28, 29, 31, 35, 36.)

III. Sehraum und Dingwelt.

1. Das zweiäugige Tiefensehen.

Die Projektionen der Dinge der Umgebung auf unserer Netzhaut sind flächenhaft, zweidimensional. Trotzdem sehen wir die Umgebung dreidimensional, d. h. der Sehraum erstreckt sich unmittelbar anschaulich nicht nur in die Breite und in die Höhe, sondern auch in die Tiefe.

Jedes körperliche, in die Tiefe erstreckte Objekt bildet sich auf den Netzhäuten der beiden Augen verschieden ab. An Abb. 89 ist das für ein dreiseitiges Prisma mit der Grundfläche ACB gezeigt. Vom rechten Auge wird die Fläche AC gerade nur gestreift. Diese bildet sich daher nur auf einem sehr schmalen Flächenstück der Netzhaut, $a''c''$, ab. Das entsprechende Stück im linken Auge, $a'c'$, ist hingegen relativ groß. Das Umgekehrte gilt für BC: da ist die Abbildung im

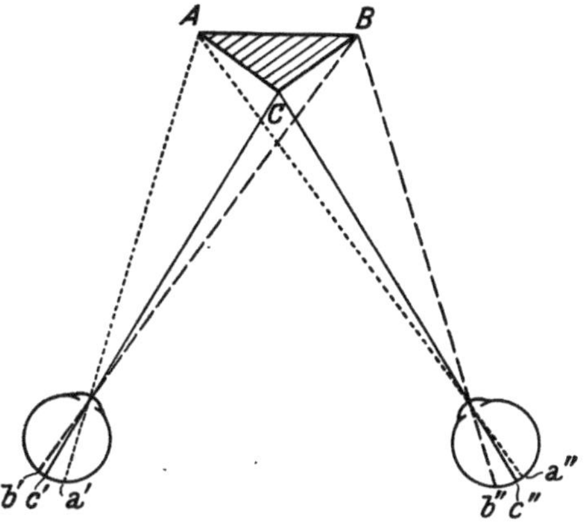

Abb. 89. Querdisparation.

rechten Auge groß, im linken klein. Die beiden Bilder sind in horizontaler Richtung voneinander verschieden, oder, wie man kurz zu sagen pflegt, sie sind *querdisparat*.

Bemerkenswert ist nun, daß diese Verschiedenheit als solche gar nicht zum Bewußtsein kommt, sondern von der Wahrnehmung automatisch als ein *Anzeichen für die Dreidimensionalität* des Objektes, als ein „*Tiefenkriterium*" ausgewertet wird. Man sieht nicht vielleicht zwei voneinander verschiedene flächenhafte Formen, sondern ein einziges greifbares körperliches Gebilde.

Von der Verschiedenheit der Netzhautbilder überzeugt man sich leicht, indem man ein Buch so vor sich hält, daß der Buchrücken frontalparallel dem Beschauer zugekehrt ist und vertikal steht. Schließt man abwechselnd das rechte und das linke Auge, so sieht man außer dem Rücken bald den linken, bald den rechten Deckel. Man sieht das Buch eben jedesmal von einer anderen Seite. Eine Situation wie in Abb. 89 erhält man, wenn man das Buch ein wenig aufklappt. Hält man es horizontal, so sieht es mit beiden Augen (ungefähr) gleich aus; eine Höhendisparation findet nicht statt, weil die Augen nur in der Quer-, nicht aber in der Höhenrichtung verschieden gelagert sind.

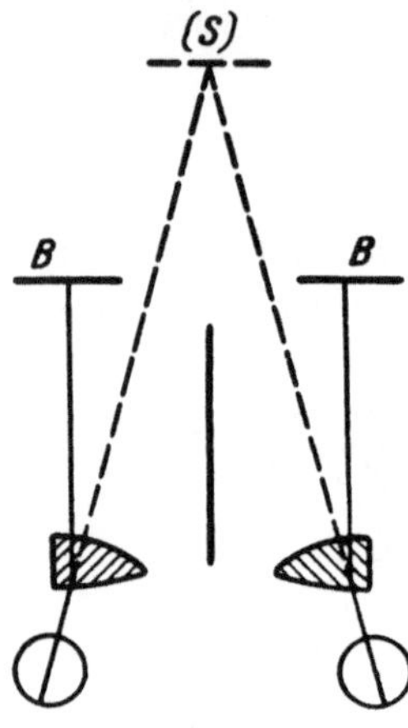

Abb. 90. Linsenstereoskop.

Je näher zum Beschauer sich ein Objekt befindet, desto verschiedener werden die beiden Netzhautbilder sein. Für ferne Dinge wirkt sich der Abstand der Augen kaum mehr aus. Querdisparation ist als Tiefenkriterium daher vor allem *für nähere Objekte* von Wichtigkeit. (Vgl. dazu noch unten.)

Das Stereoskop. Es ahmt die Verhältnisse beim zweiäugigen querdisparaten Sehen künstlich nach, indem jedem der beiden Augen ein anderes Bild geboten wird. Die Bilder stellen ein und dasselbe körperliche Objekt dar, sind aber von seitlich etwas verschiedenen Standorten aus aufgenommen, die der Lage der beiden Augen entsprechen. Abb. 90 zeigt ein Linsenstereoskop. Die von den beiden Bildern B ausgehenden Lichtstrahlen werden durch prismatische Glaslinsen so gebrochen, daß sie von einem gemeinsamen Ausgangsort S zu kommen scheinen. Dorthin wird dann auch das dreidimensionale Sehding lokalisiert.

Abb. 91 zeigt das Stereogramm eines Pyramidenstumpfes. Das linke Bild entspricht einer Aufnahme durch das linke Auge; das rechte ist für das rechte Auge bestimmt. Im Stereoskop zeigt sich bei richtiger Verschmelzung der beiden Bilder ein körperliches Gebilde von starker Plastizität.

Fixiert man über den Buchrand hinaus einen Punkt in einiger Entfernung hinter den beiden Bildern und bringt dadurch die Augenachsen zur richtigen Konvergenz, so gelingt bisweilen die binokulare Verschmelzung der beiden Bilder auch ohne Zuhilfenahme des Stereoskops.

Bietet man im Stereoskop dem einen Auge eine grüne, dem anderen eine rote Fläche, so zeigt sich in der Regel das Phänomen des „*binokularen Wettstreites*": es überwiegt bisweilen und an einzelnen Stellen das Rot, dann wieder das Grün. Graue Farbe zeigt binokulare Farbenmischung an. Das Überwiegen der einen oder anderen Farbe läßt erkennen, welches Auge das „dominante" ist.

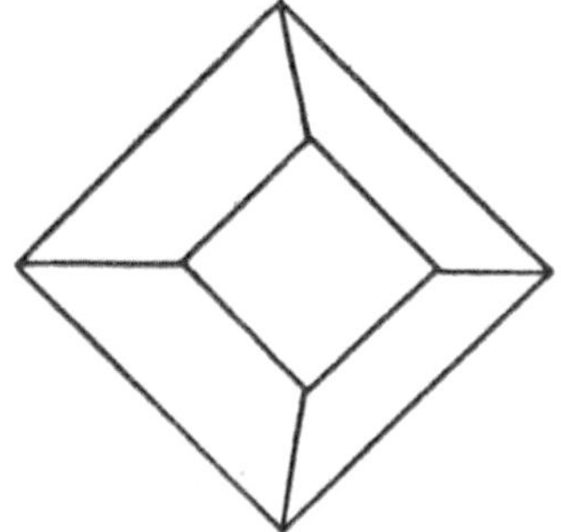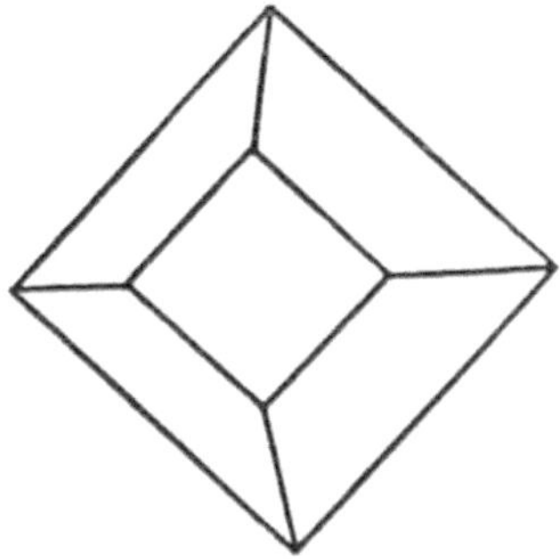

Abb. 91. Stereogramm eines Pyramidenstumpfes.

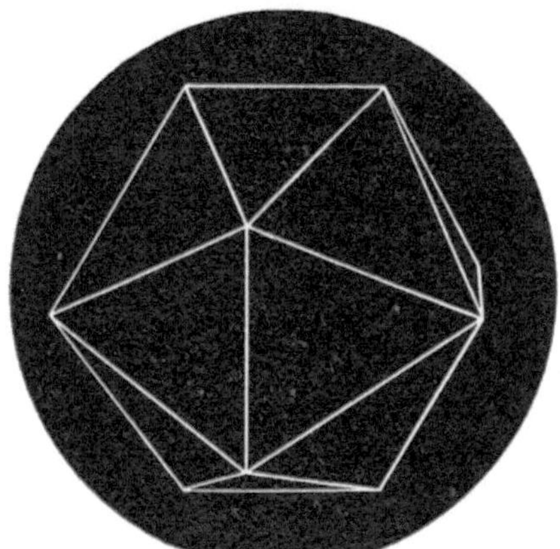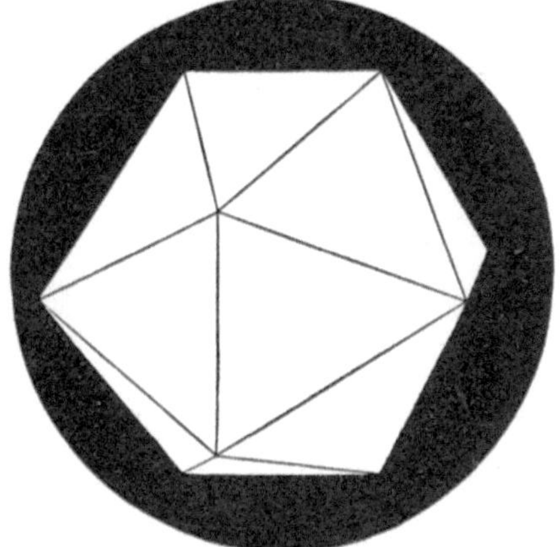

Abb. 92. Binokularer Glanz (nach HELMHOLTZ).

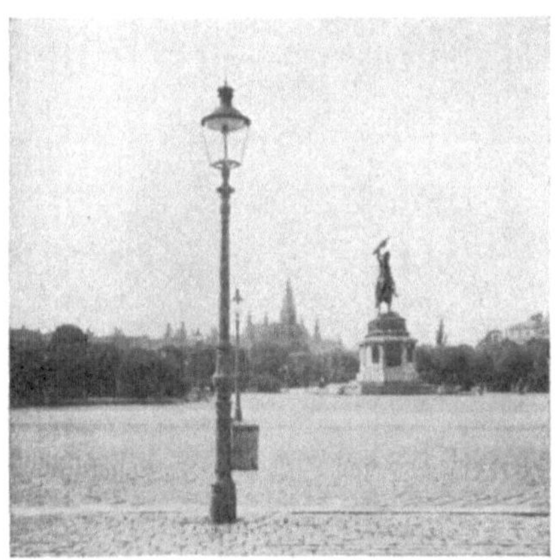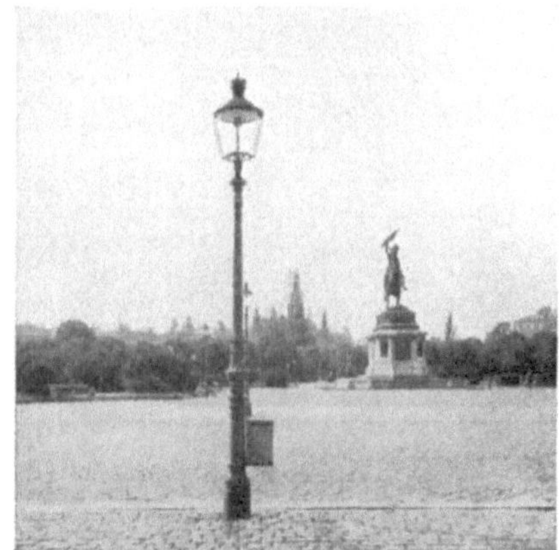

Abb. 93. Stereoskopisches Stadtbild.

Binokularer Glanz. Bei Betrachtung von Abb. 92 erscheint im Stereoskop ein metallisch glänzender Körper. Der natürliche Glanz beruht auf unvollkommener, wechselnder Spiegelung. An dessen Stelle tritt in unserem Versuch der Wettstreit der Sehfelder.

Aus Abb. 93[1] ist zu ersehen, daß die seitliche Verschiebung hauptsächlich dort beträchtlich ist, wo sich relativ nahe gelegene Objekte mit ferneren überdecken. Man beachte insbesondere die verschiedene Stellung der vorderen Laterne zur rückwärtigen und zu den Einzelheiten des Gebäudes im Hintergrund (Wiener Rathaus) auf den beiden Bildern. Die rückwärtige Laterne verschiebt sich gegen den linken seitlichen Turm schon viel weniger stark, ebensowenig auch das Denkmal gegen den Baum rechts. Man sieht daraus deutlich, daß die Querdisparation nur für die Nähe wirksam wird. (Für größere Entfernungen bietet die Verschleierung durch die Luft, die sog. „Luftperspektive", vgl. S. 83, einigen Ersatz. Man vergleiche die klare Ausprägung von Laterne und Denkmal gegenüber dem Rathaus.)

Telestereoskopische Aufnahmen sind Aufnahmen mit größerem seitlichen Abstand als dem der Augen. Bei einem Abstand der Aufnahmeorte von einigen Dezimetern oder Metern entstehen auf diese Weise auch noch von entfernteren Objekten, Landschaften usw. plastische („überplastische") Eindrücke (Prinzip des Scherenfernrohres). Eine Verwendung noch weit größerer „Standlinien" gestattet plastische Stereogramme z. B. des Mondes.

Verkleinert man durch allmähliches Zusammenschieben der beiden Bilder im Stereoskop deren Abstand, so wird die *Konvergenz der Augachsen* vergrößert; der Körper scheint dadurch *näherzurücken*, da ja normalerweise ein nähergelegener Fixationspunkt ein stärkeres beiderseitiges Einwärtskehren der Augen bedingt als ein weiter weg gelegener. Gleichzeitig erscheint das Objekt nunmehr *kleiner*. Das erklärt sich daraus, daß das ja stets gleichbleibende Netzhautbild nun als von einem näherliegenden Objekt herrührend ausgewertet wird und einem bestimmten Gesichtswinkel in der Nähe ein kleineres Objekt entspricht als in der Ferne. Vgl. dazu S. 9 und 87. Bei Verschiebung der Bilder nach außen zeigt sich das umgekehrte Phänomen des Weiterwegrückens und gleichzeitigen Größerwerdens.

Eine andere Methode zur Erzeugung stereoskopischer Eindrücke durch ebene Bilder ist folgende. Die beiden Bilder werden übereinander kopiert, aber in Komplementärfarben, z. B. das eine rot, das andere grün. Sodann wird dem einen Auge ein rotes, dem anderen ein grünes Glas vorgeschaltet, wodurch jeweils nur das entsprechende Bild ins Auge gelangen kann. Die Konvergenz braucht hier nicht eigens reguliert zu werden.

Doppelbilder. Nicht immer verschmelzen querdisparate Bilder eines Objektes zu einem einheitlichen dreidimensionalen Eindruck. Insbesondere wenn die Querverschiebung sehr groß ist, können die beiden

---

[1] Für die Aufnahme bin ich Herrn Dr. J. WASTL zu herzlichem Dank verpflichtet.

reizmäßig verschiedenen Netzhautbilder unter bestimmten Aufmerksamkeitsbedingungen auch direkt und gleichzeitig ins Bewußtsein treten.

Man hält zwei Objekte von deutlich ungleicher Beschaffenheit (etwa Bleistift und Finger) senkrecht in verschiedenen Abständen (etwa 20 und 40 cm) vor die Augen, fixiert das vordere, F, und beachtet gleichzeitig die Erscheinungsform des rückwärtigen, P (Abb. 94). Dieses zeigt die Tendenz, in einem Doppelbild rechts und links von F, und zwar in derselben frontalparallelen Ebene wie F zu erscheinen (P' und P''); das Einfach- und Tiefensehen ist also aufgehoben. Die Ebene des Fixationspunktes F heißt die *Kernebene*. Die besondere Querdisparatheit der Projektionen von P in den beiden Augen erhellt ebenfalls aus Abb. 94. Während die Projektion im rechten Auge, p'', links von der Projektion des fixierten Stäbchens, f'' — die mit dem gelben Fleck zusammenfällt —, zu liegen kommt, fällt p' im rechten Auge rechts vom gelben Fleck f'. Diejenigen Stellen, die den Punkten p'' und p' auf der Netzhaut des jeweils anderen Auges entsprechen, d. h. die gleiche Lage zu den entsprechenden f einnehmen, sind durch kleine Ringe angedeutet. Sie heißen die zu p'' bzw. zu p' *korrespondierenden Netzhautpunkte*. Auf korrespondierenden (oder

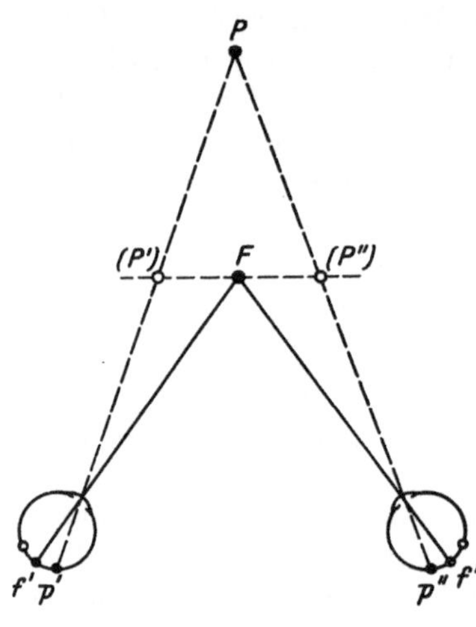

Abb. 94. Doppelbilder.

auch „identischen") Netzhautpunkten bilden sich unter gewissen Voraussetzungen diejenigen Punkte der Umgebung ab, die auf einem Kreis liegen, der durch den Fixationspunkt und die beiden Augen geht (es ist das der sog. Horopter), also in gröbster Annäherung Punkte von gleicher Entfernung wie der Fixationspunkt.

Eine *Erklärung* für die gemeinsame Verarbeitung der Reize beider Augen zu einheitlichen Eindrücken ergibt sich aus deren inniger funktionaler Verbindung. Die Sehnerven für die beiden nasal gelegenen Netzhauthälften kreuzen sich, so daß nicht die Erregungen jedes der beiden Augen für sich, sondern die der beiden rechten Netzhauthälften gemeinsam — und zwar in der rechten Hirnhälfte — und die der beiden linken Netzhauthälften gemeinsam — und zwar in der linken Hemisphäre — verarbeitet werden.

Ein anderes, der — auch „binokulare Parallaxe" genannten — Querdisparation verwandtes Tiefenkriterium ist die sog. „*Bewegungsparallaxe*": bei Bewegung, z. B. im Eisenbahnzug, verschieben sich die näheren Objekte gegen die ferneren. Es tritt im zeitlichen Nacheinander derselbe Effekt auf wie beim zweiäugigen Sehen im Nebeneinander der beiden Augen, was die Tiefenauffassung ebenfalls zu fördern vermag.

2. Perspektive und weitere Tiefenkriterien.

Visitenkartenversuch. Man lasse eine geknickte Visitenkarte, die schief mit der vorstehenden Kante dem Beobachter zugekehrt ist, mit einem Auge fixieren (Abb. 95). Die vordere Kante springt leicht nach rückwärts um und es entsteht dann ein Eindruck wie bei einem aufgeschlagenen Buch. Gerade die Mehrdeutigkeit des räumlichen Eindruckes bei monokularer Betrachtung der geknickten Visitenkarte läßt es deutlich werden, daß wir auch bei einäugigem Sehen nicht flächenhafte, sondern körperliche Eindrücke haben.

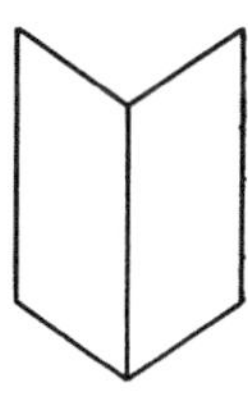

Abb. 95.
MACHsches
Buch.

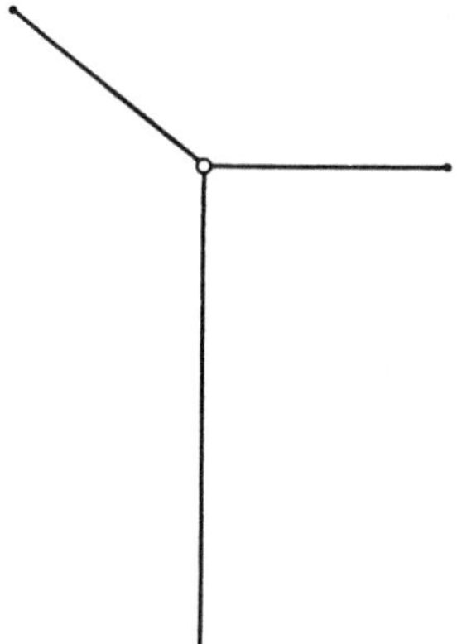

Abb. 96. Wegweisertäuschung.

Perspektivische Zeichnungen. Dieselben Dienste wie die monokulare Betrachtung eines körperlichen Objektes tun auch ebene perspektivische Zeichnungen körperlicher Modelle, insbesondere dann, wenn sie rechtwinklige oder sonstwie geometrisch regelmäßige Körper in schiefer Stellung abbilden. Ihre Wirkung beruht darauf, daß sie die Formverhältnisse des Originals in *charakteristisch verzerrter* Weise wiedergeben (rechte Winkel als spitze oder stumpfe, Rechtecke als Trapeze usw.), ebenso wie das auch bei deren Projektion auf die Netzhaut oder auf eine andere Ebene der Fall wäre. Schon Abb. 95, die zeichnerische Wiedergabe des Visitenkartenversuches, ist ein Beispiel dafür. Sie legt die Auffassung eines aufgeschlagenen Buches

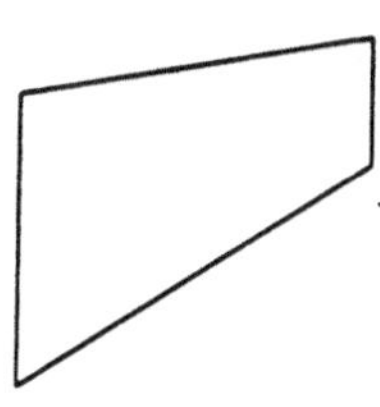

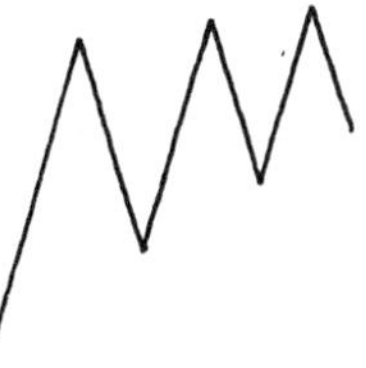

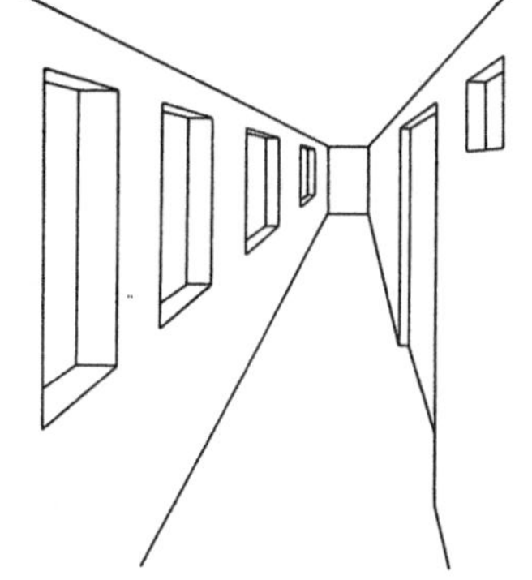

Abb. 97. Abb. 98. Abb. 99. Perspektivische Zeichnung
Perspektivische Verzerrung. eines Ganges.

nahe. Abb. 96 zeigt die sog. „Wegweisertäuschung". Obwohl objektiv nur ein ganz einfaches Gebilde aus drei Strichen, die in einem Punkt unter verschiedenen Winkeln zusammenstoßen, vorhanden ist, liegt doch die Auffassung als Gebilde mit drei rechten Winkeln nach Art eines rechtwinkligen Koordinatensystems nahe. Abb. 97 wird am ehesten als nach rechts hin in die Tiefe erstrecktes Rechteck gesehen, analog Abb. 98 als Kette gleich hoher Berge, deren rechtes Ende am weitesten entfernt ist; Abb. 99 schließlich erscheint als in die Tiefe führender Gang mit Fensternischen.

Die Beispiele zeigen, daß in der Wahrnehmung die Neigung dazu besteht, in gewisse ebene, aus geraden Linien aufgebaute Reizkonfigurationen Räumliches derart „hineinzusehen", daß die Winkel möglichst alle als *rechte Winkel*, und reizmäßig verschiedene Größen (insbesondere Parallele) möglichst als *gleichgroß* erscheinen. Das kann wohl nicht anders erklärt werden als durch den Hinweis darauf, daß die geradlinig begrenzten Dinge unserer Umgebung — zum großen Teil Kulturprodukte, wie Fenster, Häuser, Straßen, Tische, Bücher, — zumeist objektiv rechteckig und daher auch überall gleich hoch oder breit sind. Auch für die geknickte Visitenkarte unseres ersten Versuches gilt das. Wenn die Wahrnehmung auch schon auf bloße Nachzeichnungen mit räumlichen Eindrücken reagiert, so zeigt das deutlich den Einfluß dieser *allgemeinen Erfahrung* auf jeden neuen Wahrnehmungsakt; der empirische Charakter des Tiefenkriteriums Perspektive geht auch daraus hervor, daß wir die Muster meist dinghaft („als" Buch, Wegweiser, Berge usw.) und nicht als „sinnlose" räumliche Formen sehen und daß diese Dinginterpretation den räumlichen Eindruck fördert.

Gleichzeitig zeigt aber das perspektivische Sehen ebener Zeichnungen auch die für die Wahrnehmung ganz durchgehend charakteristische *Voreiligkeit der Verallgemeinerung:* denn die „verzerrten" Formen müssen ja keineswegs stets von schiefstehenden rechtwinkligen Objekten herrühren, also wirklich durch Perspektive bedingt sein. Es gibt ja Objekte genug, die an sich schiefwinklig oder trapezförmig sind und die daher auch schon in frontalparalleler Lage Bilder von der Art der perspektivisch verzerrten liefern. Dazu gehören u. a. auch alle die obenstehenden Zeichnungen, wenn man sie bloß als das nimmt, was sie wirklich sind, nämlich schwarze Strichmuster auf ebenem weißem Papier. Auf die *Anzeichenverfälschung*, die in diesen Zeichnungen liegt, fällt die Wahrnehmung leicht herein — wenn auch daneben ein flächenhaftes Sehen möglich ist —, fast ebenso wie sie auch im Stereoskop auf ebene Bilder prompt mit einem räumlichen Eindruck reagierte, wenn nur die Reizverhältnisse des querdisparaten Sehens der dreidimensionalen Umgebung genügend getreu imitiert waren.

Auf was die Wahrnehmung letztlich reagiert und wie sie überhaupt funktioniert, verrät sich am deutlichsten in diesen ihren *Fehlleistungen*, dort, wo die „normalen" Koppelungsverhältnisse der Reize mit bestimmten Umgebungstatbeständen gestört sind. Das gilt nicht nur für das Gebiet der Dingwahrnehmung (Dingkonstanz), sondern in mancher Hinsicht auch für die Gestaltpsychologie. Überall sind es gerade die natürlichen oder von uns mit künstlichen Mitteln provozierten Täuschungen, die die beste Einsicht in das Wesen der Wahrnehmungsfunktion gewähren.

Hinsichtlich des *Grades der Verläßlichkeit*, den wir den einzelnen Tiefenkriterien zuzubilligen haben, steht, wie man sich leicht überzeugt, Querdisparation vor Perspektive. Denn die perspektivischen Verzerrungen sind leicht mit ein paar Strichen nachgeahmt und ebenso sind auch Objekte von einer den perspektivisch verzerrten Formen ähnlichen Eigenform in der natürlichen Umwelt weit wahrscheinlicher (häufiger) als Stereoskope mit ihrer äußerst künstlichen Apparatur. Kurz: Perspektive ist weit leichter verfälschbar als Querdisparation.

Eine Verfälschung der Querdisparation in entgegengesetztem Sinne als beim Stereoskop liegt vor bei der Betrachtung der Umgebung auf der Mattscheibe eines Photoapparates, die — ebenso wie jedes Bild in bezug auf sein Dargestelltes — durch die geänderten Verhältnisse der Abbildungen in den beiden Augen zueinander eine Ebene vorzutäuschen tendiert, wo Körperliches zugrunde liegt. Darum erscheint auch ein perspektivisches Bild bei monokularer Betrachtung eher plastisch als bei binokularer. Man überzeuge sich davon.

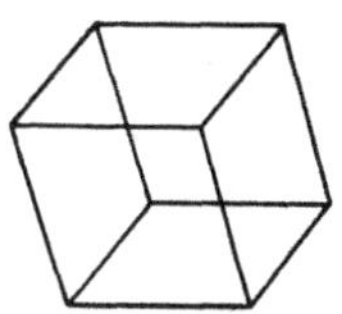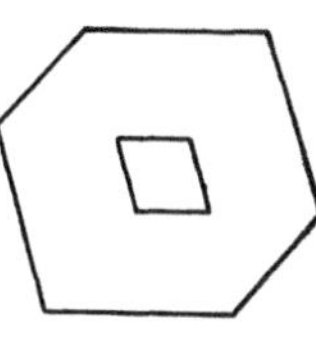

Abb. 100. Körperliches und flächenhaftes Sehen.

Die perspektivische Verzerrung besteht nicht in einer gleichmäßigen Veränderung aller Winkel, die nicht in der frontalparallelen Ebene liegen, sondern die Verzerrung erfolgt so, daß alle in die Tiefe erstreckten Parallelen sich bei Verlängerung in einem Punkte treffen („Zentralprojektion"). Das wird besonders deutlich in Abb. 99. Es ist charakteristisch für die starke Stabilität des räumlichen Eindruckes auf Grund von perspektivischer Verzerrung, daß bei Bildern von weniger stark in die Tiefe reichenden Objekten diese Konvergenz auch weggelassen werden kann und trotzdem die fast zwingende Tendenz weiterbesteht, die Zeichnungen körperlich zu sehen. So sind der Würfel in Abb. 100 a und die „Schröder

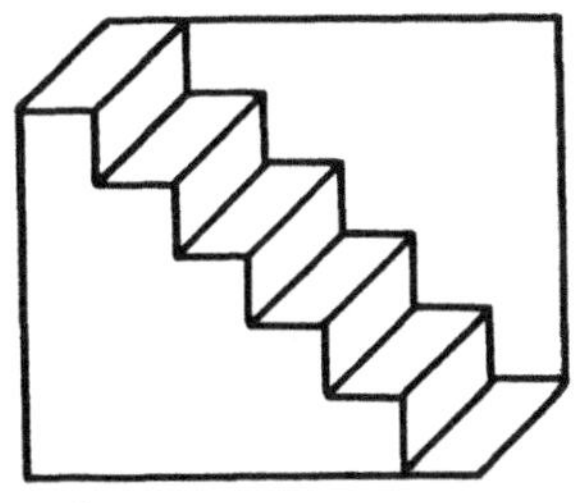

Abb. 101. Schrödersche Treppe.

sche Treppe" (Abb. 101) „axonometrisch" gezeichnet, d. h. die in die Tiefe gehenden parallelen Kanten stehen in der Zeichnung zwar schief, aber sie sind alle untereinander parallel gezeichnet, konvergieren also nicht nach einem gemeinsamen „Fluchtpunkt". Die Muster sind nicht streng, sondern nur angenähert perspektivisch richtig; dabei erweist sich der Spielraum für wirksame Imitation der Perspektive als nicht sehr eng, die Wahrnehmung ergreift auch weniger naheliegende Anlässe zu räumlichem Sehen bereitwilligst.

Ein Unterschied in der Beantwortung von zentralprojektivischer und axonometrischer Verzerrung besteht aber doch: Würfel, Treppe und Machsches Buch sind — insbesondere bei monokularer Betrachtung —

relativ sehr leicht „*invertierbar*", sie kippen leicht in ihr räumliches Gegenteil um, und beide Auffassungen sind relativ gleichwertig. Die

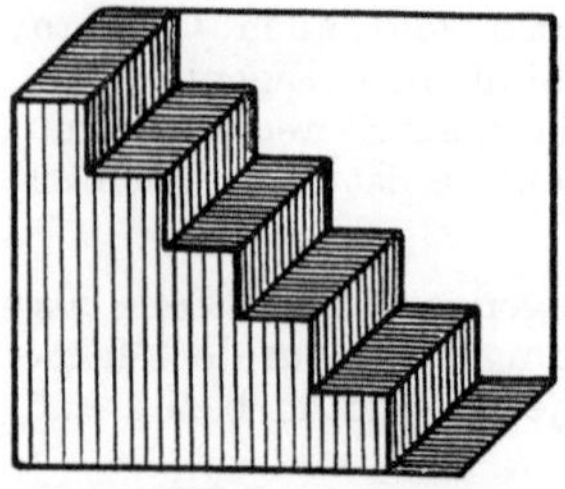

Abb. 102. Wirkung des Schattens.

Würfelzeichnung kann entweder als von (rechts) oben oder als von (links) unten betrachteter Würfel erscheinen, das SCHRÖDERsche Muster erscheint entweder als eine Treppe, die von rechts unten nach links oben führt und von rechts oben gesehen wird, oder als ein treppenförmiger Teil eines Simses, der, von links unten gesehen, rechts oben räumlich vorspringt.

Das Umkippenlassen der einzelnen Erlebnisweisen ineinander wird durch eine Reihe *innerer Kunstgriffe* sehr erleichtert. Sie ergeben sich aus der Regel, daß im allgemeinen das stärker Hervorgehobene, also z. B. Punkte, die fixiert werden, oder aber Strecken oder Flächen, die als einheitliche Ganze herausgefaßt werden, nach

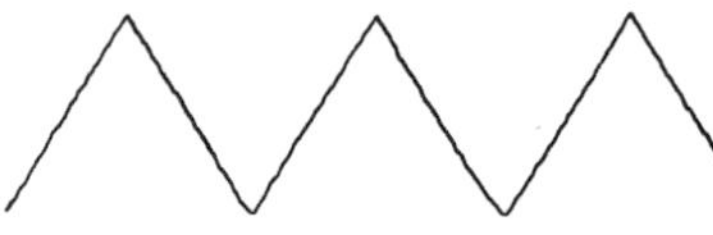

Abb. 103. Frontalparallele Bergkette.

vorne zu rücken tendieren. So wirkt z. B. ein Fixieren eines Punktes der rechten oberen Zackenlinie oder ein Beachten der rechten oberen freien Fläche der Treppenzeichnung im Sinne einer „Sims"-Auffassung.

Bei den perspektivisch ganz richtigen Zeichnungen, wie Abb. 97, 98 und 99, in denen die in die Tiefe gehenden Parallelen konvergieren, sind — im Gegensatz zur Mehrdeutigkeit der soeben besprochenen Muster — die oben genannten Deutungen (Rechteck, Reihe gleich hoher Berge, Gang) übergewichtig; zwar sind auch da umgekehrte Auffassungen möglich, doch sind diese bei weitem labiler.

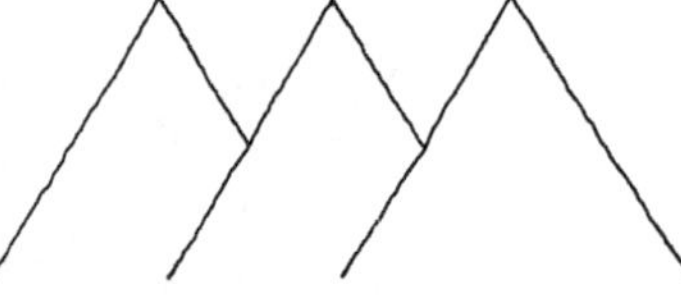

Abb. 104. Überschneidung.

Zur weiteren Demonstration dessen, daß es sich bei den genannten Auffassungsweisen wirklich um ein räumliches, d. h. ein phänomenal in die Tiefe erstrecktes Sehen handelt, versuche man noch, die Zeichnungen *als „sinnlose" flächenhafte Figuren zu sehen* („figurales Sehen", vgl. S. 92). Dies ist meist gar nicht leicht und gelingt, wenn überhaupt, oft nur für Augenblicke, was den zwingenden Charakter der perspektivischen Verzerrung deutlich werden läßt. Bei der SCHRÖDERschen Treppe versuche man etwa die Auffassung zu gewinnen, daß man eine Tischplatte von oben sehe, über deren

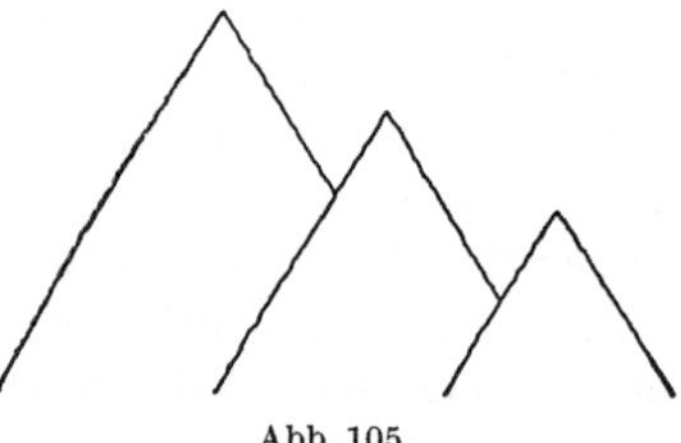

Abb. 105.
Überschneidung gegen Perspektive.

abgestumpfte Ecken diagonal ein zackiger Tischläufer gelegt ist, beim NECKERschen Würfel hilft das Herausfassen des mittleren Rhombus der

Zeichnung und das Bestreben, die verzerrten Rechtecke wirklich als
Parallelogramme zu sehen, oder auch die Auflösung der ganzen Zeichnung
in die verschiedenen Elementarflächen (Dreiecke, Trapeze). Abb. 100 b, in
der die radialen Verbindungsstrecken fortgelassen sind, läßt die wahren
Formen deutlich erkennen.

Beleuchtungsperspektive, Schatten, Überschneidung, Luftperspektive.
Außer der Querdisparation, der Konvergenz und der räumlichen Perspektive besitzt das Tiefensehen noch eine Reihe anderer, empirisch
fundierter Anhaltspunkte. Dazu gehört vor allem noch die Verteilung
des Lichtes — insbesondere wenn bestimmte, fest umrissene Lichtquellen
vorhanden sind, von denen ausgehend sich das Licht allmählich in der
Dunkelheit verliert, während die
näheren Objekte stärker beleuchtet
sind („Beleuchtungsperspektive"),
oder die von näheren auf fernere
Objekte Schatten werfen. Ferner
ist zu nennen die Überschneidung
tiefenverschiedener Objekte und die
wachsende Verschleierung der entfernteren Objekte — etwa einer

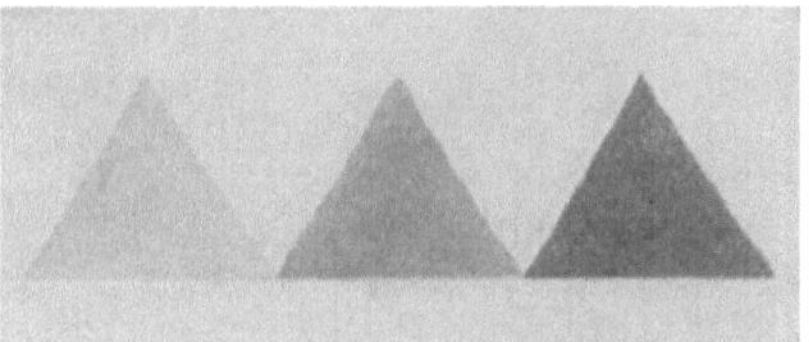

Abb. 106. Luftperspektive.

Landschaft — durch Luft. Diese „Luftperspektive" ist ein guter Ersatz
für die in größerer Entfernung unwirksam werdende Querdisparation.

Die Wirksamkeit der *Schatten* zeigt ein Muster der SCHRÖDERschen
Treppe mit eingezeichneten Schatten, die bewirken, daß die sonst im all-
gemeinen weniger naheliegende „Sims"-Auffassung über die „Treppen"-
Auffassung das Übergewicht erhält (Abb. 102).

Die Rolle der *Überschneidungen* zeigt Abb. 104. Während in Abb. 103
noch verschiedene Auffassungen der Tiefenlage der drei Berge gleich gut
möglich sind, erscheint in Abb. 104 eindeutig der rechte Berg vorne, der am
weitesten links stehende rückwärts.

In Abb. 105 wirken zwei Tiefenmotive, *Perspektive und Überschneidung,*
gegeneinander. Die letztere wirkt in dem Sinne, daß der linke Berg rückwärts
erscheint, während Perspektive allein das Umgekehrte nahelegen würde
(vgl. Abb. 98). Überschneidung kann sich hier umso eher durchsetzen, als
es in der Natur oft genug ferne hohe Berge gibt, die die näheren auch
projektivisch überragen.

Die Wirkung einer Farbverschleierung, ähnlich wie sie durch *Luftper-*
spektive hervorgerufen wird, zeigt Abb. 106. Das Verblassen der entfernteren
Objekte gegenüber den näherstehenden findet man auch in Abb. 93, S. 75.

3. Sehraum und Sehgröße.

Scheinbare Entfernung und Sehgröße. In Abb. 107 sind in das Muster
des Ganges (Abb. 99) drei Klötze eingezeichnet, von denen der rechte,
scheinbar am weitesten entfernte deutlich am größten, der linke, scheinbar am weitesten vorne befindliche am kleinsten erscheint. Objektiv sind

alle drei Klötze gleich groß gezeichnet, was man durch isolierende Einstellung und durch Nachmessen verifizieren lasse.

Man beachte auch, daß die in die Tiefe führenden Kanten der Quader zu divergieren scheinen, obwohl sie objektiv genau parallel gezeichnet sind.

Der Versuch zeigt, daß die phänomenale räumliche Gliederung einen großen Einfluß auf die Auswertung der Einzelreize ausübt. Obwohl eine wirkliche Tiefengliederung gar nicht vorliegt, sondern nur eine durch Perspektive vorgetäuschte, werden doch Reize von gleicher objektiver Ausdehnung in kraß verschiedener Größe erlebt. Die wichtige Tatsache, daß die scheinbaren Größenverhältnisse von Körpern keineswegs eindeutig durch die Größenverhältnisse der (Netzhaut-)Bilder vorbestimmt sind, sondern daß diese nach Maßgabe der die Entfernung anzeigenden Momente mit ganz verschiedenem Gewicht ausgewertet werden, wird uns noch ausführlicher beschäftigen.

Eine perspektivische Größenüberschätzung erfährt auch der schiefe Aufstrich des „Wegweisers" Abb. 96, S. 79.

Artmäßige Bekanntheit als Größenkriterium. Bei der Perspektive und den weiters genannten Tiefenkriterien sind es in erster Linie Erfahrungen allgemeiner Art, die für die Konstitution des Raumreliefs der jeweiligen Umgebung verwertet wurden. Abb. 108 (nach BENNETT) bringt ein Beispiel für die Wirk-

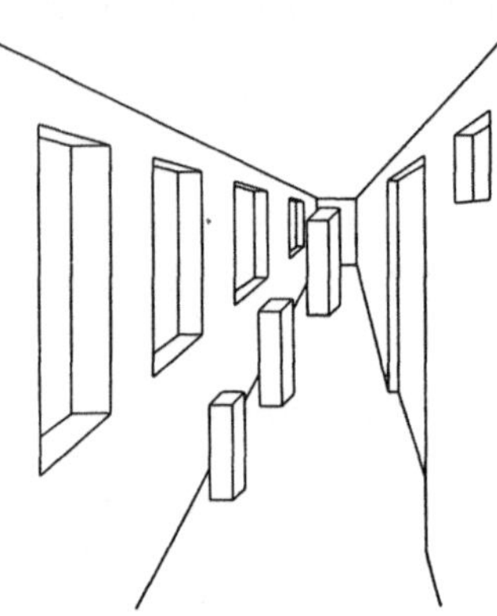

Abb. 107. Perspektivische Größentäuschung.

samkeit speziellerer Erfahrungsmomente. Man decke, noch bevor die Vpn die ganze Tafel zu Gesicht bekommen haben, die menschliche Figur auf der rechten Seite der Zeichnung ab und zeige ohne besondere Vorbemerkung den Rest. Der Fisch besitzt eine bestimmte Sehgröße (und scheinbare Entfernung), die man dann eventuell auch quantitativ abschätzen lassen kann (wobei aber ein allzu analytischer Vergleich mit der Hand vermieden werden soll; man schätze mehr den Fisch selbst, wie er in der gegebenen Umgebung an sich erscheint). Sodann entferne man die Zeichnung wieder, verdecke die Hand und zeige die Kombination Fisch und Mensch. Der Fisch erscheint nun neben dem klein gezeichneten Menschen bedeutend größer (und weiter entfernt). Man lasse wieder schätzen. Man kann dann eventuell auch noch ermitteln, ob Sehgröße (und Entfernung) sich tatsächlich angenähert so verändert haben, wie es dem veränderten Bezugsmaßstab entspricht. Man zeige dann die Zeichnungen nochmals als ganze vor und lasse die beiden Auffassungen durch Beachtungsumstellung verwirklichen.

In diesem Versuch konstituiert sich die Sehgröße (und die scheinbare

Entfernung) nach Maßgabe der projektivischen Größe (Bildgröße) einiger in ihrer Körpergröße hinlänglich genau aus der Erfahrung bekannter Gegenstände, nämlich Hand und menschliche Figur. Ein Fisch ist in seiner Größe weit weniger eindeutig bestimmt; es gibt Fische sowohl von der Größe einer Hand als auch von der Größe eines Menschen.

Es war davon die Rede, daß Tiefeneindrücke auf gewissen, als Tiefenanzeichen verwerteten Eigentümlichkeiten der Reizkonfiguration (wie Querdisparation, perspektivische Verzerrung usw.) beruhten und von diesen wiederum die Sehgrößen modifiziert würden. Aber bei unbefangener Beschreibung des im Erlebnis wirklich Vorgefundenen stellt sich heraus, daß von diesen Vorgängen nichts zu bemerken ist: vielmehr *gehen die Tiefenkriterien in ihrer funktionalen Vermittlerrolle unter.* Das Raumrelief und die Sehgrößen treten schon gleich beim Öffnen der Augen phänomenal unmittelbar, d. h. ohne daß wir ihre Entstehung verfolgen könnten, vor

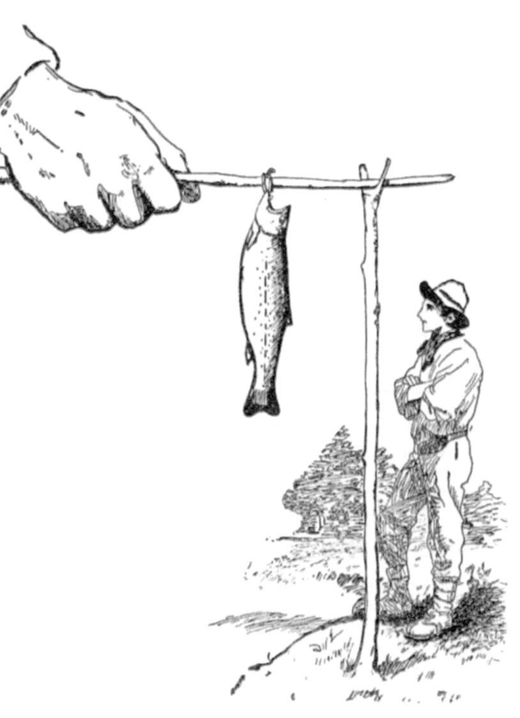

Abb. 108. Artmäßige Bekanntheit als Größenkriterium.

unser Auge. Die ganze Verarbeitung, die in diesen Eindrücken funktional niedergeschlagen sein muß, erfolgt also vor Erreichung der Bewußtseinsebene in großer Schnelligkeit, ungefähr so, wie das auch für die Aktualgenese der gestaltlichen Organisation des Gesichtsfeldes gilt (vgl. S. 68 ff.).

Daß diese Verarbeitung auch nicht ganz die kritische Höhe des intelligenten, diskursiven Denkens erreicht hat, sondern von diesem weitgehend unbeeinflußbar auf der Stufe eines *relativ primitiven, stereotypen* Funktionierens stehengeblieben ist, zeigt sich in dem prompten „Hereinfallen" der Wahrnehmung auf perspektivische Zeichnungen, auf das Stereoskop usw., wo ebene Bilder durch räumliche Eindrücke beantwortet werden. Vgl. dazu S. 80 f. und S. 95.

Ausgezeichnete Lagen und Richtungen im Gesichtsfeld. Es besteht eine Tendenz, *das Obere gegenüber dem Unteren zu überschätzen.* Die oberen und unteren Hälften von Druckbuchstaben, die bei gewöhnlicher Betrachtung ungefähr gleich groß (oder doch ausgeglichen) erscheinen, zeigen bei umgekehrter Lage eine deutliche Verschiedenheit im geschilderten Sinne (Abb. 109). In ähnlicher Weise ließe sich auch zeigen, daß Seitliches gegenüber dem in der Mitte des Gesichtsfeldes Liegenden überschätzt wird.

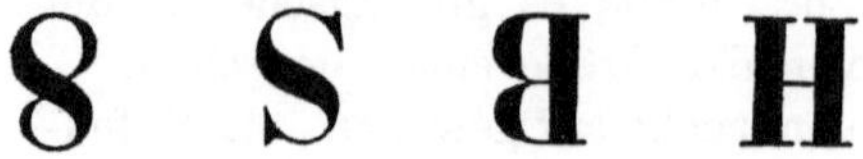

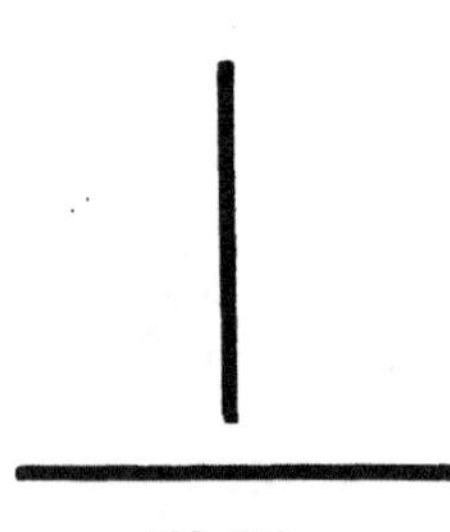

Abb. 109. Oben und unten.

In Abb. 110 erscheint nach KLEMM bei kurzdauernder Darbietung die lotrechte Strecke ungefähr gleich lang wie die waagrechte, obwohl sie in Wirklichkeit um ein Fünftel kleiner ist. Auch diese *Überschätzung der Vertikalen* ist eine allgemeine Erscheinung. Die Höhe von Häusern (15 bis 25 m) wird im Vergleich zu gleich langen Strecken auf dem Erdboden meist überschätzt; Quadrate erscheinen leicht als etwas überhöhte Rechtecke.

Man kann in dieser Inhomogenität der Richtungen eine *Vermengung des optischen Raumes mit dem funktionalen*, kinästhetischen sehen: die Überschätzung erfolgt nach ALLESCH, weil sich unwillkürlich der Gesichtspunkt der schwereren motorischen Bewältigung (Leitern- oder Stiegensteigen) in die Anschauung einschleicht.

Abb. 110.
Lotrecht und waagrecht.

4. Größenkonstanz im Entfernungswechsel.

Die Tiefenkriterien dienen, wie schon Abschn. 3 erkennen ließ, nicht allein der Konstituierung eines dreidimensional gegliederten Sehraumes. Ebenso wichtig wie die klare Überschaubarkeit des Entfernungsreliefs, wenn nicht in gewisser Beziehung noch wichtiger, ist das richtige Erkennen der Größen der hantierbaren körperlichen Dinge. Die Abbildungen der Körper auf der Netzhaut ändern sich sehr stark — nämlich proportional — mit ihrer Entfernung von uns. Sollen trotzdem die Dinggrößen stets richtig wahrgenommen werden, so muß sich die Wahrnehmung vom Wechsel der Entfernung unabhängig machen, sie muß die Entfernungsunterschiede eliminieren.

Vorführung der Größenkonstanz. Es soll nun ein Versuch durchgeführt werden, der zeigen soll, ob und in welcher Reinheit der Wahrnehmungsfunktion die „Berücksichtigung" der Entfernung gelingt. Es wird ein unwissentlicher Versuch mit nur einer Vp so durchgeführt, daß der ganze Versuchsverlauf und auch die Richtigkeit der Lösung von sämtlichen Teilnehmern unmittelbar beobachtet und kontrolliert werden kann.

Versuchsanordnung. Die Vp nimmt an einem Ende eines länglichen, zu den Sitzreihen parallel aufgestellten Tisches in bequemer Stellung Platz. Ihre Augen befinden sich in der normalen Höhe von 20 bis 30 cm über der Querkante des Tisches. In zwei verschiedenen Entfernungen werden sym-

metrisch zur Medianebene (Symmetrieebene) des Beobachters und so stark
seitlich, daß sie sich für ihn nicht überdecken, zwei Objekte aufgestellt, von
denen das rückwärtige seiner Größe nach verändert werden kann.

Als Objekte wählt man wegen der körperlichen Wirkung am besten Würfel,
die in einer auffallenden Farbe von mittlerer Helligkeit (am besten rot) ge-
strichen sind, oder aber quadratische oder kreisrunde Scheiben. Bei Stäben
müßte mit der Höhe auch die Breite mitvariiert werden, da diese sonst einen
allzu einfachen Anhaltspunkt geben könnte.

Eine kontinuierliche Variation des Vergleichsobjektes ermöglicht der
Dreieck-Größenvariator von RUPP. Ein gleichschenkliges Dreieck kann mit
Hilfe einer Schiebervorrichtung verschieden stark über die dem Beobachter
abgekehrte, entferntere Querkante des Tisches hinausgeschoben werden,

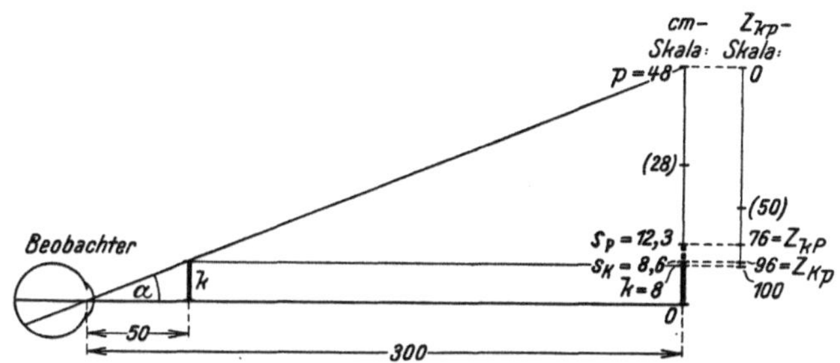

Abb. 111. Körpergröße, Projektionswert, Größenkonstanz.

ohne daß dadurch seine Form geändert würde. Die Höhe des vorstehenden
Stückes ist an einer Teilung auf der Rückseite abzulesen. Auch als vorderes
Objekt muß dann ein Dreieck verwendet werden.

Intentionspole: Körpergröße und Projektionswert. Die Höhe des nicht-
variablen vorderen Objektes, des sog. „Hauptobjektes", werde etwa mit
8 cm angesetzt, seine Entfernung vom Beobachter mit 50 cm, während
die Objekte der Vergleichsreihe 3 m entfernt seien. Erscheint der Vp
unter den verschiedenen, der Reihe nach rückwärts aufgestellten „Vergleichsobjekten" das dem vorderen *objektiv körpergleiche Objekt k*, also
für unser Beispiel das von der Kantenlänge 8 cm, auch scheinbar gleich,
so war die Größenkonstanz ideal, gleichsam 100%ig verwirklicht. Wir
können dafür auch sagen, die Gegenstandsart „Körpergröße" wurde von
der Wahrnehmungsfunktion „*intentional vollständig erreicht*".

Neben diesem Vergleichsobjekt ist aber auch noch ein anderes besonders ausgezeichnet. Fragen wir nämlich nicht nach der gleichen
Körpergröße, sondern nach dem gleichen Netzhautbildwert in der gegebenen Entfernungskonstellation, so erhalten wir das Vergleichsobjekt
48 cm als *objektiven projektivischen Gleichwert p*. Denn die Entfernung des
rückwärtigen Objektes beträgt ja in unserem Beispiel das Sechsfache der
Entfernung des vorderen; das Objekt muß daher sechsmal so groß gewählt
werden, um wieder die gleiche Projektionsgröße zu besitzen, d. h. sich
unter dem gleichen Gesichtswinkel α abzubilden (vgl. Abb. 111). Gibt

die Vp bei 48 cm ein Gleichheitsurteil ab, so hat sie nicht einmal Ansätze zu einer Größenkonstanz in der Wahrnehmung bewiesen, sondern sie hat rein projektivisch wahrgenommen. Der Grad der Größenkonstanz war in diesem Falle gleich Null.

Sowohl 8 cm als auch 48 cm sind reine Lösungen, aber die beiden Werte sind jeder in einer anderen Hinsicht gegenständlich richtig: 8 cm dann, wenn die Intention des Vergleichens auf die Dinggröße selbst gerichtet ist, 48 cm dann, wenn sie auf ein Erfassen ihrer augenblicklichen projektivischen Größenverhältnisse gerichtet ist. Wir können darum die objektiven Gleichwerte (des Hauptobjektes auf der Skala der Vergleichsobjekte) hinsichtlich der in diesem Versuch anwendbaren Vergleichsgesichtspunkte, k und p (8 cm und 48 cm), auch als die beiden „*Intentionspole*" des Versuches bezeichnen. Liegt der *scheinbare Gleichwert s* weder bei 8 noch bei 48 cm, sondern etwa bei 10 cm, so haben wir eine eigenartige Zwischenlösung vor uns, eine bloß mehr oder weniger „*angenäherte*" *Größenkonstanz*. Diese erweist sich nämlich als durch die Kleinheit des Projektionsbildes des rückwärtigen Objektes merklich gestört.

Grad der Konstanz. Um die relative Güte des Dingvergleiches im Verhältnis zur projektivischen Verkleinerung möglichst übersichtlich quantitativ ausdrücken zu können, führen wir eine eigene Skala ein, die bei p mit 0 beginnt und bei k den Wert 100 erreicht (Abb. 111). Die Vergleichsobjekte werden innerhalb dieser Spanne am besten in scheinbar gleich erscheinenden, „äquidistanten" Schritten gestuft, was bekanntlich dann der Fall ist, wenn die Reizwerte ungefähr eine *geometrische* Reihe bilden (vgl. S. 25). Der Quotient für eine von $a_0 = 48$ bis $a_{100} = 8$ reichende 100schrittige geometrische Reihe beträgt $q = 1,01807$. Die Gliednummern dieser Reihe geben dann direkt den „prozentuellen" Grad der Größenkonstanz an. Wir nennen sie Z_{kp}-Werte, wobei der erste Index den mit 100 zusammenfallenden Pol k, der zweite den Nullpol p angibt. Die geometrische Stufung der Z-Skala äußert sich darin, daß ihre Mitte (50) gegenüber der arithmetischen Mitte des in Rede stehenden Bereiches (auf der Zentimeterskala 28) deutlich nach unten verschoben ist. Die Z-Skala ist also für kleinere Objekte dichter, feiner. Kleinen Abweichungen vom Intentionspol 8 wird dadurch — entsprechend dem WEBERschen Gesetz — größeres Gewicht erteilt als kleinen Abweichungen vom Intentionspol 48.

Da die 100teilige Stufung für unsere Zwecke zu fein wäre, stellen wir, selbst in der Nähe des k-Pols, bloß jedes vierte Glied her; bei den größeren Objekten genügt sogar eine noch gröbere Reihe. Da es leicht vorkommen kann, daß die Entfernung auch überstark in Rechnung gestellt wird, also etwa schon bei einem $7^1/_2$ cm-Objekt „gleich" geurteilt wird, muß die Reihe der Vergleichsobjekte in dieser Richtung etwas über den Pol hinaus verlängert werden. Wir erhalten dann folgende Reihe von Vergleichsobjekten mit folgenden Ordnungsnummern Z_{kp}:

Die Abweichungen des s-Wertes von k sind oft nur geringfügig, daher empfiehlt es sich, eventuell auch noch 8,3 cm (98), 8,9 (94) und 7,7 (102) zu interpolieren.

Einstellung auf Dingvergleich. Nachdem die Vp ihren Platz eingenommen hat, wird das vordere Objekt aufgestellt. Es wird ihr mitgeteilt, daß rückwärts andere Objekte gezeigt werden würden, von denen jeweils anzugeben ist, ob sie in naiver, unreflektierter Betrachtung ihrer körperlichen Ausdehnung nach größer, gleich oder kleiner erscheinen als das Hauptobjekt. Es ist besonders darauf aufmerksam zu machen, daß jede Art von Objektentgleisung (vgl. S. 6) oder allzu analytischer Einstellung zu vermeiden sei, ferner auch, daß es sich um einen Vergleich der beiden Würfel (bzw. Scheiben usw.) als greifbare und meßbare Dinge handelt. Eine knappe Formulierung ist: „Von welchem Objekt scheint es bei flüchtiger Betrachtung, daß eine Messung die größere Länge ergeben würde?"

Man beginnt die Versuchsreihe mit der objektiv richtigen Lösung, also in unserem Falle 8 cm, und variiert dann je nach dem abgegebenen Urteil nach aufwärts bzw. abwärts, eventuell auch in bunter Reihe und jedenfalls beiderseits bis zu völliger Sicherheit des Urteils („viel größer" bzw. „viel kleiner"). Die Urteile werden, für die Vp unsichtbar, in einer Tabelle wie der obigen öffentlich so protokolliert, daß die übrigen Teilnehmer Richtung und Größe der Fehler auch zahlenmäßig genau verfolgen können.

Es wird dann derselbe Versuch in *intentionaler Einstellung auf projektivisches Sehen* wiederholt. Die dabei einzunehmende Haltung wird am besten durch Hinweis auf die Verhältnisse beim Zeichnen oder Malen veranschaulicht. Während man früher die Dinge selbst zu vergleichen gehabt hätte, solle man nun angeben, welches der beiden jeweils dargebotenen Objekte unmittelbar wahrnehmungsmäßig den Anschein erwecke, daß es bei perspektivisch richtiger zeichnerischer Wiedergabe größer bzw. kleiner gezeichnet werden müßte.

Man kann, falls man den Eindruck hat, daß die für Laien oft nicht ganz leicht verständliche Instruktion unklar geblieben war, auch fragen, von welchem Objekt es scheine, daß es sich auf einer photographischen Aufnahme vom Standort der Vp aus größer oder kleiner abbilden würde. Die von Zeichnern manchmal verwendeten Kunstgriffe sind jedoch verboten. Weder dürfe man durch das somatische Mittel des Unscharfmachens des Blickes das projektivische Sehen unterstützen, noch auch durch das äußere Mittel des Abzirkelns mit Hilfe eines vor die Augen gehaltenen Bleistiftes u. dgl. Die Umstellung auf den gegenständlich veränderten Vergleichsgesichtspunkt solle vielmehr ausschließlich durch das innere Mittel einer bestimmten Art von

Tabelle 2.
Größenkonstanz.

Reihe der Vergleichsobjekte cm	Grad der Größenkonstanz Z_{kp}
p 48,0	0
38,7	12
31,2	24
25,2	36
20,3	48
16,4	60
15,3	64
14,2	68
13,2	72
12,3	76
11,5	80
10,7	84
9,9	88
9,2	92
8,6	96
k 8,0	100
7,45	104
6,92	108
6,45	112

analytischer Einstellung erfolgen. Man solle auch wiederum durchaus in der Anschauung bleiben und Wissen und Denken völlig ausschalten. Die scheinbaren Größenverhältnisse sollen sich durch ein richtiges „Neusehen" der ganzen Situation gegenüber dem früheren Versuch verändern.

Wenn es die Zeit gestattet, so schalte man zwischen dem ersten und dem zweiten Versuch und nach Abschluß des letzteren noch je einen analogen Versuch mit *einäugiger Betrachtung* der Situation ein.

Der scheinbare Gleichwert ergibt sich, wie auf S. 56 ausgeführt, jeweils als Mitte der Unsicherheitszone. Je nach der Intention auf Dingvergleich oder auf projektivisches Sehen wollen wir noch einen s_K- und einen s_P-, und entsprechend einen Z_{Kp}- und einen Z_{kP}-Wert unterscheiden. Im typischen Fall wird Z_{Kp} etwa bei 95 bis 100 (ungefähr $= 8^1/_2$ cm) liegen. In Abb. 111 wurde er darum als mit dem Objekt 8,6 cm zusammenfallend angesetzt. Obwohl für die Z_{kP} die interindividuelle Variabilität größer ist, werden wir doch kaum sehr fehlgehen, wenn wir diesen Wert unter der Voraussetzung der oben angegebenen Versuchssituation bei etwa 70 bis 80 (s_P um 12 cm herum) erwarten. In Abb. 111 ließen wir ihn mit dem Objekt 12,3 cm zusammenfallen.

Haben wir in unserem Versuch die oben genannten Ergebnisse erhalten, so hat sich die *Größenkonstanz als sehr hoch* und — wenigstens bei nicht besonders Vorgeübten — auch *durch entgegengesetzte Einstellung nur relativ wenig beeinträchtigt* erwiesen. Die Konstituierung der Eindrücke erfolgt dabei, wie auch beim Tiefensehen, automatisch (vgl. S. 73); ins Bewußtsein tritt erst die fertige entfernungsunabhängige Sehdinggröße, während die projektivischen Verhältnisse (und auch die Tiefenkriterien) als solche nicht repräsentiert sind.

Rechnerische Bestimmung des Konstanzgrades. Hätte man den Übergang zu den Z-Werten nicht schon durch die besonders gewählte Stufung und Benennung der Vergleichsobjekte vorbereitet, so hätte man rechnerisch den Abstand des Wertes s von dem Nullpol p der Skala, d. i. $p-s$, zu dividieren durch ein Hundertstel (ein Prozent) der Länge der gesamten „Intentionsspanne" von k bis p, d. i. $p-k$. Der Quotient verändert seinen Wert nicht, wenn wir Zähler und Nenner mit negativen Vorzeichen nehmen. Wir kommen so zur *Konstanzformel*

$$Z_{kp} = 100 \, \frac{s-p}{k-p}.$$

Handelt es sich bei den drei Werten der rechten Seite um Ordnungsnummern einer äquidistant (geometrisch) gestuften Reihe, so sind diese unverändert einzusetzen. Bei gewöhnlichen absoluten Angaben aber hat man zur Erzielung einer richtig proportionierten Abstufung deren Logarithmen zu nehmen, also log s an Stelle des in Zentimeter ausgedrückten s und ebenso log p und log k.

Genau genommen müßte bei intentionaler Einstellung auf projektivisches Sehen die ganze Z-Skala umgekehrt werden, so daß nunmehr wieder der intendierte Pol, diesmal p, mit 100 zusammenfällt, während $k = 0$ wird. Dies wird durch Subtraktion der Z_{kp}-Werte von 100 erreicht. Wäre z. B. $Z_{kP} = 76$, so ist der die „Projektionswertekonstanz im Wechsel der Körpergröße" angebende Wert $Z_{Pk} = 24$.

Das genannte Konstanzmaß kann auf allen Gebieten der Dingkonstanz Anwendung finden (vgl. S. 92, 97 f., 100, 103—106, 144 f.). Zur Theorie vgl. E. BRUNSWIK, Wahrnehmung und Gegenstandswelt, S. 48 ff. u. a,, ferner Archiv für die ges. Psychol. **88**, 1933.

Übergang zu einäugigem Sehen. Es wird dadurch die Größenkonstanz meist nur unerheblich beeinträchtigt, dagegen das projektivische Sehen beträchtlich gefördert. Das erstere beweist uns, daß die Größenkonstanz — ebenso wie auch das Tiefensehen — keineswegs ausschließlich durch das Tiefenkriterium der Querdisparation getragen ist, sondern unter gewöhnlichen Umständen auch durch die anderen Tiefenkriterien (vgl. S. 79 ff.) hinlänglich konstituiert werden kann.

Duplizitätsprinzip. Wichtig für jede Art der Dingkonstanz ist nur, daß außer den direkten Projektionswirkungen der Dinge auf der Netzhaut auch noch überhaupt „Umstandskriterien" vorhanden sind (Duplizitätsprinzip von BÜHLER). Nur durch die Mitverwertung der letzteren ist es möglich, daß *trotz der Inkonstanz der Dingprojektionen auf der Sinnesfläche* — also gleichsam über die Schicht der eigentlichen „*Reize*", wie sie den Körper treffen, hinweg — doch eine konstante Kopplung zwischen Dingeigenschaft und Eindruck (Reaktion) zustande kommt.

Wahrnehmungsbedingung für projektivisch richtiges Sehen. Man stelle nun in 3 m Entfernung den objektiven projektivischen Gleichwert, d. h. das Vergleichsobjekt von der Größe 48 cm auf und lasse die Vp sich so zur Ebene des Tisches hinunterneigen, daß Hauptobjekt und Vergleichsobjekt angenähert zur Deckung kommen. Erst unter diesen besonderen Bedingungen — sie sind denen bei der *Messung* ähnlich — kann die projektivische Gleichheit der beiden Objekte zu anschaulicher Evidenz gebracht werden. Diese Evidenz verschwindet sofort wieder weitgehend, wenn die alte Stellung wieder eingenommen wird: selbst anschauliche Wissentlichkeit vermag das projektivische Sehen nicht zu halten, wenn die aktuellen Wahrnehmungsbedingungen dafür nicht mehr genügend günstig sind. Obwohl man zunächst glauben sollte, daß das projektivische Sehen etwas besonders Elementares und Leichtes sein müsse (wären doch bloß die retinalen Reizverhältnisse wiederzugeben), erweist sich doch das funktional viel komplexere größenkonstante Sehen als das phänomenal unmittelbar Gegebene und fest in den Funktionsgewohnheiten der Wahrnehmung Verankerte.

Man erinnere nun noch an Beispiele aus dem täglichen Leben und lasse eventuell die Vpn einzelne Beobachtungen durchführen. Ein Erwachsener, der zur Türe eines Zimmers von normaler Größe hereintritt, bildet sich, vom Fenster aus betrachtet, auf der Netzhaut nicht größer ab als der in normaler Leseentfernung (25 cm) vor das Auge gehaltene Mittelfinger. Auch dies kann nur schwerlich anders wirklich anschaulich „gesehen" werden als dadurch, daß man Finger und Person zur Deckung bringt. Aus 200 m Entfernung bildet sich ein Mensch nur mehr so groß im Auge ab wie ein normal betrachteter Schreibmaschinenbuchstabe.

Entwicklung der Dingkonstanz. Die Größenkonstanz ist, wie jede Art von „Dingkonstanz", biologisch sehr wichtig. Ohne ein Erhaltenbleiben der phänomenalen Dingeigenschaften unter den wechselnden Umständen könnten wir die Dinge nicht wiedererkennen, ja es könnte sich eine geordnete „Welt" von „Dingen" nicht einmal konstituieren. Dingkonstanz gibt es schon bei Tieren und Kindern. Beim Menschen erreicht sie ihren höchsten Grad zwischen 10 und 15 Jahren, um dann für gewöhnlich von der „analogen", d. h. den gleichen Dienst leistenden Funktion der diskursiv-unanschaulichen Gegenstandsermittlung (auf Messung gestütztes Denken, Mitteilen und Wissen) überbaut zu werden.

Gestaltkonstanz im Wechsel der räumlichen Lage. Erfahren die Projektionen der Dinge bei größerer Entfernung eine Verkleinerung, so erleiden sie bei Herausdrehen aus der frontalparallelen Ebene eine Verzerrung ihrer Form (vgl. dazu oben S. 79). Wie weit auch diese Verzerrungen in der alltäglichen Wahrnehmung automatisch wieder gutgemacht werden, kann man in einfacher Weise dadurch feststellen, daß man eine nicht allzu stark vom Kreis abweichende Ellipse um den kürzeren Durchmesser aus der frontalparallelen Ebene allmählich herausdreht und den Winkel bestimmt, bei dem sie als Kreis erscheint. Das wird gewöhnlich bei einer Stellung der Fall sein, in der sie sich auf der Netzhaut schon beträchtlich schmäler abbildet als ein Kreis. Auch dieser Versuch kann sowohl in Einstellung auf die Ellipse als körperliches Ding (Pappscheibe) als auch in der „malerischen" Einstellung auf projektivisches Sehen durchgeführt werden.

In letzterem Falle wird man — wie auch in den entsprechenden Versuchen mit Entfernungswechsel — finden, daß die Objekte dazu neigen, ein aufgelockert-flächenhaftes, wesenlos-unbestimmtes Aussehen anzunehmen. Wir unterscheiden diese Erscheinungsweise der Formen als „*figurale Auffassung*" vom eigentlich „*dinghaften*" Sehen (vgl. dazu den folgenden Abschnitt über Farbensehen).

Man wird in der Regel finden, daß bei Verwendung von Ellipsen (also unter Ausschaltung der Rechtecksperspektive) der Grad der Gestaltkonstanz nicht so vollkommen ist, wie es der der Größenkonstanz unter unseren Bedingungen war, ferner daß der Übergang zu monokularem Sehen die Gestaltkonstanz stärker beeinträchtigt. Das kann dadurch verständlich gemacht werden, daß das Inrechnungstellen relativ feiner Tiefenunterschiede (nämlich der zwischen vorderstem und rückwärtigstem Teil der gedrehten Ellipse) nötig ist.

Ein weiteres Analogon zur Größenkonstanz ist die phänomenale *Lautheitskonstanz* einer Schallquelle im Wechsel der Entfernung, die ebenfalls beträchtliche Werte erreichen kann.

5. Die Erscheinungsweisen der Farben. Farbenkonstanz.

Erscheinungsweisen der Farben. Man lasse eine graue Farbenkreiselscheibe zuerst in Ruhe und dann in Rotation betrachten. Die ruhende

Scheibe zeigt einen bestimmten Oberflächencharakter (eine bestimmte Körnung, Flecken und Unreinheiten), erscheint (daher) dinghaft und ist in der Tiefendimension scharf lokalisierbar; die bewegte ist völlig homogen (unstrukturiert), aufgelockert, ihrer Dinghaftigkeit bis zu einem gewissen Grade entkleidet, gleichsam substanzlos und in ihrer Tiefenlage relativ unscharf bestimmt; wir können mit dem Blick gleichsam in sie eindringen.

Wir haben es mit zwei verschiedenen „Erscheinungsweisen" ein und derselben (im grundlegenden System des Farboktaeders identischen) Farbe zu tun. Die dinghafte, scharf lokalisierte Farbe nennen wir „*Oberflächenfarbe*", die aufgelockerte, unscharf lokalisierte „*Verdichtungsflächenfarbe*" oder kurz auch „Flächenfarbe".

Besser als auf dem Farbenkreisel können die Verdichtungsflächenfarben noch unter Verwendung des „*Reduktionsschirms*" beobachtet werden. Dies ist ein dunkler Schirm oder ein Kartonstückchen mit einer kreisförmigen Öffnung, der so aufgestellt wird, daß durch das „Reduktionsloch" keine groben Inhomogenitäten sichtbar werden. Gelegentlich scheint die Farbe in der Ebene der Öffnung zu liegen; ein anderes Mal haben wir den Eindruck, mit dem Blick in Farbe einzudringen und in ihr steckenzubleiben. Auch das Blau des Himmels erscheint so.

Eine dritte Erscheinungsweise ist die der *Raumfarbe*. Sie liegt dann vor, wenn wir phänomenal in die „Farbsubstanz" nicht bloß eindringen, sondern durch sie als ein räumliches Medium hindurchdringen können. In dieser Weise erscheint das Wasser eines Sees, durch das hindurch wir den Grund schimmern sehen, oder farbige Flüssigkeiten, wie ein Glas Wein u. dgl. m.

Andere Erscheinungsweisen sind das *Leuchten*, das *Glühen*, der *Glanz* (vgl. S. 77), der *Schatten*.

Dingfarbe und Schatten. An der Tafel wird ein größeres, glattes, weißes Papierblatt angeheftet. Auf dem Tische davor steht eine gegen die Zuschauer hin abgeblendete Lichtquelle. Der Raum ist im übrigen normal erleuchtet. Etwa 30 bis 40 cm vor der Ebene der Tafel sind zwei kongruente Vielecke (etwa unregelmäßige Fünfecke) an möglichst dünnen und unsichtbaren Fäden parallel zur Tafelebene aufgehängt. Die ganze Anordnung soll symmetrisch sein, so daß die beiden mäßig tiefen Schatten, die auf den weißen Karton fallen, gleich ausgeprägt sind. Ferner sollen die Schatten für keinen der Beobachter durch die aufgehängten Kartonstücke oder durch die Fäden verdeckt bzw. geschnitten sein. Nach Einschaltung der Lichtquelle erscheinen zwei gleich aussehende Schatten auf dem Hintergrund. Der eine von ihnen wird nun, am besten mit Hilfe eines starken blauen Bleistiftes, vor den Augen der Teilnehmer vollständig umrahmt, wobei darauf zu achten ist, daß der Strich genau mit der Schattenkontur zusammenfällt (HERINGsche Umzeichnungsmethode).

Es tritt dadurch eine merkwürdige Veränderung der Erscheinungsweise auf, die von den Teilnehmern zu beschreiben ist.

Der unter natürlichen Verhältnissen belassene Schatten scheint wie ein dünnes, wesenloses Häutchen aus Dunkelheit dem weißen Papier nur aufzuliegen. Das Papier „darunter“ ist in seiner phänomenalen Eigenfarbe nur wenig betroffen: es erscheint weiter als ein — allerdings beschattetes — Weiß. Wir sagen in solchen Fällen, es bestehe „*Farbenkonstanz im Beleuchtungswechsel*“. Der Unterschied gegenüber der auf S. 26f. besprochenen einfachen Adaptation liegt darin, daß dort die Gesamtbeleuchtung variierte und dabei die Sehdinge innerhalb gewisser Grenzen ihre Farbe beibehielten, während hier die Wirkung einer *Sonderbeleuchtung einzelner Teile* des Gesichtsfeldes eliminiert wurde.

Demgegenüber scheint innerhalb des umrahmten Bezirkes das Papier selbst in seiner Farbe verändert zu sein. Die Dunkelheit gehört nun der Oberfläche selbst an, etwa wie wenn diese mit Tuschelösung angelegt oder wie wenn ein Papier von dunklerer Färbung aufgeklebt wäre. Dafür scheint der Fleck (angenähert) unter der gleichen Beleuchtung zu stehen wie die Umgebung.

Die objektiv in beiden Fällen gleich intensive Abschwächung des Reizes wird also in ungleicher Weise ausgewertet, erhält verschiedenen „Bildwert“. Wohl erscheinen beide Bezirke in geringerer Intensität, aber diese wird einmal der *Beleuchtung* und nur ihr (bzw. vornehmlich ihr) und das andere Mal der *Körperoberfläche* zugeschrieben.

Helligkeit und Weißlichkeit. Wenn die Gefahr einer Verwechslung besteht, bezeichnet man phänomenale Abstufungen der Dingfarbe mit dem Gegensatzpaar „weißlich—schwärzlich“, während „hell—dunkel“ den Eindrücken über Beleuchtung vorbehalten bleibt. Der scheinbar beschattete Bereich unseres Versuches ist dann dunkles Weißlich, der umrahmte, scheinbar nicht beschattete ist helles Schwärzlich. Ebenso wäre ein Kohlenstückchen in der Sonne schwarz aber hell, ein Kreidestückchen im tiefen Schatten weiß aber dunkel.

Es wird nun von unten her zwischen Lichtquelle und Projektionshintergrund eine größere Kartonscheibe geschoben, die den ganzen oder fast den ganzen Hintergrund auf einmal überschattet. Während dieses Vorganges ist die Erscheinungsweise der beiden Bereiche herabgesetzter Intensität zu beachten. Es zeigt sich beim umrahmten Bezirk eine deutliche Aufweißung, während der nicht umrahmte Schatten phänomenal relativ nur wenig bzw. nur „unwesentlich“ verändert wird. Das rührt daher, daß der farbige Oberflächencharakter des nicht umrahmten beschatteten Bezirkes auch schon vorher kaum anders war als der des beschatteten, während der umrahmte Teil in viel wesentlicherer Weise von der Intensitätsherabsetzung betroffen war. Erst jetzt hat sich für die Wahrnehmung herausgestellt, daß der gesehene Fleck in Wahrheit nur ein Schatten war.

Nachdem man den größeren schattenwerfenden Körper wieder entfernt hat und die früheren Verhältnisse wiederhergestellt sind, bewegt man das den umrahmten Bereich beschattende Papierstückchen ein wenig aus seiner Lage. Strichkontur und Schattenkontur verschieben sich dadurch gegeneinander, worauf sogleich der Eindruck des dinghaften Fleckes wieder in den eines bloßen Schattens umschlägt.

Eine Erklärung der Versuchsergebnisse ist darin zu suchen, daß für die Auswertung eines Reizes in der Wahrnehmung die *Konturverhältnisse wesentlich mitbestimmend* sind. Besitzt eine Stelle von herabgesetzter Intensität eine Kontur, wie sie gewöhnlich nur einem Schatten zukommt, so wird sie eben als Schatten gesehen. Besitzt hingegen der betreffende Bezirk eine Kontur, wie sie gewöhnlich nur einem wirklichen dinghaften Fleck zukommt, so erscheint er als Fleck.

Die Charakteristika der Schattenkontur sind: nicht allzu scharfer Übergang von Hell zu Dunkel (Kernschatten—Halbschatten—unbeschatteter Bereich), Fehlen eines ausgesprochenen Konturstriches. Die Charakteristika echter Dingkonturen sind in der Regel folgende: scharf umrissene, oder doch nicht regelmäßig-kontinuierliche Abschattung gegen die Umgebung, in sehr vielen Fällen ein Tiefensprung, der zur Bildung kleiner Schattenstriche entlang der Kontur führt, die, wie echte Striche aus Bleistift oder Tinte, den Bereich umschließen.

In dem soeben besprochenen Schattenversuch wird die Schattenkontur durch eine echte, randige Dingkontur ersetzt. Dadurch entsteht die soeben beschriebene Täuschung, das verschiedene Aussehen der beiden Bezirke von objektiv gleicher Intensität und gleichem Ursprung. Durch die Umrandung wird eben eine Dingkontur *nachgeahmt*. Es ist charakteristisch für die Funktionsweise der Wahrnehmung, daß sie — wie schon in früheren Versuchen (vgl. S. 80) — auch auf diese Verfälschung hereinfällt, den Schattencharakter aufhebt und durch einen Dingfarbencharakter ersetzt. Auch das Wissen um die Künstlichkeit der Situation, ja selbst das unmittelbare Zusehen bei der Prozedur des Umrahmens und das weitere sichtbare Vorhandensein des schattenwerfenden Kartonstückchens vermag daran nichts zu ändern. Wir sehen daraus, daß die Wahrnehmung der Farbstrukturen der uns umgebenden Welt in einer *stereotypen* Weise erfolgt. Es wird von der Wahrnehmung *nur ein enger Kreis von möglichen Kriterien*, von denen die Konturverhältnisse ein spezieller Fall sind, in die Verarbeitung einbezogen, gleichsam ,,zugelassen‘‘, während eine tiefere Einsicht in die wahren Verhältnisse, mag sie noch so einfach und einleuchtend sein, außer Betracht bleibt. Normalerweise funktioniert die Wahrnehmung trotzdem richtig, denn Fälle wie der unsere, in denen Schatten- und Dingkonturen zusammenfallen, sind gewiß unter natürlichen Verhältnissen nur seltene Ausnahmen.

Unverwertete Beleuchtungskriterien. Wie wenig von umfassender Raumeinsicht gesteuert die Farbenwahrnehmung funktioniert, zeigt auch der folgende Versuch von KARDOS. Von einer für den Beobachter sichtbaren, stark seitwärts aufgestellten Lichtquelle aus wird mit Hilfe eines ebenfalls sichtbaren schattenspendenden Kartonstückchens auf eine frontalparallele hellgraue Farbscheibe ein Schatten so geworfen, daß diese gerade noch ganz beschattet ist. Die Scheibe ist so weit von einem hellgrauen Hintergrund entfernt, daß der Schattenkegel diesen erst an einer Stelle trifft, die ganz abseits von der Scheibe gelegen ist. Sie ist also überall gegen gut beleuchteten Hintergrund abgesetzt. An der Scheibe erscheint keine Spur von Schatten, sie erscheint vielmehr als tief schwärzlich, obwohl die Situation mit der Lichtquelle, dem Schattenspender und

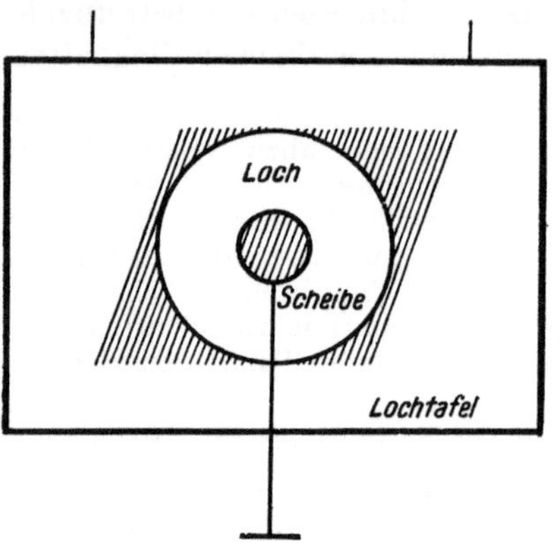

Abb. 112. Lochtafelversuch.

dem Schatten auf dem Hintergrund für unser denkendes Verständnis äußerst durchsichtig ist. Die genannten Situationsmomente liegen offenbar für den engen Horizont der Wahrnehmung zu fern, um ihre Zuständigkeit für die Beleuchtung der Scheibe zur Geltung bringen zu können. Erst eine kleine Verschiebung des Schattenspenders, die einen Teil der Scheibe freigibt, läßt mit einem Schlage die Scheibe als beschattetes Weißlich erkennen.

Farbenkonstanz und Kontrast. Man hänge nun in der Ebene der Scheibe eine „Lochtafel" auf, wobei darauf zu achten ist, daß die Beleuchtung des sichtbar bleibenden, ringförmigen Bereiches des Hintergrundes nicht alteriert wird. Die Scheibe, die nun wieder ganz beschattet wird, erscheint, gleichgültig ob der Schatten auf dem Hintergrund durch die Lochtafel verdeckt ist oder nicht, gleich schwärzlich wie zu Anfang. Werden nun, wie es in Abb. 112 gezeigt ist, durch Einführung eines größeren Schattenspenders schmale Randpartien des Loches mitbeschattet, so tritt eine starke Aufweißung der Scheibe ein. Es ist nunmehr deutlich gegeben, daß die Scheibe beschattet ist, und zwar in derselben Weise wie die Lochtafel. Man sieht den Schatten gleichsam wie einen leichten Flor oder Nebel vom Lochrand über das ringförmige Loch hinweg zur Scheibe hinüberziehen.

Um Kontrast in dem auf S. 11ff. behandelten Sinne kann es sich dabei nicht handeln. Denn dieser wird in allererster Linie durch die unmittelbare Umgebung induziert (Randkontrast!), während hier ein völlig unalteriertes Zwischenfeld vorhanden ist, über das hinweg die Wirkung stattfindet. Eventuell ersetze man auch noch den Randschatten auf der Lochtafel durch aufgeklebte Stückchen aus schwarzem Papier. Der

Effekt bleibt dann aus, obwohl auch so die Intensität herabgesetzt wurde. Wohl findet auch die Farbenkonstanz ihren Halt an den Intensitätsverhältnissen der Umgebung, aber es sind nicht einfach die nächstliegenden Partien dafür „zuständig", sondern jene unter Umständen recht unscheinbaren und entlegenen Teile des Gesichtsfeldes, die mit dem in Frage stehenden Ding eine einheitlich organisierte (phänomenale) Beleuchtungseinheit bilden.

Episkotisterversuche. Auch der auf S. 42 f. besprochene Versuch über Durchsichtigkeit von Farbschichten handelte über Farbenkonstanz. Die Konstanz des Gelb hinter dem Blau war dort getragen von der Gestalteinheit einer Figur sowie von der Einheit des blau verschleiernden Episkotisters.

Auch mit unbunten Farben lassen sich ähnliche Versuche durchführen. Eine schwarze Scheibe mit nur $^1/_{60}$ ($= 6^0$) Ausschnitt läßt von den dahinterliegenden Objekten nur so viel Licht durch, wie ein tiefschwarzes Papier im Vergleich zu einem weißen reflektieren würde (vgl. S. 23). Trotz dieser extremen Abschwächung erscheint Druckschrift auf einem dahintergehaltenen weißen Blatt noch immer schwarz auf weißlichgrau, wenn auch in starker Verhüllung. Vgl. dazu auch S. 26.

Beleuchtungsperspektive. Beleuchtungsunterschiede können auch dadurch erzeugt werden, daß man Objekte in verschiedener Entfernung oder in verschiedener Neigung zu einer Lichtquelle aufstellt.

Versuchsanordnung. Für alle überschaubar werden zwei Farbenkreisel hintereinander aufgestellt, der rückwärtige doppelt so weit von der am besten niedrig aufgestellten Lichtquelle als der vordere. Der Raum soll entweder schwarze Wände besitzen oder aber soll das Licht so abgeschirmt sein, daß nicht durch seitliche Rückstrahlung ebenfalls eine Beleuchtung stattfindet. Es empfängt dann nach dem Gesetz der quadratischen Abnahme einer Wirkung im Raume die rückwärtige Scheibe bloß ein Viertel des Lichtes pro Flächeneinheit als die vordere. Das Sektorenverhältnis auf der rückwärtigen Scheibe ist verstellbar. Man verwendet am besten einen Farbvariator. (Für ein abgekürztes Verfahren eignet sich auch eine Skala von Graupapieren, die man zur Auswahl aufstellt.)

Bei gleicher Winkeleinstellung (Weißwert, Albedo) der Scheiben (etwa 60^0 Weiß) erscheint die rückwärtige Scheibe etwas schwärzlicher. Nimmt man jedoch für die rückwärtige Scheibe den vierfachen Weißwert (240^0), wobei dann unter den angegebenen Versuchsbedingungen die vordere und die rückwärtige Scheibe gleich stark strahlen (projektivisch gleich sind), so erscheint die rückwärtige ungleich weißlicher als die vordere. Bei intentionaler Einstellung auf die Dingfarbe wird scheinbare Gleichheit — nach der Vollreihenmethode — bei einem Wert erzielt, der zwischen beiden in der Mitte, aber weit näher an dem Albedogleichwert liegt. Es pflegt jedoch, wie mit Hilfe der Konstanzformel (S. 90 f.) auch quantitativ ermittelt werden kann, der *Grad der Farbenkonstanz nicht so hoch zu sein wie der der Größenkonstanz.* (Die Methode mit dem Tableau aus Graupapieren ergibt meist höhere Werte.) Man wiederhole den Versuch auch in Einstellung auf die Strahlungsintensität (projektivische Einstellung, vgl. S. 89). Auf diese Weise oder mit Hilfe von Reduktionsschirmchen mit je zwei kleinen Löchern, durch die jeder Teilnehmer für sich mit einem Auge die beiden Scheiben unter Ausschaltung der nötigen „Übersicht“ über die Umgebung und die Beleuchtungsverhältnisse betrachten kann, wird man sich über die projektivische Gleichheit der Scheiben bei 60⁰ bzw. 240⁰ Weiß anschauliche Evidenz verschaffen.

Bei quantitativer Bestimmung des Konstanzgrades sind nebst den als Durchschnitt ermittelten Werten auch noch die eigenen Werte in den beiden Einstellungen auf dem *typologischen* Notizblatt zu notieren (anschauliches Erreichen der Körperwelt und Umstellbarkeit, vgl. S. 163 ff.).

Tastwelt. Die beschriebenen Versuche über die Konstanz der Sehdinge zeigen, wie das Wahrnehmungssystem vermittels der durch ein lichtführendes Medium hindurch in das Sinnesorgan gelangenden Strahlen zu einem richtigen Erkennen der das Licht aussendenden bzw. reflektierenden Körperwelt zu kommen vermag. Das Prinzip der indirekt vermittelten Wahrnehmung ist aber nicht auf den Gesichtssinn beschränkt. Auch die Tastreize werden gegebenenfalls auf ferne, die Körperoberfläche nicht berührende „Dinge“ bezogen, deren räumliche Organisation dem Aufbau der Sehwelt konform ist.

Fährt man mit einem zugespitzten Stäbchen über Oberflächen von verschiedener Härte und Rauheit, wobei Augen und Ohren verschlossen sind, so werden die betreffenden Stoffe nach ihren Materialeigenschaften oft recht gut differenziert und wiedererkannt. Der Versuch kann mit Papieren oder Kleiderstoffen durchgeführt werden. Der Sitz des Tastphänomens ist dabei die Spitze des Stäbchens, während die das Stäbchen haltenden Finger phänomenal wie ausgelöscht sind („Sondenprinzip“ nach Katz). Bei der Vermittlung spielen die feinen „Vibrationen“, die beim Gleiten über die Oberfläche entstehen und durch das Stäbchen als Reize an die Sinnespforten gelangen, eine besondere Rolle. Darauf beruht ferner, daß durch Beklopfen auch gewisse Verhältnisse im Innern eines Körpers wahrnehmbar werden können. Klebt man unter einen starken Karton eine Bleiplatte, so läßt sich ihre Form auch bei Ausschaltung aller akustischen Reize recht gut abklopfen (Perkussionsphantom). Man versuche auch, wie weit die Form von Körpern durch eine weiche Umhüllung (Watte) hindurchgespürt werden kann.

6. Das erweiterte Konstanzproblem.

Engeres und erweitertes Konstanzproblem. In den Versuchen der letzten beiden Abschnitte war untersucht worden, wie weit die Sehgröße und

Dinggestalt unabhängig ist von der Entfernung und von der räumlichen
Lage und die gesehene Farbe eines Dinges unabhängig ist von der Beleuchtung. Sowohl Entfernung und räumliche Lage als auch Beleuchtung
sind nicht eigentlich Eigenschaften der Dinge selbst, sondern sie beziehen
sich nur auf gewisse augenblickliche Beziehungen des Dinges zum Beobachter oder zu andern Dingen (Lichtquelle). Wir können darum zusammenfassend von einer *Dingkonstanz im Wechsel der „Umstände"*,
unter denen die Dinge wahrgenommen wurden, sprechen. Aber das
Konstanzproblem läßt sich auch noch auf eine Reihe anderer Fragen
erstrecken. Man kann nämlich die Frage aufwerfen, wie weit bestimmte
phänomenale Dingeigenschaften unabhängig von einer *Variation anderer
Eigenschaften desselben Dinges* sind. Wie weit kann man z. B. Formen richtig
erkennen unabhängig von der (Flächen-)Größe (Frage nach der Gestaltkonstanz im Wechsel des Flächeninhaltes), oder wie weit können umgekehrt Flächen oder Rauminhalte richtig geschätzt werden, wenn sie
einmal in diese und dann in jene Form gebracht sind (Flächen- bzw.
Volumenkonstanz im Wechsel der Form)? Eine andere Fragestellung ist,
wie weit die Anzahl von Mengen auf den ersten Blick richtig geschätzt
werden kann unabhängig von der Größe der Elemente dieser Mengen usw.

Rechtecksversuche über Gestalt- und Flächenkonstanz. Wir knüpfen an
an die schon auf S. 33f. erwähnte Versuchsanordnung von BÜHLER. Es wird
ein Tableau wie Abb. 113 verwendet, das nebst einem kleinen Hauptobjekt eine hinsichtlich der Höhe in geometrischer Reihe gestufte Serie
von Vergleichsobjekten enthält.

In Originalgröße besitzt das Hauptobjekt in der Mitte die Abmessungen
100 × 75 mm. Die Vergleichsobjekte sind alle 160 mm breit. Ihre Höhen sind
der Reihe nach 39, 43, 47 (objektiv dem Hauptobjekt flächengleiches Objekt
C), 52, 57, 62, 68, 75, 82, 90, 99, 110, 120 (objektiv dem Hauptobjekt form-
gleiches Objekt N), 132 und 145 mm.
Kontinuierliche Variation ermöglicht ein Projektionsapparat in Verbindung mit folgender Vorrichtung. Aus einer Blechschablone ist das Hauptobjekt ausgeschnitten. Daneben befindet sich ein größeres Rechteck, dessen
eine Abmessung durch einen Schieber im Sinne der oben angegebenen Skala
verlängert und verkürzt werden kann. Die Verschiebung muß ziemlich
präzise erfolgen können, am besten mit Hilfe einer Mikrometerschraube.
Die Projektion erfolgt auf eine matte und reine schwarze Tafel unter Verwendung eines am besten roten Glasfilters und bei vollem Tageslicht. Die
auf diese Weise auf dem schwarzen Grund entstehenden roten Flächenfiguren unterliegen kaum mehr der Gefahr des Täuschungsmotives der
Helligkeitsabhebung (vgl. S. 65).

Die Aufgabe besteht einmal darin, das dem kleinen Rechteck gestalt-
gleiche größere herauszusuchen, das andere Mal, das scheinbar flächengleiche Rechteck anzugeben. Das Ergebnis ist still zu notieren. Es sind
auch Angaben zulässig, daß die richtige Figur zwischen zwei der vorhandenen Rechtecke liegen müßte. Bei Verwendung der Schablone

schätze man entweder das Ergebnis durch Zuruf ab oder man verfahre nach der Vollreihenmethode (vgl. S. 55).

Im Ergebnis zeigt sich im Regelfall eine hochgradige Annäherung der scheinbaren Gleichwerte an die beiden objektiv richtigen Lösungen, nämlich N und C. Der Grad der Gestalt- bzw. der Flächenkonstanz im Wechsel der Fläche bzw. der Form läßt sich leicht ermitteln, da jedem

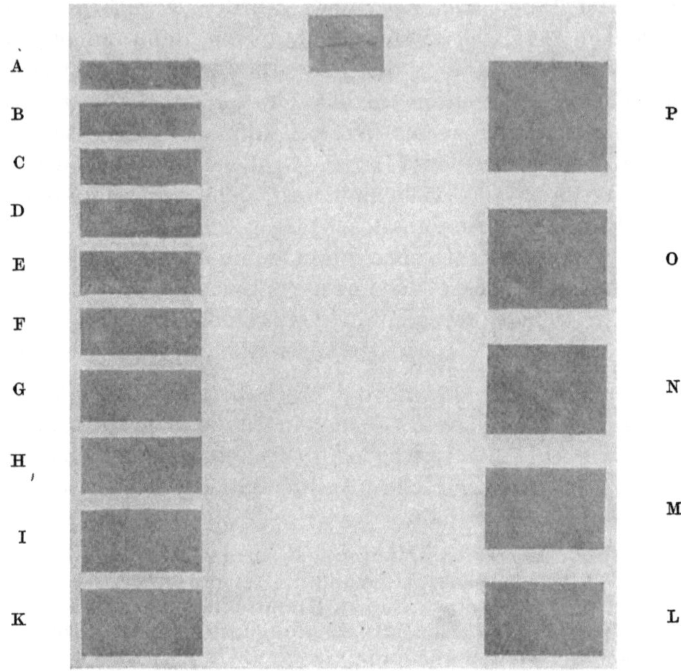

Abb. 113. Gestalt- und Flächentransponierbarkeit von Rechtecken.
(Im Original in bunten Farben von untereinander gleicher Helligkeit.)

Reizschritt zehn Einheiten der Z-Skala (vgl. S. 88) entsprechen. Bei kontinuierlicher Reizvariation gehe man bei der Auswertung nach dem auf S. 90 angegebenen Konstanzmaß vor. Die Tendenz zur Abweichung von den beiden Intentionspolen ist in der Regel auch hier wieder die gleiche wie beim engeren Konstanzproblem: die scheinbaren Gleichwerte sind nach innen zu gegeneinander verschoben. An Abb. 113 erläutert heißt das, daß an Stelle der flächenrichtigen Lösung C eher D gewählt wird, an Stelle der formrichtigen Lösung N eher M. Das objektiv formgleiche Rechteck N erscheint kraft seiner gesteigerten absoluten Größe auch etwas plumper als das kleine Rechteck; erst ein etwas schlankeres Rechteck besitzt scheinbar die gleiche Proportion. Auch bei der Abweichung von der flächenrichtigen Lösung liegt eine Vermengung des Flächengesichtspunktes mit dem Gestaltgesichtspunkt vor: das Rechteck C ist zu gestaltverschieden, zu schlank, um flächengleich erscheinen zu können und muß daher durch ein plumperes, etwas dem formgleichen angenähertes Rechteck ersetzt werden.

Wird, was bisweilen ebenfalls vorkommt, B als flächengleich angegeben, so läßt sich das als ein Übergewichtigwerden der größeren Breite der Vergleichsobjekte deuten, also als eine Interferenz zwischen Gestalt- und Längenvergleich (s. unten).

Jede Vp notiert auf ihrem *typologischen* Notizblatt, ob sie im Vergleich zur Gesamtheit der übrigen Teilnehmer ein besserer „Flächenseher" oder ein besserer „Formseher" gewesen sei, ferner ob ihre Umstellbarkeit den Mittelwert überschritten habe.

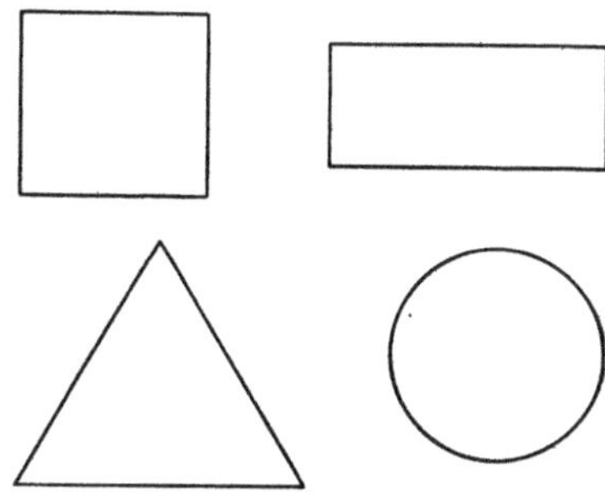

Abb. 114. Gleiche Flächen in verschiedener Form.

In ähnlicher Weise können *Kreis, Dreieck und längliches Rechteck* — am besten alle mit gleichem Flächeninhalt — mit einem variablen Quadrat hinsichtlich des Flächeninhaltes verglichen werden. Abb. 114 (nach BÜHLER) zeigt vier flächengleiche Strichfiguren; die Gleichheit der Flächen gelangt jedoch in der Regel nicht zu anschaulicher Evidenz. Es zeigt sich hier, daß die Länge der Kontur und überhaupt der linearen Erstreckungen als Täuschungsmotiv wirkt; wo diese groß sind, erscheinen auch die Flächen größer. Allerdings ist auch der Grad der Flächenkonstanz im Wechsel des Umfanges ein recht beträchtlicher.

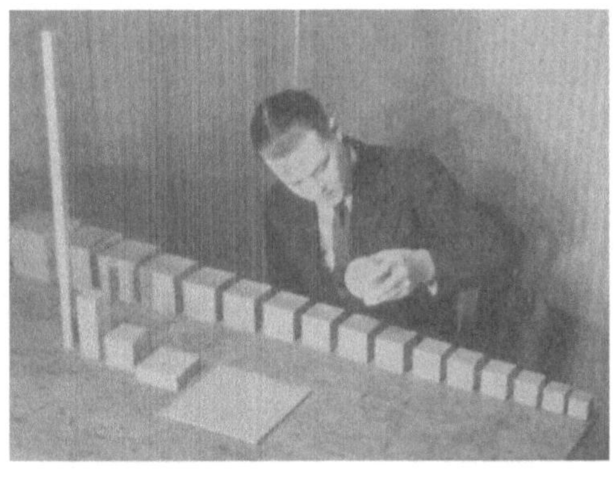

Abb. 115. Volumenvergleich von Körpern ungleicher Form

Volumen- und Oberflächenschätzung formverschiedener Körper. Analog zu den oben geschilderten Versuchen können auch Versuche mit räumlichen Gebilden vorgenommen werden. Kugel, Stäbe von verschiedener Länge, Platten von verschiedener Stärke, aber alle von gleichem Rauminhalt, werden der Reihe nach mit einer auf dem Versuchstisch aufgestellten Reihe von Vergleichswürfeln hinsichtlich Volumen und hinsichtlich Gesamtoberfläche verglichen (Abb. 115). Die genannten Körper sind alle dem lotrecht unter der Kugel befindlichen 7-cm-Würfel volumengleich.

Auch hier zeigt sich die für die Wahrnehmung so charakteristische diffuse Vermengung verschiedener gegenständlicher Vergleichsgesichtspunkte. Bei den *Stäben* erscheint — offenbar wegen der großen Vertikalerstreckung, die gleichzeitig auch eine große Gesamtoberfläche bedingt — mit wachsender Länge das Volumen scheinbar immer mehr vergrößert, die

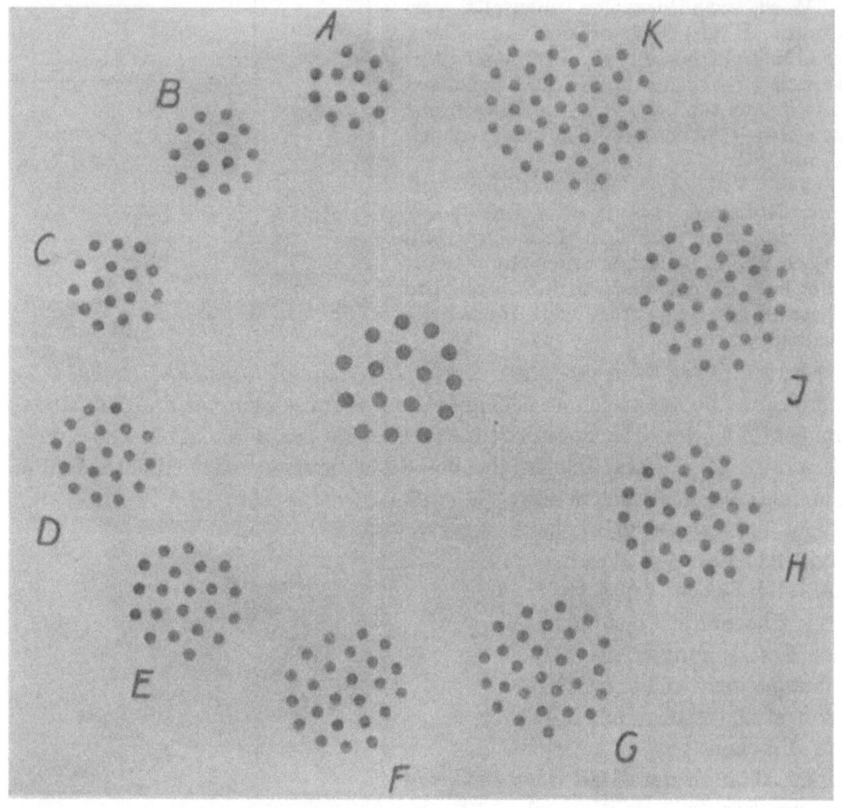

Abb. 116. Konfrontation von Anzahl und Flächeninhalt.
(Das Original in bunten Farben von untereinander gleicher Helligkeit.)

Oberfläche jedoch wegen des verhältnismäßig kleinen Volumens verkleinert. Die Oberfläche des längeren Stabes ist objektiv ungefähr gleich der eines 10-cm-Würfels (in der Abbildung der vierte von links). Scheinbar gleich hinsichtlich des Volumens wird dann erfahrungsgemäß etwa ein $8^1/_2$-cm-Würfel sein, scheinbar oberflächengleich etwa ein 9-cm-Würfel. Die scheinbaren Gleichwerte liegen also wieder, und zwar diesmal besonders deutlich, zwischen den Intentionspolen (7 und 10). Die *Umstellungsspanne ist relativ sehr klein*, es gibt hier gleichsam nur mehr ein *diffuses „Groß"* ohne schärfere Differenzierung in ein Volumen- und in ein Oberflächen-„Groß".

Platten erscheinen — wohl vermöge der offenbar stark übergewichtig werdenden geringen Höhe — bisweilen im Volumen etwas verkleinert. Die *Kugel* besitzt im Vergleich zum Würfel gleichen Volumens objektiv eine relativ kleine Oberfläche (ungefähr so groß wie die eines $6^1/_4$ cm-Würfels). Daher erscheint diese vergrößert, das Volumen etwas verkleinert. Auch die Höhe (der Durchmesser) der Kugel erscheint vermöge des geringeren Volumens und der geringeren Oberfläche kleiner als die des objektiv gleich hohen Würfels, dessen Kante etwa 8,7 cm beträgt.

Während in den früher besprochenen Konstanzversuchen die Täuschungen in der Hauptsache durch die Interferenz zweier Faktoren verständlich waren, müssen wir in den hier angeführten Beispielen ein Zusammenwirken mehrerer gegenständlicher Gesichtspunkte — Längenerstreckungen, geometrische Verhältnisse (Quotienten, Proportionen), Produkte wie Fläche und Volumen — in Betracht ziehen. Versuche, in denen das notwendig wird, nennen wir „*mehrpolige* intentionale Konfrontationen".

Die Versuche über Gestaltkonstanz im Wechsel des Flächeninhaltes zeigen uns einerseits, daß die auf S. 30 f. besprochene „Transponierbarkeit" im Wechsel der materialen Bestimmungen nicht ganz ideal besteht, sondern von den letzteren doch bis zu einem gewissen Grade durchkreuzt wird. Der *Grad der Gestalttransponierbarkeit* wird durch die Konstanzformel angegeben. Die Versuche zeigen ferner, daß der Gestalttransponierbarkeit als Gegenstück eine ungefähr gleich gut funktionierende *Transponierbarkeit der „summativen" Bestimmungen* — wie Flächeninhalt und Volumen — im Wechsel der Form, kurz eine Summentransponierbarkeit zur Seite steht.

Anzahl- und Flächenwahrnehmung in Scheibchenversuchen. Analog wie Fläche und Form können auch Fläche und Anzahl einander in der Wahrnehmung „konfrontiert" werden. Das in Abb. 116 wiedergegebene Tableau wird so angebracht, daß ein plötzliches Auf- und Zudecken möglich ist, am besten auf der rückwärtigen von zwei Schiebetafeln. Es wird mitgeteilt, daß sich in der Mitte des Musters eine Gruppe von Scheibchen befindet, umgeben von einem Kranz von Vergleichsgruppen. Wie im Versuch mit den Rechtecken ist während der kurzdauernden Darbietung festzustellen, welche der Gruppen bei flüchtiger Betrachtung scheinbar anzahlgleich ist, d. h. die gleiche Stückzahl von Elementen aufzuweisen scheint. Die Frage lautet kurz: „Welche Gruppe enthält scheinbar gleichviel Stück wie die Mittelgruppe?" Sodann wird das Muster für 1 bis 2 Sek. gezeigt. Während dieser Zeit ist ein explizites Abzählen nicht möglich, sondern nur das geforderte vage Abschätzen.

In einer zweiten Darbietung, bei der auf die Kürze der Zeit nicht mehr so streng geachtet zu werden braucht, sind dann die Gruppen nicht mehr hinsichtlich ihrer Stückzahl, sondern hinsichtlich der Summe der von den Scheibchen bedeckten Fläche zu vergleichen.

Es sind dabei nicht vielleicht die Gesamtumrisse der Fläche maßgebend, sondern nur dasjenige diskontinuierliche Mosaik, das wirklich von der Farbe der Scheibchen erfüllt ist. Die Instruktion kann kurz auch so zusammengefaßt werden: „In welcher Gruppe ist gleichviel grau wie in der Mittelgruppe?"

Die bisher in den Konstanzversuchen gefundenen allgemeinen Eigentümlichkeiten treten auch in diesem Versuch zutage. Objektiv enthält die Mittelgruppe und Gruppe C die gleiche Anzahl von Elementen, nämlich 16; aus dem Verhältnis der Scheibchendurchmesser (1 : 2) folgt, daß die kleinen Scheibchen der Fläche nach halb so groß sind als die großen und daher die Gruppe H = 32 der Mittelgruppe flächengleich ist. Wieder wird aber, statt der objektiv anzahlgleichen Gruppe C, im Durchschnitt eine

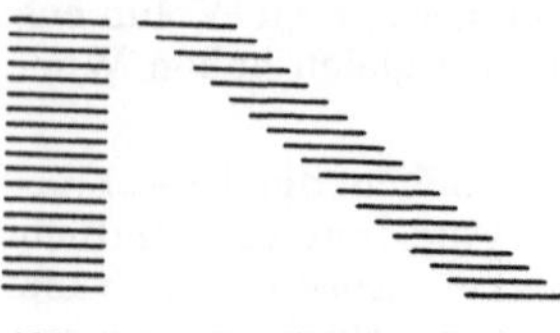

Abb. 117. Anzahleindruck und Länge.

Gruppe als scheinbar anzahlgleich ausgewählt, die der Zahl nach größer ist und daher dem Flächeninhalt nach sich etwas der objektiv flächengleichen Gruppe H annähert, etwa D = 18. Gruppe C ist eben zu (flächen)klein, um anzahlgleich erscheinen zu können. Umgekehrt ist Gruppe H zu stark an Zahl, um flächengleich erscheinen zu können. Scheinbar flächengleich ist vielmehr eine der flächenkleineren, aber dafür der Anzahl nach näher an die Mittelgruppe herankommenden Gruppen, im Mittel etwa G = 28 oder sogar F = 24.

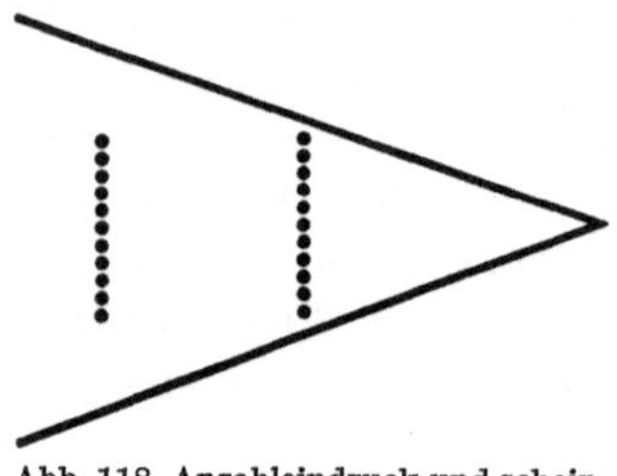

Abb. 118. Anzahleindruck und scheinbare Länge.

Auch hier ist analog wie beim Rechtecksversuch für die *typologische* Auswertung zu notieren, ob man sich eher als „Flächenseher" oder „Anzahlseher" zu bezeichnen hätte und wie groß die „Umstellungsspanne" gewesen sei. Die Quantifizierung erfolgt auch hier nach der auf S. 90 angegebenen Konstanzformel.

Anzahleindruck und Verteilung (nach PONZO). In Abb. 117 erscheint bei der auf eine größere Länge verteilten Menge von Strichen auch deren Anzahl größer. Wie Abb. 118 zeigt, genügt es schon, wenn die Strecke, auf die sich die Elemente verteilen, nur scheinbar (in diesem Falle durch eine perspektivische Wirkung, vgl. S. 79 ff.) größer ist. Abb. 119 schließlich zeigt, daß die Anzahl einer Gruppe auch dann größer erscheint,

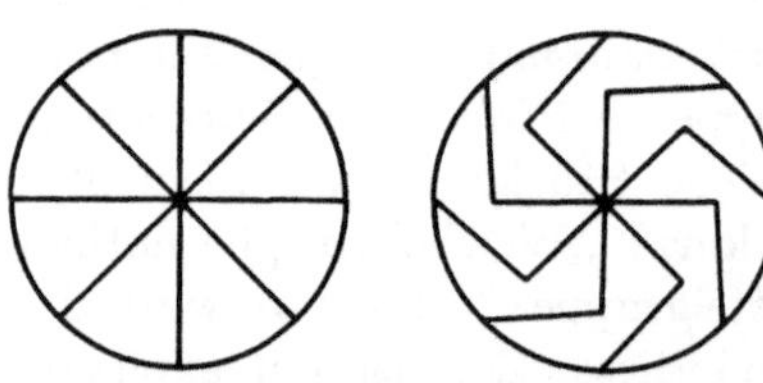

Abb. 119. Anzahleindruck und Komplexität.

wenn ihre Elemente komplex sind, d. h. selbst wieder aus einer Mehrheit bestehen (vgl. dazu S. 62): die geknickten Radien scheinen zahlreicher zu sein als die ungebrochenen.

Man lasse eine in einem kleinen geschlossenen Raume befindliche und eine ungefähr gleichstarke im Freien verteilte Gruppe von Menschen ihrer Anzahl nach schätzen. Der Täuschungssinn ist hier gerade entgegengesetzt wie oben; aber *beides läßt sich gegenständlich als Angleichung verstehen,* einmal an die Größe der Gesamtausdehnung, dann an die Dichtigkeit der Verteilung.

Diffuse Gegenstandsvermengung in der Wahrnehmung. Was sich in allen Versuchen zum engeren und zum erweiterten Konstanzproblem als Gemeinsames herauskristallisiert, ist eine Art von Verwechslung, von Kompromißbildung zwischen verschiedenen gegenständlichen Vergleichsgesichtspunkten. Körpergrößen erscheinen etwas verkleinert, wenn ihre Projektionen klein sind, Projektionswerte beträchtlich verkleinert, wenn die erzeugenden Körpergrößen klein sind, Oberflächen verkleinert, wenn das von ihnen umschlossene Volumen klein ist und Volumina verkleinert, wenn sie von einer kleinen Oberfläche umschlossen werden, Anzahlen verkleinert, wenn die sie aufbauenden Elemente klein sind und Flächen verkleinert, wenn die sie zusammensetzenden Elemente weniger zahlreich sind als die Elemente, die eine andere gleichgroße Fläche zusammensetzen. (Über die Verquickung der Wahrnehmung mit Wertgesichtspunkten vgl. S. 144 f.)

Was also eigentlich wahrgenommen wird, sind nicht die genannten Gegenstandsarten Körpergröße, Anzahl, Flächeninhalt usw. in ihrer abstrakten Reinheit, sondern eine Art von *„Zwischengegenständen"* zwischen diesen, die durch eine diffuse Vermengung von gegenständlich Verschiedenartigem in der Wahrnehmung konstituiert und durch Z-Werte (über „zweipolige" s. S. 90) quantitativ beschreibbar sind. Es kann allgemein eine Charakterisierung von Personen und deren Funktionen durch jene Gegenstandsarten (Zwischengegenstände), die von ihnen intentional erreicht wurden, und überhaupt durch ihre gegenständlichen Leistungen gegeben werden. Eine in dieser Weise erfolgende Darstellung von psychologischen Ergebnissen in einem objektiven (physikalisch-mathematischen) Begriffssystem nennen wir *„Psychologie vom Gegenstand her".* In dieser wird das Lebewesen in seiner Leistungsfähigkeit durch Angabe der bewältigten Gegenstände gleichsam auf die eroberte Welt projiziert und dadurch in seinen wesentlichsten Eigenschaften eindeutig faßbar gemacht. Damit wird der Übergang von einer bloß internen Phänomenologie zu einer *objektiven Leistungsbetrachtung* vollzogen, die die Psychologie der Wahrnehmung ebenso wie die der höheren und der motorischen Funktionen zu umfassen vermag.

In allen Fällen ist dabei das Vorgehen das gleiche wie in den geschilderten Versuchen zum Konstanzproblem: es werden Situationen hergestellt, die dem Individuum in irgendeiner Hinsicht gleich erscheinen oder von ihm durch gleiche Reaktionen beantwortet werden. Dann wird untersucht, was allen diesen Situationen gemeinsam ist, und so der wahre Gegenstand des Erlebnisses bzw. der Reaktion auf einem *indirekten* Wege bestimmt. (*„Methode der persönlichen Gleichungen",* vgl. S. 131.)

Gewicht und Dichte als Wahrnehmungsgegenstände. Auch die folgende

Täuschung aus dem Gebiete der mechanischen Sinne gehört noch hierher. Läßt man Körper von gleichem absoluten Gewicht und gleicher Grundfläche, aber von verschiedener Höhe und daher verschiedenem Volumen der Reihe nach heben, so erscheint im Regelfall der kleinste von ihnen am schwersten, der größte am leichtesten. Es liegt hier offenbar eine *Angleichung von absolutem und spezifischem Gewicht* in der Wahrnehmung vor. Denn der kleinste Körper hat ein größeres spezifisches Gewicht als die anderen, größeren.

Es ist klar, daß dabei die das Volumen vermittelnden Reize eine Rolle spielen müssen, denn das spezifische Gewicht ist ja durch den Quotienten aus absolutem Gewicht und Volumen bestimmt und ohne diese beiden Konstituenten nicht eindeutig erkennbar. Tatsächlich verschwindet die Täuschung und die Gewichte erscheinen gleich, wenn man die Augen schließen läßt und die Objekte so auf die Hände auflegt, daß sie mit ihren Grundflächen gleichzeitig die Hand berühren.

Fordert man nun die Vp auf, mit weiterhin geschlossen bleibenden Augen die Körper so zu umfassen, daß ihre Ausdehnung zur Reizwirksamkeit gelangen kann, so tritt die Täuschung sofort wieder in ursprünglicher Stärke auf, und das gleiche gilt auch für den Fall, daß man mit offenen Augen die Körper so auf die Hand legt, daß die taktile Reizeinwirkung des Formunterschiedes verhindert wird. In der Wahrnehmung können also *verschiedene Kriterien* für ein und denselben Umstand oder ein und dieselbe gegenständliche Eigenschaft abwechselnd *füreinander einspringen*, mögen sie noch so verschiedenartig sein (vgl. S. 91). Sie sind offenbar *funktional zusammengehalten* nicht durch formale Gemeinsamkeiten ihrer selbst, sondern lediglich *durch ihre gemeinsame Anzeichenfunktion* für den bestimmten Umstand oder die bestimmte Eigenschaft. Die Gesamtheit der Kriterien für eine Gegenstandsart oder einen Umstand ist so zu einer „*Oder-Verbindung*" zusammengeschlossen.

Eine genauere Durchführung des Versuches erfordert eine Wiederholung der Versuche mit vertauschten Händen, da links meist etwas höher geschätzt wird als rechts. Messende Versuche haben für bestimmte Bedingungen eine Gewichtskonstanz im Wechsel des Volumens von ungefähr 80 und eine Dichtekonstanz im Wechsel des Gewichtes von ungefähr 50 ergeben.

Vertauscht man beim Versuch mit den geschlossenen Augen unwissentlich die beiden Körper, so kann man dabei manchmal eine Umkehr der früheren Relation feststellen. Denn das Wahrnehmungssystem neigt dazu, in Versuchen dieser Art noch immer dort ein größeres Volumen automatisch in Rechnung zu stellen, wo zuletzt das größere Volumen wahrgenommen wurde. Rechts und links wird so von der Wahrnehmungsfunktion ad hoc als ein Volumenkriterium verwertet, das allerdings meist von verhältnismäßig geringer Durchschlagskraft ist. Die Voreiligkeit und Oberflächlichkeit der in der Wahrnehmung implizit enthaltenen Induktionen („Hypothesen", wie

TOLMAN sagen würde; vgl. S. 95) tritt hier besonders kraß in Erscheinung.

Unbewußte Erwartungseinstellungen tun sich auch in folgenden Versuchen (nach HÖFLER) kund. Einem Teilnehmer wird eine Kleiderbürste gezeigt, und nachdem er sich umgedreht hat, wird ihm mit der bloßen Hand in gleichmäßigen Strichen über den Rücken gefahren, während der Versuchsleiter in gleichem Tempo sich mit der Bürste über den eigenen Rock fährt. Die Vp hat dann fast immer den zwingenden Eindruck, daß ihr auf dem Rücken der Rock gebürstet worden sei. Eine ähnliche Suggestionswirkung der Situationsumstände liegt auch dann vor, wenn das in der Hand gehaltene Ende eines Drahtes erwärmt scheint, während der Versuchsleiter die Vorbereitungen zur Erwärmung des Drahtes der mit geschlossenen Augen dastehenden Vp nur recht anschaulich vorgetäuscht hat. In der Straßenbahn wird man bisweilen auch dann einen Ruck verspüren, wenn nicht der eigene, sondern der in entgegengesetzter Richtung fahrende Wagen sich in Bewegung zu setzen beginnt.

Gewichtskonstanz im Wechsel anderer Wahrnehmungsbedingungen. Auch trotz starker Zusatzbelastung der Hand oder trotz Untertauchens der Hand samt dem Gewicht in Wasser oder trotz eines Hebens nicht mit der Hand, sondern mit dem Oberarm oder mit den Zähnen bleibt nach Versuchen aus der Schule von KATZ die Gewichtsschätzung erstaunlich beständig.

Literatur:

E. BRUNSWIK: Wahrnehmung und Gegenstandswelt. Grundlegung einer Psychologie vom Gegenstand her. Leipzig und Wien 1934.—(Daraus Abb. 115.)

— —: Untersuchungen über Wahrnehmungsgegenstände. Fortlaufend ab Bd. 88 des Archivs für die ges. Psychol., 1933.

K. BÜHLER: Die Erscheinungsweisen der Farben. Jena 1922.

F. B. HOFMANN: Die Lehre vom Raumsinn des Auges. 2 Bde. Berlin 1920/1925. — (Daraus Abb. 100, 109, ferner in den früheren Kapiteln Abb. 3, 65, 67, 69 bis 71, 73, 74, 80, 81.)

L. KARDOS: Ding und Schatten. Ergänzungsband 23 der Zeitschr. f. Psychol. Leipzig 1934. — (Daraus Abb. 112.)

D. KATZ: Der Aufbau der Farbwelt. 2. Aufl. Leipzig 1930.

IV. Gedächtnis und Denken.

1. Die Vorstellungen.

Vorstellung und Wahrnehmung. Man stelle sich bei geschlossenen Augen ein wohlbekanntes Objekt, etwa das Gebäude, in dem man sich gerade befindet, oder auch ein Phantasieobjekt von ähnlicher Art vor. Dieses „*Vorstellungsbild*" (VB) unterscheidet sich in verschiedener Hinsicht von den Wahrnehmungsbildern bei wirklichem Sehen. Während nämlich diese als zwingend, leibhaftig (mit phänomenalem Realitätscharakter), sinnlich lebhaft, detailreich und in den Wahrnehmungsraum eingeordnet erlebt werden, erscheinen die VB mehr als willkürlich, bildhaftig (mit dem Charakter der bloßen Subjektivität, der Nichtwirklichkeit), blaß (bei manchen ohne bunte Farben), detailarm, flüchtig und in mehr oder weniger unbestimmter Lokalisation.

Man bemühe sich, am VB selbst (nicht etwa unter Zuhilfenahme einer abstrakten Erinnerung) Einzelheiten zu beachten, etwa die Stockwerke eines Hauses oder gar die in einer Reihe befindlichen Fenster abzuzählen oder Aufschriften zu lesen. Es scheitert dies an der flüchtigen Veränderlichkeit, der Detailarmut und der Blässe des Bildes, selbst wenn man dieses willkürlich festzuhalten trachtet. Es ist dabei weitgehend gleichgültig, ob es sich um Erinnerungs- oder Phantasievorstellungen handelt.

Lokalisation der Vorstellungen. Es ergeben sich, eventuell unter Anwendung von Erkundungsfragen, folgende beiden Hauptfälle: 1. Das Vorgestellte erscheint aus seiner eigenen Umgebung herausgerissen und in die aktuelle Umgebung des Vorstellenden hineingezogen (*egozentrische* Lokalisation nach dem Schema: „der Berg kommt zu Mohammed"). 2. Der Vorstellende begibt sich in Gedanken in die Umgebung des Vorgestellten, er sieht z. B. den Wiener Stephansdom vom Graben aus (*topomnestische* Lokalisation, „Mohammed kommt zum Berg").

Visueller, auditiver und motorischer Vorstellungstypus. Man gebe einige Minuten Zeit, in denen die Eindrücke am Frühstückstisch schriftlich niedergelegt werden sollen. Typische Beschreibungen werden sein: „Vor mir steht eine Tasse mit Kaffee, daneben Butter und gelber Honig, in den Gläsern spiegelt sich die Sonne ...." oder: „Die Türe knarrt, leise betritt das Stubenmädchen das Zimmer, holt das Besteck aus der Lade, gießt den Kaffee ein, mein Nachbar schlürft das dampfende Getränk ...." oder: „Ich trete ins Zimmer, setze mich, werfe Zucker in die Tasse, gieße den Tee nach und trinke ....". In jeder der drei Antworten ist ein anderes Sinnesgebiet dominant; sie charakterisieren den „visuellen", den „auditiven" und den „motorischen" Vorstellungstypus. Es könnten auch noch Geschmack und Geruch hervorgehoben sein. (Vgl. dazu S. 118 und 132).

Umfang des Vorstellungslebens. Zur weiteren Untersuchung des Vorstellungsbereiches frage man, ob folgendes lebhaft vorgestellt werden könne: das eigene Wohnzimmer, von der Türe aus gesehen (farbig?); das Bellen eines Hundes; der Geruch von Kaffee; der Geschmack von Zucker; die Tastqualität von Glaspapier; das Rudern eines Bootes; ein warmes Bad, Zahnschmerzen. Man wird finden, daß die Eindrücke der niederen Sinne, wie Geruchsinn und Geschmackssinn, weniger leicht vorgestellt werden können als die der höheren Sinne. Ferner nehmen diese Vorstellungen, wenn sie einmal erzeugt werden konnten, eher den Charakter von sinnlich lebhaften, in einer besonderen Bindung an das Sinnesorgan erlebten „Anschauungsbildern" an, wie sie uns auf visuellem Gebiet im nächsten Abschnitt 2 begegnen werden.

Synästhesien. Manche Personen berichten, daß ihnen beim Hören von Vokalen oder auch beim Sehen von Schriftzeichen bestimmte Farben mitgegeben sind. So erschien FECHNER der Vokal e gelb, a weiß, u schwarz, der Trompetenton rot, der Flötenklang blau („Farbenhören"). Auch die Wochentage, die Monate, bestimmte Unterrichtsgegenstände usw. können in diesem Sinne mit einer eigenen Farbe gekoppelt sein. Es zeigt sich jedoch bei verschiedenen Personen keine allgemeine Übereinstimmung bezüglich dieser Verbindungen. Bisweilen läßt sich der Ursprung der Erscheinung aus der Erfahrung des Individuums nachweisen. So, wenn beim Ton eines Instrumentes gerade jene Farbe gesehen wird, die dem Instrument selbst eigentümlich ist, oder wenn die Vokalfarbe sich mit der Muttersprache verändert. Man stelle unter den Teilnehmern eine Umfrage bezüglich dieser oder anderer „Synästhesien" an.

Das Miterleben der sekundären Eindrücke erreicht bisweilen fast den Charakter einer Wahrnehmung. Man spricht darum manchmal auch von „Pseudoempfindungen". In das Gebiet der Vorstellungen gehören diese Phänomene insofern, als sie in der Regel doch keinen phänomenalen Wirklichkeitscharakter besitzen.

2. Eidetische Anschauungsbilder.

Allgemeiner Versuch. Als Vorlage verwendet man eine nicht allzu kleine bunte Zeichnung eines wenig komplizierten Objektes auf grauem Grund, die auch ausgedehnte homogene Farbflächen enthalten soll und die die Vpn möglichst noch nicht kennen. Es eignet sich z. B. ein rot und gelb ausgeführter Apfel mit einigen schwarz gezeichneten Einzelheiten, der an einem Zweig mit einigen grünen Blättern hängt.

Instruktion: „Ich zeige Ihnen jetzt ungefähr 10 Sekunden lang eine Vorlage. Sie haben aber, im Gegensatz zu den Nachbildversuchen, diesmal nicht zu fixieren, sondern haben *fluktuierend* zu betrachten, d. h. das ganze Bild langsam und mit großer Aufmerksamkeit für den sinnlichen Eindruck abzuwandern, die sinnliche Erscheinung gleichsam zu ‚trinken'. Auf das Zeichen ‚Schluß' schließen Sie, wie bei den Nachbildversuchen, leicht die Augen, legen die Hand in bequemer Stellung leicht darüber und beobachten Ihr Augengrau so lange, bis ich den ausdrücklichen Auftrag gebe, die Augen wieder zu öffnen."

Die Augen bleiben eine Minute lang geschlossen; etwa 40 Sek. nach dem Schließen der Augen wird unvorbereitet ein Störungsreiz (Pfiff) gegeben. Wird nachher über eine der Vorlage ganz oder teilweise entsprechende Erscheinung im Augengrau von ähnlicher sinnlicher Lebhaftigkeit wie ein NB berichtet, so handelte es sich um ein sog. *eidetisches Anschauungsbild* (AB). Die Erkundungsgesichtspunkte sind dieselben wie beim NB; gefragt wird also nach Farbe (für alle Teile), Gestalt, Konturschärfe, zeitlicher Verlauf usw., ferner insbesondere auch nach

Vollständigkeit (Detailreichtum) im Vergleich zur Vorlage. (Vgl. dazu noch unten).

Anschauungsbild und Nachbild. Eine Abhebung des AB gegen das „peripher-physiologische" NB (vgl. S. 9 f.) ergibt sich schon aus den Entstehungsbedingungen. Es ist nicht eine längere Reizung ein und derselben peripheren Netzhautstelle notwendig und maßgebend für das AB. Diese entstehen vielmehr schon nach relativ kurzer und fluktuierender Betrachtung, oft sogar lediglich auf Grund einer längere Zeit vorher erfolgten Wahrnehmung oder gar bloß aus der Phantasie, und dauern trotzdem oft viel länger als die NB.

Sie sind auch eines weit größeren Detailreichtums fähig als diese und weichen außerdem meist auch irgendwie von der Vorlage ab, wählen Einzelheiten aus, verändern sich usw. Das AB oder einzelne Details, wie auch Schriftbilder, entwickeln sich nicht selten aus anfangs nur verschwommenen Andeutungen mit der Zeit zu voller Klarheit und Schärfe, um dann wieder anderem Platz zu machen. Z. B. kann es vorkommen, daß zuerst nur der allgemeine Schriftcharakter (ob Gedrucktes oder Geschriebenes, Fraktur oder Antiqua) ausnehmbar ist, dann auch das Gerüst der Ober- und Unterlängen und schließlich auch die einzelnen Buchstaben. Ferner ist oft einzelnes verändert, verlagert, vergrößert oder verkleinert.

Auch innere Umstellungen und äußere Störungsreize vermögen die AB relativ leicht zu beeinflussen. Aber sie sind andererseits doch nicht so sehr von den Reizbedingungen losgelöst und den zentralen Steuerungsfaktoren unterstellt wie die Vorstellungen.

Auch hinsichtlich der Färbung füllen die AB die Zwischenzone zwischen NB und VB in der Stufenreihe aller „Gedächtnisbilder" aus. Die echten NB sind komplementär, die AB hingegen oft auch vorlagegetreu („urbildmäßig") oder grau gefärbt.

Als Erscheinung stehen die AB durch ihre sinnliche Lebhaftigkeit den NB und damit auch den Wahrnehmungen nahe. Sie erscheinen wie diese als in buchstäblichem Sinne „mit den Augen" gesehen und vermögen sich auch mit den als real erlebten Wahrnehmungsdingen zu vermischen (vgl. S. 3 f.). Es besteht eine Verwandtschaft mit den Traumbildern.

Kriterien für den Grad der eidetischen Anlage. Als Gradmesser der Eidetik werden die drei genannten Gesichtspunkte des *Detailreichtums*, der *Färbung* und der *Dauer* des AB herangezogen. Als schwächste Stufe gilt die Fähigkeit zur Erzeugung eines einfachen, komplementären und kurzdauernden Bildes (z. B. deutlich umgrenzter grüner Fleck in der Form des halben Apfels). Die höchste Stufe erreichen langdauernde AB mit allen Details der Vorlage in urbildmäßiger Färbung, die bei entsprechender Vorlage auch ein Zählen und Lesen gestatten (vgl. S. 114).

Integrationstypologie. Daneben können, nach JAENSCH, zwei Typen von eidetischer Veranlagung unterschieden werden. Manche AB erweisen sich als von Willkür und Interesse weitgehend unabhängig. Dementsprechend erscheinen sie oft zwingend wie Halluzinationen oder Träume und werden bisweilen ernstlich mit der Wirklichkeit verwechselt; sie wirken störend, da sie ungerufen kommen und gehen und starr perseverieren; all das bietet ihrem Träger eher Nachteile als Vorteile, da es zu Störungen des Wirklichkeitsbewußtseins, zu pathologischem Lügen (kindliche Zeugenaussage!) und zu Ablenkung von der Arbeit führen kann. Relativ strenger ist dafür die Bindung an die periphere Erregung; diese AB sind darum wie die NB oft komplementär und wenig veränderlich. Sie heißen daher *nachbildnahe AB*. — Ihre Träger zeichnen sich oft allgemein dadurch aus, daß die peripheren Funktionen eine Art von Eigenleben relativ unabhängig vom Kern des persönlichen Geschehens führen; die Bewegungen sind eher steif oder mechanisiert — man denke an die „physikoformen" Bewegungen mancher Sportler, insbesondere etwa der Läufer —, das Auge verkniffen und relativ ausdrucksfrei. Dieser Typus heißt *tetanoider oder T-Typ*.

Er ist durchaus nicht auf Eidetiker allein beschränkt; im Sinne der zuletzt genannten allgemeinen Eigenschaften wurde ein allgemeiner *desintegrierter Typ* herausgearbeitet, dem der sogleich zu besprechende integrierte gegenübersteht.

Im Gegensatz zu den nachbildnahen AB sind die *vorstellungsbildnahen AB* zentralen Steuerungseinflüssen relativ stark unterworfen; sie sind durch Willkür oder Interesse veränderlich. Nur selten entsteht im AB Erfahrungswidriges (z. B. komplementäre rote Blätter oder Bäume), Sinnloses, Uninteressantes, Häßliches. Gelegentlich ist das ganze Bild ins Dreidimensionale, Körperliche gehoben; alles befindet sich in ständigem Fluß. Das AB erscheint als etwas Eigenes, das auch den Zwecken des Ganzen dienstbar gemacht werden kann. In sehr ausgeprägten Fällen helfen AB dieser Art auch über Gedächtnislücken hinweg, indem Buchseiten u. dgl. im rechten Augenblick mit allen Einzelheiten lesbar erscheinen. Ihr Wert für Gedächtnis, Phantasie und vielleicht auch Denken ist eher positiv (lebendiger, anschaulicher Schreibstil). — Die Träger dieser AB — sie heißen *basedowoide oder B-Typen* — zeigen oft auch allgemein eine innige Durchdringung der zentralen und der peripheren Funktionen untereinander zu einer organischen Einheit. Für sie sind charakteristisch gelockerte, ausdruckshaltige Bewegungen (Kunsttanz), „beseeltes" Auge, leichtes Erröten u. dgl. m. und eine größere Weichheit und stärkere Gefühlsverbundenheit der Reaktionen.

Auch hier ist wieder durch die letztgenannten allgemeinen Charakteristika eine Verallgemeinerung über die Klasse der Eidetiker hinaus zum allgemeinen *integrierten Menschentypus* erzielt. Vgl. noch S. 156 ff., 163 ff.

Einzelversuche mit Starkeidetikern. Hat man unter den Vpn einen

ausgeprägten Eidetiker gefunden, so ziehe man ihn zu einem weiteren
Versuch mit einer detailreicheren Vorlage heran.

Die Vorlagen für die Einzelversuche wähle man mindestens in Post-
kartengröße. Geeignet sind scherenschnittartige Zeichnungen, deren helle
Teile weiß oder in blassen Farben bemalt sein können, ferner auch scharf-
konturierte Bilder in stark bunten Farben. Sie seien weiters ziemlich

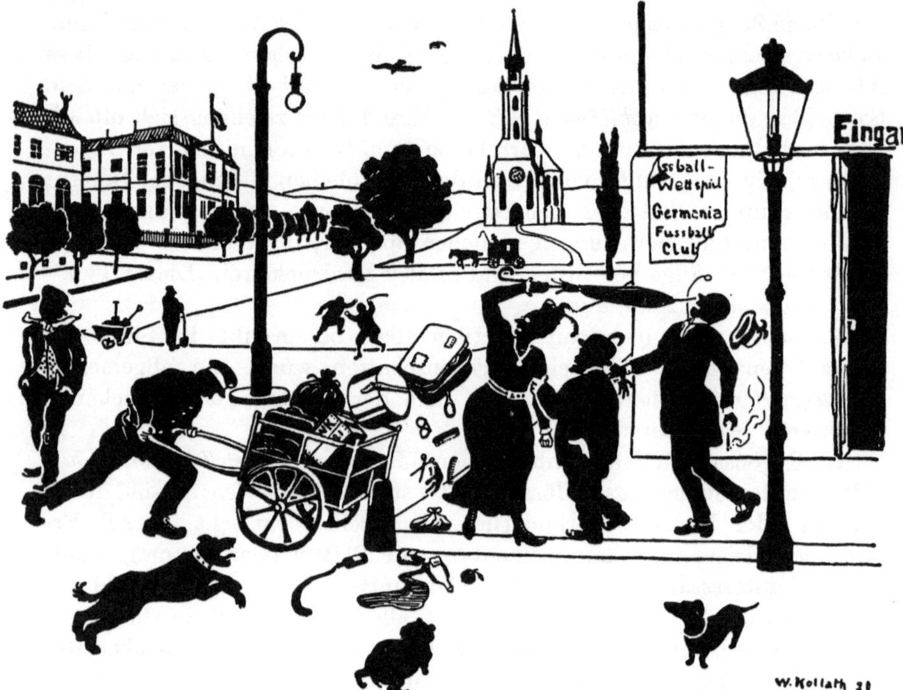

Abb. 120. Vorlage für Starkeidetiker (nach JAENSCH). (Verkleinert auf $^2/_3$ des Originals.)

detailreich, ohne sich ins allzu Kleine zu verlieren, und es bestehe die Möglichkeit, viele in der Wahrnehmung meist unbeachtete Relationen an
ihnen zum Gegenstand einer Frage zu machen (z. B. ein Gegenstand in
der Fortsetzung des anderen gelegen, Überschneidungen). Vor allem sei
manches zählbar (Fensterreihen, Pflastersteine, Blumen, Knöpfe usw.);
auch Aufschriften sind sehr von Vorteil. Bei Versuchen mit Kindern
(vgl. unten) achte man darauf, daß die Vorlagen Kindgemäß-Interessantes
und Aktuelles darstellen (Weihnachts- und Osterkarten, technische
Bilder). Ein sehr detailreiches Bild, das auch verstümmelte Aufschriften
enthält, bringt Abb. 120. (Man vgl. ferner den Münchener Bilderbogen
„Was alles am Morgen geschieht“, bei Braun und Schneider, München.)

Der Versuch wird für alle Teilnehmer sichtbar durchgeführt. Die Vorlage wird zu etwas länger dauernder fluktuierender Betrachtung dargeboten. Etwa 50 cm vor der Vp befindet sich ein grauer Schirm, ähnlich wie der bei den Nachbildversuchen verwendete, während einige andere, leicht getönte bereitstehen. Nach Beendigung der Betrachtung wird hinter dem Rücken der Vp die Vorlage zur Kontrolle allgemein sichtbar projiziert, während die Vp bei geschlossenen Augen laufend über alle Vorgänge im Augengrau berichtet. Der Versuch wird so lange fortgesetzt, als das AB andauert, wobei man den häufig vorkommenden Pausen von einigen Sekunden dadurch Rechnung trägt, daß man bei Verschwinden des AB stets noch ein wenig zuwartet, ehe man den Versuch abbricht. Die Gesamtdauer der Erscheinung kann unter stetem Wechsel auch eine halbe Stunde erreichen. Ist das AB sehr deutlich, so lasse man die Augen öffnen und den Blick auf den Schirm richten; es erscheint häufig auch auf diesem. Der Versuch wird dadurch überzeugender, insbesondere dann, wenn beim etwaigen Vorschieben getönter Schirme sich die Farben der AB mit denen des Schirmes mischen. Beginn und Ende des Versuches und auch seine wichtigeren Phasen werden mit Hilfe einer Stoppuhr festgehalten. Gelegentlich schalte man in den Versuchsgang auch wieder einen Störungsreiz ein.

Befindet sich unter den Teilnehmern kein ausgesprochener Eidetiker, so findet man eine geeignete Vp am ehesten unter 10- bis 14jährigen Jugendlichen. Vor dem eidetischen Probeversuch wird, um der Vp einen Vergleichsmaßstab zu geben, in der üblichen Weise durch Fixation eines einfachen Quadrates ein NB erzeugt. Nach dem NB schalte man eine Pause von mindestens fünf Minuten ein, da vorhergehende NB noch längere Zeit einen Einfluß ausüben können. Diese Regeln gelten allgemein für eidetische Prüfungen von Kindern und Jugendlichen.

Merkmals- und Alternativfragen. Bei eidetischen Versuchen sind Fragen, die suggestiv wirken könnten, besonders sorgfältig zu vermeiden, insbesondere wenn es sich um Versuche mit Kindern handelt. Methodisch richtig sind folgende Formen von Erkundungsfragen:

1. *Merkmalsfragen*, d. h. Fragen nach den näheren Eigenschaften einer von der Vp bereits erwähnten Erscheinung, wie z. B. bei einem AB oder NB nach Farbenton oder Sättigung, nach Größe, Gestalt, Schärfe der Kontur usw., sowie nach der zeitlichen Entwicklung des Phänomens.

2. *Alternativfragen*, wie z. B.: „Bunt oder unbunt?" oder: „Dauernd gesehen oder intermittierend?" usw. Dabei soll auch durch den Tonfall keine der beiden Alternativen ausgezeichnet sein.

Sowohl Merkmals- als auch Alternativfragen sind an die Voraussetzung geknüpft, daß schon ein Phänomen vorliegt. Ist keines vorhanden, so muß man sich im eidetischen Versuch auf die Aufforderung beschränken, das Augengrau aufmerksam zu beobachten. Es muß stets betont werden, daß es sich um eine *Schilderung des aktuell Gesehenen* handle und nicht um eine Schilderung der Vorlage aus dem Gedächtnis. Man versuche insbesondere bei Kindern den Zusammenhang des AB mit der Vorlage möglichst zu verwischen, erwähne diese am besten gar nicht und erwarte keine Übereinstimmung des AB mit ihr, die oft tatsächlich sehr locker ist.

Wirksam im Sinne einer Verdeutlichung des AB sind oft Aufforderungen wie: „Sehen Sie recht gut hin", oder „Versuchen Sie das deutlicher zu sehen", etwa in Verbindung mit der Erkundungsfrage: „Können Sie jetzt (die Menschen, die Fenster usw.) *zählen*, die Aufschrift *lesen* ?" u. dgl. m. Ferner stelle man Fragen nach der *Lage* und den *räumlichen Relationen* für solche Einzelheiten, die auf der Vorlage in gleicher Höhe liegen, gleich groß sind, sich in der Verlängerung anderer Objekte befinden, ferner nach der *Schriftart* der Aufschriften usw., kurz nach Tatsachen, die das sprachliche Gedächtnis nicht zu beachten und zu behalten pflegt. Im Laufe des Versuches sollen die gleichen Fragen auch immer von neuem gestellt werden, um etwaige Veränderungen des AB festzustellen. — Eine Liste von (zum Teil suggestiven) Fragen über Abb. 120 findet man auf S. 123 f.

Suggestivfragen können immerhin dort mit Vorteil angewendet werden, wo es in erster Linie darauf ankommt, die *Festigkeit bestimmter Aussagen* zu prüfen, wie etwa: „Sehen Sie dort wirklich einen Herrn ?", obwohl die Angabe der Vp mit der Vorlage übereingestimmt hatte.

Kriterien dafür, daß es sich um ein AB und nicht um eine bloße Vorstellung oder Wiedergabe auf Grund abstrakter Erinnerung handelt, sind:

1. Abweichende Färbung, insbesondere wenn empirisch eindeutig gefärbte Dinge (z. B. Bäume, Wiesen usw.) komplementär erscheinen.

2. Bericht über ein Kommen und Gehen des AB bzw. seiner Einzelheiten („Jetzt verschwindet es", „Es wird deutlicher") oder das Fehlen von Einzelheiten trotz vorhandener Erinnerung (z. B. „Das Haus sehe ich nicht").

3. Angabe von Einzelheiten, die entweder für gewöhnlich nicht beachtet werden (vgl. oben) oder die zu sammeln die kurze Zeit der Betrachtung nicht gestatten konnte.

4. Gelegentliches Versagen.

Bei AB, die mit geöffneten Augen gesehen werden:

5. Mischung der Farbe des AB mit der des Grundes oder sogar völliges Verdecken eines Projektionshintergrundes (insbesondere wenn dieser unhomogen ist).

6. Lebhafte, auf den Schirm hin gestikulierende Ausdrucksweise bei der Schilderung der Erscheinung. Ermüdungssymptome am Auge (Tränen usw.).

Bei starker phänomenaler Verbundenheit der Vorstellung mit dem Sinnesorgan spricht man auch auf *anderen Sinnesgebieten*, z. B. dem des Gehörs oder des Geruchs, von eidetischen Anschauungsbildern.

Verbreitung und Bedeutung der eidetischen Anlage. Die eidetische Anlage ist in *Kindheit und Jugend* häufig, unter Erwachsenen hingegen keineswegs allzu verbreitet. *Maler und Künstler* mit anschaulicher Einstellung zur Welt sind relativ häufig Eidetiker. Die eidetische Anlage ist außer von den genannten Faktoren des Lebensalters und der allgemeinen Einstellung (Beruf) auch noch von „*geopsychischen*" Faktoren (insbesondere z. B. vom Kalkgehalt des Wassers) und von *Vererbungs-*

faktoren abhängig. Sie wird auch durch die kindertümlichen *anschaulichen Unterrichtsmethoden* sowie allgemein durch starke Beschäftigung mit der Anschauung gefördert.

Es ist fraglich, ob die eidetische Anlage als solche eine entscheidende Rolle innerhalb des Seelenlebens spielt. Die Bedeutung ihrer Feststellung liegt eher darin, daß sie als ein brauchbares Symptom für die Zentriertheit einer Person in der Anschauung angesehen werden kann. Sie korreliert z. B. mit lebhafter allgemeiner Phantasie, lebendigem Stil, anschaulichem Gedächtnis und Denken, ohne daß in der Regel eine direkte Nutzbarmachung eidetischer Fähigkeiten angenommen werden kann. Zum abstrakten Denken dürfte keine positive Beziehung bestehen.

3. Die Leistungsfähigkeit des Gedächtnisses.

Assoziative, formale und sinnhafte (allgemeine) Komponente des Gedächtnisses. An den Lernakten ist ein mechanisches, ein formales und ein sinnhaftes Moment abstraktiv zu unterscheiden. Der Grenzfall des „mechanischen" Lernens ist der reinen, „blinden" Dressur vergleichbar: es fehlen Einsicht und Verständnis und auch eine das Lernen erleichternde Gliederung des Stoffes. Man kann das Gelernte mit einer Kette vergleichen, deren benachbarte Glieder durch die (wiederholte) „Berührung" im räumlichen Neben- oder im zeitlichen Nacheinander miteinander verbunden („assoziiert") worden sind. Sowohl wirklich zufällig Zusammengeratenes (z. B. die Einzelheiten eines längeren Weges) als auch wesensmäßig Zusammengehöriges kann auf diese Weise verbunden werden.

Beim formalen Gedächtnis wird die Einprägung durch einen gewissen Aufbau, eine Gliederung des Stoffes unterstützt, bei sprachlichem Material z. B. durch rhythmische Gliederung, die den Stoff „organisiert", durch Reime u. dgl., bei Figuren und Zahlenreihen durch symmetrischen Aufbau und sonstige Regelmäßigkeiten und Beziehungen, etwa Ähnlichkeit.

Das sinnhafte Gedächtnis schließlich verwendet Einsicht in allgemeinsachliche oder logische Zusammenhänge (etwa Ursache—Wirkung, Gegensatz, Verallgemeinerung usw.). Es heißt darum auch logisches Gedächtnis. Hierher gehört etwa auch das Lernen mathematischer Formeln unter Einprägung des Ableitungsweges u. dgl. m.

Mnemotechnik. Liegen die Form- oder Sinnmomente nicht wesensmäßig im Material, sondern werden sie vielmehr erst künstlich von außen her in dieses hineingetragen, so sprechen wir von ingeniösem Gedächtnis („Mnemotechnik").

Hierher gehört etwa, wenn wir uns die Einprägung der neun Musen durch das Vereinen der Anfangsbuchstaben zu der neuen Wortgestalt „Kliometerthal" erleichtern, oder wenn wir „queror" (= klagen) dadurch von „quaero" (= fragen) unterscheiden, daß wir die folgende zufällige Beziehung herauslösen: Das Wort *klage* darüber, daß es kein a (sondern ein e an Stelle von ae) und kein Aktivum besitze. Auf das Auffinden verschiedenartiger Beziehungen zwischen den einzuprägenden Zahlen gehen auch die Leistungen der Rechenkünstler und Akrobaten des Zahlengedächtnisses zurück.

„Mechanische" Einprägung sinnloser Silben[1] (nach EBBINGHAUS). Sinnlose Silben werden nach der Art von Vokabeln einer Fremdsprache zu Wörtern der eigenen Sprache assoziiert. Die Silben sollen, um jede Hilfe von seiten des Sinn- oder Formgedächtnisses möglichst auszuschließen, weder an ihre „Partner" noch auch an andere Wörter der eigenen Sprache anklingen oder zu jenen besondere Beziehungen haben (z. B. gleiche Anfangsbuchstaben oder Vokale) und auch selbst nicht besonders charakteristisch (etwa „komisch") klingen. Geeignet sind z. B. folgende Paare: Tisch-wol; Hand-fep; sieben-daun; Brief-zech usw.

Dementsprechend werden die Vpn, denen man vorher auch die Darbietungsart, die Beschaffenheit (Beispiele geben!), den Umfang und die Anzahl der Darbietungen des zu lernenden Stoffes angegeben hat, aufgefordert, völlig stumpf-mechanisch (d. h. unter Vermeidung aller Sinnerfüllung oder sonstiger mnemotechnischer Kunstgriffe) in aufmerksamer Einstellung auf das Erlernen des Stoffes sich die gekoppelten Paare so gut als möglich einzuprägen. Lautes oder flüsterndes Nachsprechen ist zu vermeiden. Der Grad der Anspannung soll bei allen Gedächtnisversuchen gleichbleiben, innerhalb einer Versuchsgruppe auch die Art des Lernens.

Trefferverfahren. Man teilt ferner mit, daß nach erfolgter Darbietung die Wörter in vermischter Reihenfolge genannt werden würden. Man habe sich auf die zugehörige Silbe zu besinnen. Die allfällige Reproduktion hätte stets still zu erfolgen; erst nach Ablauf von drei Sekunden werde der Versuchsleiter die richtige Silbe mitteilen. War die eigene Lösung richtig, so wäre das im eigenen Heft mit einem +-, war sie unrichtig oder wurde überhaupt nichts erinnert, so wäre das mit einem —-Zeichen zu vermerken. Man achte darauf, daß kein Vermerk ausbleibt. Nachher wird für jede Silbe durch Abstimmung festgestellt, wie oft sie richtig reproduziert wurde (Trefferverfahren). Ferner wird auch die Gesamtsumme und die durchschnittliche Trefferzahl pro Paar und pro Vp berechnet.

Ergeben einzelne Paare besonders hohe Trefferzahlen, so diskutiere man die möglichen Ursachen dafür: Leichte Herstellbarkeit einer formalen oder sinnvollen Beziehung zum Vorderglied, Affektbetontheit des Vordergliedes (vgl. S. 145), Stellung am Anfang oder Ende der Reihe usw. (Wenn eine abermalige Abprüfung [vgl. S. 122f.] geplant ist, verschiebe man diese Diskussion auf später.)

Die Darbietung kann *optisch* oder *akustisch* erfolgen.

---

[1] Dieser Versuch, der Gedankenpaarversuch und der Ergänzungsversuch (S. 120f. und 121f.) sind wegen nochmaliger Abprüfung (vgl. S. 122) an ein und demselben Versuchstag durchzuführen.

Bei optischer Darbietung verwendet man am besten den LIPPMANNschen Gedächtnisapparat. Dieser ist zwar ursprünglich für Einzelversuche bestimmt, läßt sich aber auch unter ein Episkop montieren und so für Massenversuche verwenden. Der Apparat ist auch bei den akustischen Darbietungen als Hilfe für den Versuchsleiter verwendbar. Auf Papierstreifen sind die Paare untereinander, deren Glieder paarweise nebeneinander angeordnet. Die Streifen können auf einer Walze montiert werden, die durch ein nahezu geräuschloses Uhrwerk mit variabler Geschwindigkeit ruckweise hinter einem Spalt bewegt wird. Die Silbenstreifen werden auf der Schreibmaschine oder in Tusche hergestellt. Geeignete Silbenlisten sind auch im Druck erschienen (H. RUPP, Silbenreihen für Gedächtnisversuche nach MÜLLER-SCHUMANN, Naumburg a. d. Saale, 1909).

Einfacher, wenn auch etwas weniger exakt, ist das ruckweise Verschieben groß gezeichneter Paare hinter dem Spalt eines Schirmes von Hand aus. Für kleinere Gruppen eignet sich ein sog. „Kartenwechsler".

Standardreihe. 10 Paare, einmalige akustische Darbietung. Nach je 2 Sek. ein Paar (Tempo vorher einlernen, beim zweiten Glied jedesmal Stimme senken!).

Kurze Reihe. 5 Paare, einmalige akustische Darbietung. Die durchschnittliche Trefferzahl pro Paar ist im Regelfall beträchtlich größer als beim Versuch mit den 10 Paaren. Obwohl auch hier bloß einmal gelesen wurde, also jedes Vorderglied wiederum bloß einmal mit dem zugehörigen Hinterglied assoziiert wurde, wird diese Reihe besser erlernt wie die Standardreihe.[1] Es gilt also: Längere Reihen erfordern eine größere Wiederholungszahl, also unverhältnismäßig mehr Arbeitsaufwand als kürzere.

Daraus darf jedoch nicht der Schluß gezogen werden, daß es ökonomischer ist, einen längeren Stoff in Teilen zu lernen als im Ganzen. Denn maßgebend bleibt stets der Gesamtumfang des zu lernenden Stoffes. Das „*Ganzlernverfahren*" ist dem „*Teillernverfahren*" sogar überlegen, weil dadurch die das Lernen unterstützende Übersicht über den Sinn erleichtert und falsche Assoziationen (z. B. zwischen dem Ende und dem Anfang ein und derselben Strophe eines Gedichtes), die dann als Hemmungen wirken, vermieden werden. Ein Nachteil kann allerdings wieder darin liegen, daß der Lernerfolg nicht so deutlich miterlebt wird wie beim Teillernverfahren, wodurch indirekt durch Minderung der Arbeitsfreude der Lernerfolg herabgesetzt werden kann.

---

[1] Bei diesem Versuch könnte eingewendet werden, daß die Bedingungen nicht mehr gleichwertig seien, da bereits eine Beeinträchtigung durch die früheren Versuche stattgefunden hätte. Wir bemühen uns jedoch — wie überall in Fällen, in denen ein ähnlicher Einwand erhoben werden könnte — die Reihenfolge so zu wählen, daß durch die notwendigen technischen Mängel der Versuchsanordnung bloß eine Verundeutlichung der zu zeigenden Gesetzmäßigkeiten erfolgen kann, nicht aber eine Unterstreichung. Trifft dann das auf Grund der Ergebnisse der exakt durchgeführten Originalarbeiten zu erwartende Resultat trotzdem ein, so ist dies eine um so stärkere Bestätigung für die in Frage stehenden Gesetze. Auch im vorliegenden Falle könnte eine Störung durch vorhergehende andere Assoziationen bloß die Treffer vermindern, also das im folgenden zu nennende Gesetz verschleiern.

Vergleich mit optischer Darbietung. 10 Paare, einmalige optische Darbietung. Expositionszeit pro Paar 1 Sek., Pause 1 Sek. Man vergleiche die durchschnittliche Trefferzahl pro Vp mit der des entsprechenden auditiven Standardversuches. Ein Schluß auf die allgemeine Überlegenheit der unter unseren Versuchsbedingungen bevorzugt gefundenen Darbietungsart wäre aber voreilig.

Gedächtnistypen. Ferner vergleiche jede Vp ihre eigenen Trefferzahlen bei diesen beiden Versuchen mit den entsprechenden Durchschnittswerten. Weichen jene in verschiedenem Grade oder gar in verschiedenem Sinne (die eine nach oben, die andere nach unten) von diesen ab, so läßt das darauf schließen, daß die betreffende Vp in ausgeprägter Weise dem *visuellen* bzw. dem *auditiven Gedächtnistypus* angehört. Durch Befragung der extremeren Fälle kann festgestellt werden, ob damit auch eine Neigung zu *vorstellungsmäßigem* „*Übersetzen*" der dargebotenen Eindrücke in das bevorzugte Sinnesgebiet (Gehörtes in Gesehenes bzw. Schrift in Klangvorstellung) Hand in Hand ging.

Man lasse sich in diesem Zusammenhang auch über weitere Lerngewohnheiten berichten. Es dürfte sich dabei herausstellen, daß es auch eine Neigung zu *motorischem* Verhalten gibt; für Angehörige dieses Typus ist das Nachsprechen besonders wertvoll, und zwar auch, wenn es leise erfolgt. Der Motoriker steht dem Auditiven näher als dem Visuellen.

Aufschlüsse über den Gedächtnistypus geben auch noch gewisse *charakteristische Fehler.* Der Auditive verwechselt vorwiegend ähnlich klingende Buchstaben oder Wörter, z. B. P und B, D und T oder zwei und drei in Telephonnummern, der Visuelle hingegen ähnlich aussehende, z. B. B und R, D und O oder 1 und 7. Der Auditive lernt bei Vorträgen besser, während der Visuelle Bücher vorzieht, wobei er dann häufig anzugeben imstande ist, an welcher Stelle einer Seite, in welchem Druckstil usw. er dies oder das gelesen hat. Ein guter Unterricht nimmt auf beide Typen Rücksicht.

Eine einfache Bestimmung des Gedächtnistypus ermöglicht das *Buchstabenquadrat* (nach BINET). Es sollen die Buchstaben in Abb. 121 in normaler Lesereihenfolge gelernt werden. Die Darbietungszeit beträgt ungefähr eine viertel Minute, die Lernart wird freigestellt, doch sollen keine formalen oder sinnhaften Lernhilfen angewendet werden. Auch vermeide man die Bildung von einheitlichen Wörtern aus den Buchstaben, sondern lerne sie als Einzelgebilde. Kriterien für den visuellen Typ sind nebst den charakteristischen Fehlern, daß er nachträglich relativ leicht auch die vertikalen Aufeinanderfolgen zu reproduzieren vermag oder die Reihe von rückwärts hersagen kann, hingegen beim Fortschreiten von Zeile zu Zeile relativ häufig versagt. (Ein Maß für die Güte der geforderten Leistungen kann

M	B	G	O
S	D	F	N
C	W	L	R
P	K	T	H

Abb. 121.
Buchstabenquadrat.

hier die *Zahl der "Hilfen"* sein, die während der Reproduktion notwendig waren.) An Stelle der Buchstaben können auch Zahlen oder Silben verwendet werden.

Wiederholung. Die optische Reihe wird nun nochmals dargeboten. Man bildet die Differenz der durchschnittlichen Trefferzahl mit der beim ersten Versuch gefundenen. Sie gibt den durchschnittlichen Lernzuwachs durch die zweite Darbietung an. Es ist zu erwarten, daß diese — trotz der bei der ersten Abprüfung erfolgten weiteren Festigung des Stoffes — kleiner ist als die durchschnittliche Trefferzahl nach der ersten Darbietung. Dies würde zeigen, daß, zumindest für einen Lernstoff von der Beschaffenheit und dem Umfang des unsrigen, die ersten Darbietungen mehr Effekt haben als die späteren. Damit verwandt ist ein weiteres Gesetz, demzufolge der Dauererfolg des Lernens bei einer entsprechenden Verteilung der Wiederholungen in der Zeit größer ist als dann, wenn sie stark zusammengedrängt werden. Jede Wiederholung gleicht dann in ihrer Wirkung mehr einer ersten Darbietung.

Assoziative Hemmung. Man bilde unter Verwendung der 10 Vorderglieder der zuletzt gelernten Reihe neue Silbenpaare, wobei als zweite Glieder solche Silben gewählt werden, die bisher noch nicht vorkamen. Die neue Reihe wird unter gleichen Bedingungen (einmalige optische Darbietung) gelernt wie ursprünglich die alte Reihe. Es stellt sich heraus, daß die Trefferzahl kleiner ist als die der alten Reihe bei der ersten Abprüfung. Eine Analyse der Fehler ergibt, daß die zuerst gestifteten Verbindungen mit den neuen Assoziationen interferieren. Die Erlernung eines bereits vorbelasteten Materials stößt also auf größere Schwierigkeiten als die eines Stoffes, der noch keine Verbindungen eingegangen war.

Einfluß der Gliederung. Führt man noch einen Versuch mit rhythmischer Gliederung des Lernstoffes durch (Vergleich einer 12silbigen monoton gesprochenen mit einer 12silbigen, in 4 Dreiergruppen rhythmisch gegliederten Silbenreihe nach dem Trefferverfahren), so zeigt sich, daß durch die ganzheitliche Organisation eine sehr beträchtliche Erhöhung des Effektes eintritt.

Gedächtnisspanne (Umfang des Bewußtseins). Man teilt mit, daß eine längere Reihe von sinnlosen Silben vorgesprochen werden würde. Es ist zu versuchen, das Vorgesagte so lange als möglich mit einem Blick zu überschauen und zu behalten. Man beginnt mit einer 4silbigen Reihe und geht dann zu immer wieder anderen 5-, 6-, 8-, 9-, 10-, 12silbigen Reihen (eine Silbe in der Sekunde) über. Es zeigt sich, daß bei Überschreiten der Gedächtnisspanne (bei etwa 6 bis 8 Silben) die ganze, bis dahin mühsam in einem Bewußtseinsinhalt zusammengehaltene Reihe plötzlich zusammenbricht, wobei auch die Reproduktionsmöglichkeit rapid abfällt. (Bei 6 Silben werden etwa noch alle 6 richtig reproduziert, bei 7 nur mehr 3.) Wegen dieses äußerst charakteristischen Schnittes wird diese „*Methode des unmittelbaren Behaltens*" auch viel für Prüfungsaufgaben („Gedächtnistests") verwendet. (Z. B. gilt für Zehnjährige das Nachsprechen von 6 Ziffern oder eines 20silbigen kindertümlichen Satzes als Durchschnittsleistung.) Man bilde den Durchschnitt der Leistung für alle Teilnehmer.

Jeder Teilnehmer hat diesen und auch den Umfang seines eigenen unmittelbaren Behaltens für die *typologische Auswertung* zu notieren.

Lernen unter Verwertung allgemeiner Zusammenhänge. Schon eine Wiederholung der Silbenversuche mit Paaren von sachlich zusammengehörigen Wörtern (z. B. Geld — Zinsen; Jagd — Fischerei; Kleid — Schneider) würde, auch bei Verlängerung der Reihen, weit höhere Trefferzahlen ergeben. Im unmittelbaren Behalten können Sätze von etwa 30 bis 40 Silben bewältigt werden.

Gedankenpaare. Noch drastischer und auch zur Demonstration der Unabhängigkeit des sinnhaften Gedächtnisses vom sprachlichen Material geeignet ist die Zusammenstellung von Gedankeneinheiten zu Paaren (nach BÜHLER).

Als Beispiel führe man mit 2 bis 3 Paaren einen Vorversuch aus, etwa: Napoleon und Königin Luise — Der geniale Barbar.

Bevölkerungszunahme der Neuzeit — Rassenkämpfe der Zukunft (wobei man am Ende des ersten Gliedes die Stimme hebt, am Ende des zweiten senkt).

Man teilt mit, daß 10 solcher Paare geboten würden. Nachher würden in veränderter Reihenfolge die ersten Hälften genannt werden; die zugehörigen zweiten Hälften wären still zu reproduzieren. Nach 5 Sek. würde vom Versuchsleiter zur Kontrolle das zugehörige Hinterglied genannt werden. Es ist mit einem $+$-Zeichen zu vermerken, wenn die Reproduktion dem Wortlaut nach richtig war, mit einem $\pm$, wenn sie nur dem Sinne nach richtig war, und mit —, wenn sie verfehlt war oder überhaupt keine Reaktion eintrat.

Man gebe ein vorbereitendes Beispiel, etwa: Bevölkerungszunahme der Neuzeit (Stimme heben!) — — (Als sinngemäß richtig zählt etwa auch noch: „Es drohen große Kriege").

Beispiel einer vollständigen Reihe für Hochschulstudenten (die Nummern in der Klammer sollen nicht genannt werden):

(1) Die adelnde Macht des Gedankens — Das Bildnis Kants.
(2) Böcklins Einsiedler — Betende Musik.
(3) Die Großmacht Presse — Der Herdentrieb des Menschen.
(4) Geistige Entwicklung und sittliche Entartung — Greisenhafte Züge in unserem Gesellschaftsleben.
(5) Die Grenze des Fernrohres — Die Unendlichkeit des Universums.
(6) Spinozas Ethik — Segen und Gefahren der Einsamkeit.
(7) Die Weltherrschaft der Römer — Die Völkerwanderung.
(8) Die Arbeit im modernen Leben — Das nomadische Lebensideal.
(9) Das Übersprudeln der Gedanken — Die Verschwendung in der Natur.
(10) Das Wesen der Sprache — Maler und Gemälde.

Abfragung in veränderter Reihenfolge, etwa 5, 3, 6, 1, 4, 8, 2, 10, 7, 9. Bei einer Zusammenstellung neuer Paare achte man darauf, daß der Zusammenhang wirklich ein rein gedanklicher ist und nicht etwa schon eine geläufige Verbindung aus dem täglichen Leben her besteht, wie dies z. B. bei dem Paar „Beethovens Symphonien — Der Applaus des Publikums" der Fall wäre.

Es zeigt sich eine gewöhnlich *bedeutend höhere Trefferzahl als bei den sinnlosen Silbenpaaren*, auch wenn man bloß die wörtlich richtigen Lösungen in Betracht zieht. Dies ist um so bemerkenswerter, als auch die Länge der hier reproduzierten Elemente bedeutend größer ist; ein Vergleich nach der Anzahl der richtig wiedergegebenen Silben würde also das Ergebnis noch weit mehr zugunsten des vorliegenden Versuches verschieben.

Man vergleiche die Zahl der wörtlich mit der der bloß sinngemäß richtigen Antworten. Letztere müssen einem *von der konkreten sprachlichen Formulierung unabhängigen* „Gedankengedächtnis" zugeschrieben werden (vgl. S. 139).

Methode der abstraktiven Auswertung. Eine Verarbeitungsmethode von Ergebnissen wie die getrennte Behandlung der nur dem Sinne nach und der auch material richtigen Lösungen nennen wir „abstraktive Auswertung".

Ergänzungsversuch. Das Verfahren steht der Methode der Gedankenpaare zur Seite. Es werden jedoch diesmal zuerst alle zweiten Hälften einer analogen neuen Liste von Paaren (wieder mit Senken der Stimme am Ende) hergesagt, darnach in vermischter Reihenfolge die ersten Hälften. Die Aufgabe besteht darin, die zugehörigen zweiten Hälften zu nennen, obwohl eine Stiftung von „Berührungsassoziationen" hier gar nicht stattgefunden hat. Es wird wieder wörtliche und bloß sinngemäße Richtigkeit getrennt gezählt.

Zur Erläuterung führe man wieder ein Beispiel durch, etwa:
— Die Einheit der Spezies Mensch (1).
— Der Phaetonsflug des menschlichen Geistes (2).

Man teilt mit, daß nach 10 Hintergliedern dieser Art in veränderter Reihenfolge die zugehörigen Vorderglieder geboten werden würden.

Für unser Beispiel (zu lesen mit sich hebender Stimme):
Die moderne Maschine — (nach 5 Sek. wird zur Kontrolle das zugehörige Glied (2) genannt)
Homer und die Bibel — usw.
Beispiel für den Hauptversuch:
— Selbstbeschränkung in der Freiheit (1).
— Spiel als Arbeit (2).
— Verblassende Verewigung des Einmaligen (3).
— Dressur oder Veredelung des Geistes (4).
— Entwicklung als Differenzierung (5).
— Jugend und Mannesalter der Wissenschaft (6).
— Die Beständigkeit im Veränderlichen (7).
— Das Spiel als Ersatz für den Ernst (8).
— Rechte und Pflichten der Selbstbestimmung (9).
— Harmonie und Zerrissenheit der Menschennatur (10).

Dazu die Vorderglieder (in der Klammer das zugehörige Hinterglied):
    Zivilisation oder Kultur — (4).
    Psychologie und Physik — (6).
    Der Einzelne in der Gesellschaft — (1).
    Caruso im Grammophon — (3).
    Der Kreislauf der Mode — (7).
    Künstlerisches Schaffen — (2).
    Die Emanzipation der Frau — (9).
    Die Kampflust des Sportlers — (8).
    Die Arbeitsteilung am laufenden Band — (5).
    Goethe und Schopenhauer — (10).

Es werden auch hier meist zahlreiche Treffer erzielt, was zeigt, daß *auch Sinnzusammenhang allein ohne zeitliche Berührung als Reproduktionsmotiv wirksam sein kann.* Es zeigen sich aber gewöhnlich zwei bemerkenswerte Unterschiede zwischen den Ergebnissen des Ergänzungsversuches und des Gedankenpaarversuches. Erstens ist, wie nicht anders zu erwarten, die Anzahl der Treffer kleiner, der Ausfall des „Kontiguitätsfaktors" macht sich also fühlbar. Zweitens gibt es relativ zu den wörtlich richtigen Reproduktionen mehr bloß dem Sinne nach richtige. Dadurch, daß die Sinnmomente hier mehr als bei den Gedankenpaaren zum Träger (Schöpfer) der Gedächtnisverbindung werden, rückt also auch das Gedächtnismaterial mehr vom sinnlich gegebenen Wortlaut zum rein Gedanklichen hinüber.

Dauerndes Behalten. Der Lernstoff des Standardversuches über mechanisches Gedächtnis und der — wie vorausgesetzt, am gleichen Tage durchgeführten — Versuche über sinnhaftes Gedächtnis (Gedankenpaare und Ergänzungen) wird nach Verlauf einer Woche einer neuerlichen unangesagten Überprüfung unterzogen.

Wären die Versuche nicht alle an einem Tage durchgeführt worden, so könnte entweder die Unwissentlichkeit über die neuerliche Abfragung nicht für alle Versuche gewahrt werden, wodurch einzelne Vpn zu Reproduktionsversuchen in der Zwischenzeit geführt werden könnten, oder aber es wäre — bei gleichzeitiger Vornahme der Überprüfung — die verstrichene Zeit für die verschiedenen Versuche nicht die gleiche, die Bedingungen also ebenfalls unvergleichbar.

Man gehe für die drei genannten Versuche der Reihe nach genau so vor, wie das bei der ersten Abfragung der Fall gewesen ist. Die Ergebnisse werden gemeinsam mit denen der Ausgangsversuche in einer Tabelle zusammengestellt.

Am stärksten — oft fast vollständig — *vergessen wird* im Regelfall *das sinnlose Material.* An nächster Stelle pflegen mit relativ geringem Abfall die Gedankenpaare zu stehen. Bei den Ergänzungsversuchen finden wir bisweilen sogar eine Vermehrung der Treffer. Ferner zeigt sich meist eine deutliche *Verschiebung zugunsten der nur dem Sinne, nicht aber dem Wortlaute nach richtigen Reproduktionen.* Beim dauernden Behalten tritt also die Überlegenheit des Gedankengedächtnisses über das assoziativ-konkrete Zeichengedächtnis noch deutlicher zutage als beim aktuellen Lernen. Daß der auf Sinnzusammenhängen beruhende Anteil an den Gedächtnisleistungen mit der Zeit eher noch zunimmt, liegt vielleicht an einer funktionalen Weiterverarbeitung. Damit hängt wohl auch zusammen, daß die Bindung an das konkrete Zeichenmaterial immer schwächer wird.

Latentes Gedächtnis. Man biete die Wort-Silbenpaare nochmals dar und prüfe dann wieder; die Treffer sind in der Regel sogar zahlreicher als nach der zweiten Lesung, ganz zu schweigen vom Verhältnis zu den wenigen Treffern bei der ersten Abfragung nach einer Woche. Es gibt also latente Gedächtnisnachwirkungen, die sich erst bei neuerlicher Auffrischung voll bemerkbar machen (EBBINGHAUS fand für das Wiedererlernen sinnloser Silbenreihen noch nach Jahrzehnten eine „*Ersparnis*" von einigen Prozenten).

Methoden der Gedächtnisprüfung. Bei Versuchen nach der Art der Gedächtnisprüfungen lassen sich die folgenden, im obigen bereits besprochenen Methoden in Anwendung bringen: *Trefferverfahren* (vgl. S. 116), *Methode der Hilfen* (vgl. S. 119), *Methode des unmittelbaren Behaltens* (vgl. S. 119 f.), und zur Prüfung des dauernden Behaltens das soeben genannte *Ersparnisverfahren*. Eine weitere Methode, das *Erlernverfahren*, bestimmt die Zahl der bis zur völligen Beherrschung nötigen Wiederholungen oder die aufgewendete Zeit. Über die *Methode der behaltenen Glieder* vgl. S. 145.

Aussageversuch über Erinnerungstreue. Es soll untersucht werden, ob und wie weit persönliche Angaben von einem objektiven Tatbestand abweichen und welche Unterschiede unter den Menschen auf diesem Wege zutage treten. Wurde seinerzeit ein eidetischer Versuch mit der Vorlage Abb. 120 oder einem anderen an Einzelheiten reichen Bild durchgeführt, wobei die Zuschauer Gelegenheit hatten, die Vorlage längere Zeit zu betrachten, so kann man daran anknüpfend eine Reihe von Fragen stellen. Andernfalls zeige man ein geeignetes Bild (z. B. Georgi, Pflügender Bauer, oder Strich-Chapell, Lieb Heimatland ade, beide im Verlag Teubner) eine Minute lang. Eventuell veranstalte man auch eigens eine Szene mit anschließender „Zeugenvernehmung".

Die Fragen für Abb. 120 hätten etwa zu lauten:
1. Wo stand auf dem Bild eine Kirche?
2. Wo befand sich eine Bogenlampe?
3. Stand der Leuchtkörper nach rechts oder nach links?
4. Gab es auf dem Bild auch noch andere Lampen?
5. Wieviele Personen waren auf dem Bild zu sehen?
6. Wieviele davon befanden sich im Vordergrund?
7. Welche Vorgänge spielten sich zwischen ihnen ab?
8. Waren auch Tiere auf dem Bild? Wo?
9. Welche Haltung nahm der Mann rechts auf dem Bild ein?
10. Berichten Sie über seinen Hut. Wo war er und wie sah er aus?
11. Hielt er etwas in seinen Händen? Was?
12. Beschreiben Sie die Frau im Vordergrund!

13. Was fiel aus dem sich öffnenden Koffer im Vordergrund?
14. Was befand sich vor der Kirche?
15. Auf welchem Weg konnte man zur Kirche gelangen?
16. Wo befanden sich Bäume auf dem Bild?
17. Waren Hügel oder Berge in der Landschaft sichtbar? Wo?
18. Wo befanden sich Häuser? Wieviele waren insgesamt zu sehen?
19. Welche Aufschriften befanden sich auf dem Hause rechts im Vordergrund?
20. Waren Vögel in der Luft? Wieviele?

Einige dieser Fragen sind Suggestivfragen, da in diesem Versuch gerade auch die Suggestibilität geprüft werden soll. Eventuell kann man jede Antwort auch mit einem subjektiven Sicherheitsindex versehen lassen (etwa „sicher“, „vermutlich“, „zweifelhaft“ usw.).

Die auftretenden Erinnerungsverschiebungen betreffen oft die gröbsten Punkte und sind bisweilen überraschend groß (STERN). Es ist nach Beendigung des Versuches eine Statistik darüber aufzustellen, welche Fragen am häufigsten richtig beantwortet wurden und welche am wenigsten oft. Die Begründung dafür ist zu suchen. Man achte ferner auch auf die interindividuellen Unterschiede der Reichhaltigkeit und Treue der Angaben.

Suggestibilitätsversuch (nach BINET). Man läßt während der Kursstunde eine Münze von Hand zu Hand gehen und fordert die Teilnehmer auf, sie genau zu betrachten. Am Schluß der Stunde spricht der Kursleiter in recht suggestivem Tone: „Sie haben ja wohl alle bemerkt, daß die Münze ein kleines Loch hat. Um Ihre Beobachtungsgabe zu prüfen, zeichnen Sie einfach auf ein Stück Papier einen Kreis und bezeichnen Sie dann die Stelle des Loches durch ein kleines Kreuz!“ Man stelle fest, wie viele Teilnehmer der Suggestion unterlegen waren, wie sich die Angaben über das Loch über die Münze verteilten und welche Anhaltspunkte an derselben es eventuell waren, die sich nachträglich zum falschen Erinnerungsbild eines Loches verdichteten.

4. Freier und geordneter Denkverlauf.

Assoziationsversuche ohne bestimmte Aufgaberichtung. Es werden der Reihe nach einzelne Wörter („Reizwörter“) akustisch oder visuell dargeboten; die Vpn haben das jeweils erste ihnen zwanglos dazu einfallende Wort („Reaktionswort“) zu notieren (nebst dem zugehörigen Reizwort). Man verwende zuerst etwa 20 bis 40 eindeutige Wörter als Reizwörter: Mutter, neun, Prüfung, groß, jetzt, Deutscher, Kuchen, schlafen, Messer, Stolz, Brief, ich, gelb, Mut, Haus, Fuß usw. Jede einzelne Darbietung wird durch ein vorbereitendes Klopfen eingeleitet.

Anschließend stellt man die Beziehungen der Reaktionswörter zu den Reizwörtern fest. Es ergeben sich in der Regel typologische Unterschiede: eine Gruppe neigt nach VAN DER HORST zur Prädikation und zu gefühlsbetonten Reaktionswörtern (Mutter — sanft, lieb, gut; Prüfung — fleißig, Angst, durchfallen, gefährlich, bestanden). Ferner zeigen seine Antworten lebendigen Zusammenhang mit dem Reizwort und gleichzeitig Abwechslung, die leichtflüssig von einem zum anderen übergeht; dies soll durch die Bezeichnung „*assoziativer Typus*" getroffen werden (vgl. dazu S. 164f.). Eine andere Gruppe hingegen neigt mehr zu einer Konstanz des grammatikalischen Typus (auf Substantiv folgt wieder Substantiv, auf Verbum ein Verbum usw.), verbunden mit einer Bevorzugung bestimmter formallogischer Verhältnisse (Nebenordnung, Teil, Wirkung), und einer gefühlsfreien Sachlichkeit (Mutter — Vater, Frau, Kind; Prüfung — Professor, Frage, Lehrer, um 4 Uhr). Die Konstanz des Begriffstypus weist auf die Tendenz hin, längere Zeit bei ein und demselben zu verharren. Dies zeigt sich auch in der relativen Häufigkeit eines mehrmaligen, stereotypen Auftretens ein und desselben Reaktionswortes oder eines vergangenen Reizwortes als Reaktionswort. Hand in Hand damit geht anderseits eine oft bis ins Sinnlose gehende Sprunghaftigkeit (Stolz — Haferflocken; Kuchen — Mozart), die sich in manchen Fällen durch rückschauende Selbstbeobachtung auch als weitläufige Mittelbarkeit der Assoziation entlarven läßt (Messer — [Operieren] — Oper). Das ganze geschilderte starrsprunghafte Verhalten hat man als „*perseveratives*" dem beweglichkontinuierlichen assoziativen gegenübergestellt. Der Reaktionstypus der Teilnehmer ist festzustellen und von jedem einzelnen zu notieren.

Ein zweiter Gesichtspunkt bei der Auswertung ist die Unterscheidung hinsichtlich der *inhaltlichen Beziehungen der Reaktionswörter zum reagierenden Individuum:* ob in den Antworten (a) jüngstvergangene oder (b) besonders häufige oder (c) besonders lebhafte oder (d) augenblicklich besonders wichtige Erlebenssphären zum Durchbruch kommen. — In ähnlicher Weise können auch *Traumanalysen* vorgenommen werden, wobei insbesondere die Ereignisse des vorhergehenden Tages im Vergleich zu früheren Zeiten zu beachten sind.

Freies Assoziieren kann auch in längeren Reihen geübt werden. Die Protokolle erinnern stark an „Ideenflucht" und Traum.

Man gebe sodann noch fremdsprachige und mehrdeutige Reizwörter (Arbeit, Stock, Schild, Tor, Ton) und untersuche nach derselben Methode und unter Heranziehung der Selbstbeobachtung ihre Bedeutungspräzisierung.

Aufdeckung verborgener Handlungen (nach LANGFELD und ALLPORT). In verschlossenem Umschlag wird eine Instruktion von folgender Art vorbereitet: „Gehen Sie in das Bücherzimmer. In der rechten Tischlade finden Sie einen an Ihren Kollegen N. adressierten verschlossenen Brief. Er ist heute mit der Post gekommen. Öffnen Sie ihn vorsichtig und lesen Sie aufmerksam den Inhalt. Nachher stellen Sie den ursprünglichen Zustand sorgfältig wieder her, so daß niemand etwas bemerken kann. Klebzeug zum Zukleben des Briefes finden Sie auf dem Schreibtisch." — Der Instruktion entsprechend wird auch alles übrige vorbereitet. Der Inhalt des Briefes betrifft eine (vom Versuchsleiter frei erfundene) heikle Privatangelegenheit, etwa finanzielle Schwierigkeiten und Schulden des Adressaten. — Außerdem ist eine Liste von 40 Reizwörtern bereitzuhalten, von denen 20 indifferent sind und 20 in Beziehung zum anbefohlenen „Vergehen" stehen. Die letzteren heißen „kritische" Reizwörter. Sie sind unregelmäßig unter die ersteren eingestreut, aber so, daß sie gelegentlich auch gehäuft auftreten (zur Verwirrung des Täters). Für unser Beispiel wäre eine geeignete Liste etwa: Stuhl, Hut, Pferd, Mahlzeit, schwarz, Brief*, Bleistift, Fenster, Schulden*, Klebzeug*, Tischlade*, Kaffee, Kirche, Telephon usw. (Die kritischen Reizwörter sind mit einem Sternchen versehen.)

Es werden drei möglichst gleichgeartete Teilnehmer des Kurses ausgewählt. Sie erhalten eine verschlossene Instruktion (vgl. unten) ausgefolgt. Sie werden angewiesen, den Raum gemeinsam zu verlassen und sich dann untereinander einig zu werden, wer von ihnen den Auftrag übernehmen soll. Niemand außer ihnen selbst weiß also, wer die Instruktion ausgeführt hat. Unter den beiden nicht Betroffenen hat einer die Instruktion mitzulesen und sich dann mit dem anderen zusammen, der über die Aufgabe völlig im unklaren bleibt, nach Belieben zu beschäftigen, bis der „Täter" seinen Auftrag erledigt hat. Sodann kehren alle drei gemeinsam zu den übrigen zurück. Sie haben mit allen Mitteln zu verbergen, welcher von ihnen der Ausführende war und worin die Tat bestand. .

Nachdem die drei Vpn den Raum verlassen haben, wird den übrigen Teilnehmern der Inhalt der Instruktion vorgelesen. Sie sind also über das „Vergehen" selbst informiert; als „Täter" kommen jedoch drei Personen in gleicher Weise in Betracht. Es soll untersucht werden, ob der Täter sich durch Eigentümlichkeiten seines freien Assoziierens verrät. Die Reizwörter werden so, daß sie die Vpn bis zum Abschluß des Versuches nicht zu Gesicht bekommen, untereinander an die Tafel geschrieben (die kritischen mit einem Sternchen versehen) und erläutert, ebenso das weitere Verfahren nach Rückkehr der drei Vpn.

Dieses besteht in folgendem: Eine der Vpn (sie wird durch das Los bestimmt) nimmt, während die anderen beiden den Raum abermals zu verlassen haben, für alle im Profil sichtbar auf einem Stuhl Platz und schließt die Augen. Sie erhält den Auftrag, auf jedes der — in rascher Folge gerufenen — Reizwörter so rasch als möglich mit dem zunächst einfallenden Wort zu reagieren. Gleichzeitig wird sie darauf aufmerksam gemacht, daß sie die Instruktion so aufzufassen hätte, als wäre sie ihr vom Untersuchungsrichter zum Zwecke der Aufdeckung der Tat gestellt. Sie wird also, falls sie der „Täter" ist, alle Kunst aufwenden, um der Instruktion äußerlich nachzukommen und sich doch nicht zu verraten. Die übrigen Teilnehmer haben sich während der Prüfung streng jeder Meinungsäußerung zu enthalten.

Mit Hilfe einer Stoppuhr (exakter: eines Schallschlüssels in Verbindung mit einem Chronoskop) werden die einzelnen Reaktionszeiten (Zeiten vom Aussprechen des Reizwortes bis zum Ertönen der Antwort) festgestellt und zusammen mit dem Reaktionswort neben dem entsprechenden Reizwort notiert. Darnach wird dasselbe auch mit der zweiten und der dritten Vp durchgeführt. (Eventuell kann auch noch der Blutdruck registriert werden; Anhaltspunkte für „Schuldbewußtsein" sind dabei größere Unregelmäßigkeiten und hoher Druck, der während des Versuches abnimmt.)

Nach Abschluß der Untersuchung wird zunächst einige Minuten Zeit gegeben, während welcher jeder der Teilnehmer für sich zunächst auf Grund seines unmittelbaren, „gefühlsmäßigen" Eindruckes anzugeben und nachher möglichst umfassend zu begründen hat (schriftlich in Schlagworten), wer nach seiner Meinung der „Täter", wer der „wissentliche Nichttäter" und wer der „unwissentliche Nichttäter" ist. Die dabei herangezogenen Gesichtspunkte werden dann öffentlich diskutiert, gesichtet und, wenn nötig, ergänzt. Folgende Vermutungen lassen sich als Anhaltspunkte verwenden:

1. Der Täter wird bezüglich der durchschnittlichen Reaktionszeit einen größeren Unterschied zwischen den indifferenten und den kritischen Wörtern zeigen. Man berechne die Werte für die drei Vpn.

2. Auch die Unterschiede der entsprechenden Streuungswerte (vgl. S. 58) werden beim Täter größer sein.

3. Vorkommen vereinzelter überlanger Reaktionszeiten.

4. Reaktionswörter, die zum Vergehen Bezug haben.

5. Ungebräuchliche Assoziationen, mehrmalige Wiederkehr gleicher Reaktionswörter oder Reaktion mit früheren Reizwörtern.

6. Mißverstehen des Reizwortes.

7. Aufscheinen eines bewußt vorgefaßten Reaktionsplanes, wie er sich aus (5), (6) oder ähnlichen Kriterien ergeben kann. (Man versetze sich in die innere Situation der „Täter"-Vp.)

Auf Grund der in dieser Weise gemeinsam herausgearbeiteten Kriterien hat jeder Teilnehmer durch Abwägen der Indizien und Gegenindizien seine Meinung nochmals zu überprüfen. Es wird nun sowohl über den ersten unmittelbaren als auch über den kritisch überprüften Eindruck abgestimmt. Sodann klären die drei Vpn den wirklichen Sachverhalt auf. Man beachte (1) ob sich der „Täter" genügend deutlich von den beiden Nichttätern abhob, (2) wie sich der „wissentliche Nichttäter" verhielt, (3) ob der unmittelbare oder der überprüfte Eindruck richtiger war und (4) ob die Eindrücke vornehmlich auf das Prüfungsverfahren oder auf das allgemeine Verhalten zurückzugehen schienen.

Kann Frage 1 positiv beantwortet werden, so geht daraus hervor, daß ein wirkliches Tun sich im künftigen Verhalten selbst dann verrät, wenn es ein bloß fiktives war, und daß bloßes Wissen demgegenüber

viel weniger tiefgreifende Folgen hat (vgl. S. 7, 12). Frage 3 und 4 können
ein Licht werfen auf den Unterschied zwischen direkten, gleichsam
„wahrnehmungsmäßigen“ Eindrücken über Fremdpersonales und einem
diskursiven Indizienverfahren sowie auf die Verschiedenheiten des in
beiden Fällen zugelassenen Kriteriensystems.

Außer zur Gewinnung von Anhaltspunkten für den Kriminalisten wird
freies Assoziieren auch zur Aufdeckung von seelischen „Komplexen“ und zur
Diagnostizierung von Geisteskrankheiten als Hilfsmittel herangezogen.

Versuche mit determinierter Aufgaberichtung. Vor dem Reizwort wird
nach entsprechender Erläuterung des Verfahrens (Beispiele!) und einem
vorbereitenden „Achtung“ jeweils ein Aufgabewort geboten, das den
Bewußtseinsablauf in der Richtung auf ein bestimmtes Ziel lenken soll,
z. B.:

Aufgabewort:	*Reizwort:*	*Beispiele für richtige Lösungen:*
Übergeordnetes (Gattung)		
von	Fuß	Körperteil, Fortbewegungsmittel
Nebengeordnetes von ..	Jagd	Fischerei
Untergeordnetes von ...	Messer	Taschenmesser, Küchenmesser
Ganzes zu	Fuß	Organismus
Teil von	Messer	Klinge
Wirkung von	Biß	Wunde
Gegenteil von	Feigheit	Mut

Es zeigt sich, daß gewöhnlich von den bei den früheren Versuchen
zu den gleichen Reizwörtern frei hinzuassoziierten Antworten nichts
mehr ins Bewußtsein tritt, dafür aber nach mehr oder weniger langer
(für die Schwierigkeit der betreffenden Aufgabe charakteristischer) Zeit
gleich eine richtige Lösung oder wenigstens eine solche, die als unvoll-
kommene Auswirkung der Aufgabe gelten kann (z. B. Teil statt Unter-
geordnetes, also Realteil statt logischer Teil, aber immerhin Teil in einem
erweiterten Sinne). Da in diesem Falle nicht alle logischen Bedingungen
der Aufgabe, sondern bloß ein Teil von ihnen sich durchgesetzt hat,
spricht man von einer Fehllösung (Irrtum) durch „*Teilwirksamkeit der
Aufgabe*“ (SELZ). Aus dem Überwiegen der ganz oder wenigstens „teilweise“ richtigen Lösungen ohne vorhergehendes Probieren und Ver-
werfen kann auf eine starke selektive Richtungsbestimmung des Denkprozesses (*Determination* im Sinne von ACH) geschlossen werden, die
die diffus gerichteten Tendenzen des ersten Versuches gar nicht erst
aufkommen läßt.

5. Begriff und Anschauung.

Gleichzeitige und rückschauende Selbstbeobachtung. Die
besondere Flüchtigkeit und Veränderlichkeit der Denkvorgänge macht
für ihre störungsfreie Beobachtung eine eigene Technik notwendig.

Während für die Wahrnehmungsinhalte eine gleichzeitige Beobachtung und begriffliche Konstatierung in vielen Fällen kaum eine merkbare Rückwirkung auf das Phänomen zur Folge hat, muß bei Vorgängen wie Denken, Affekt, Wille u. dgl. der Prozeß selbst vor allen Umstellungseinflüssen möglichst sorgfältig behütet werden. Da die unmittelbaren Gedächtnisnachwirkungen dieser Prozesse sich als relativ gut fixiert erweisen, ist eine „rückschauende Selbstbeobachtung" möglich.

Wir ergreifen die Gelegenheit, um zusammenfassend über die Methode der Introspektion zu sprechen. Die Vpn besitzen aus den früheren Versuchen schon die nötige eigene Erfahrung, um die Richtigkeit des Ausgeführten selbst zu überprüfen.

Etappen der Gegebenheitsbeobachtung. Abstraktiv lassen sich drei Leistungen unterscheiden:

1. *Beobachtung.* Diese besteht in einer absichtlichen Hinlenkung der Aufmerksamkeit auf das eigene Erleben, insbesondere auch zum Zwecke seiner Fixierung. Schon dies ist eine reflexive Einstellung, die dem auf das schlicht Gegebene gerichteten naiven Realismus des täglichen Lebens fremd ist. Wie bereits auf S. 2 ausgeführt, können dabei auch bestimmte Beobachtungsgesichtspunkte vorgegeben werden.

2. *Rationalisierung.* Sie besteht in der gedanklich-begrifflichen Klassifikation des Erlebnisses, einer logischen Beurteilung des Wahrnehmungsbestandes. Zahlreiche in der Psychologie belangvolle Rationalisierungsgesichtspunkte sind mit der Gegebenheit bzw. deren geläufiger Beobachtung noch nicht mitgegeben, so z. B. der Gegensatz zwischen figuralem und dinghaftem Erleben. Die Rationalisierung kann auf Grund der Aussagen einer Vp auch durch den Versuchsleiter erfolgen, indem dieser die der Psychologie eigentümliche Begriffsbildung auf sie in Anwendung bringt.

3. *Sprachliche Formulierung.* Sie ist der sprachliche Ausdruck für die Rationalisierung. Daß sie mit dieser nicht etwa schon identisch ist, werden uns die Versuche über Gedankenentstehung (vgl. S. 139) bestätigen. Insbesondere in der Psychologie haben wir oft mit der sprachlichen Darstellung zu kämpfen, da die Umgangssprache und insbesondere die Sprache der Objektwissenschaft für ihre Zwecke mangelhaft und lückenhaft sind. Es wird häufig nötig, für gewisse in der phänomenologischen Beschreibung vorkommende Unterscheidungen neue Termini einzuführen, z. B. das Wort „weißlich" (im Gegensatz zu „hell", vgl. S. 94), oder dinghaft, figural, eidetisch, phänomenaler Wirklichkeitscharakter, invertieren usw. Daß der Einführung solcher neuer Termini, die fast auf jedem Gebiete der Gegebenheitsbeobachtung notwendig wird, ein Ringen um den Ausdruck vorausgeht, obwohl eine begriffliche Klassifikation bereits vollzogen ist — etwa durch Feststellung der Ähnlichkeit mit einem andern Eindruck — ist verständlich.

Zeitliche Lage der Gegebenheitsbeobachtung. Je nachdem ob die Selbstbeobachtung mit dem Erlebnis gleichzeitig oder erst nachträglich auf Grund der Gedächtnisnachdauer erfolgt, sprechen wir von simultaner oder sukzessiver Selbstbeobachtung.

1. Bei der *rein simultanen* Selbstbeobachtung erfolgt sowohl die Beobachtung als auch die Rationalisierung und Formulierung gleichzeitig mit dem Erlebnis. Bei der nachfolgenden Protokollierung genügt dann die Erinnerung an das formulierte Urteil, dessen Fixierung natürlich leichter möglich ist als die der früheren Etappen. Anwendungsbereich sind die Fälle von stabiler, eindeutiger Wahrnehmung, ferner insbesondere auch NB u. dgl.

2. *Übergänge* zur sukzessiven Selbstbeobachtung bilden jene Fälle, in denen das Erlebnis zwar beobachtet und gedanklich fixiert, diese Feststellung aber noch nicht sprachlich formuliert wurde, ferner auch jene, in denen während des Erlebnisses noch nicht einmal rationalisiert, sondern nur mit Absicht beobachtet worden war. Es muß dann entweder die gedankliche Feststellung oder sogar das beobachtete Erlebnis möglichst treu behalten und nach Abschluß des eigentlichen Versuches nachträglich formulierungsreif gemacht werden. (*Sukzessivrationalisierung* und *Sukzessivformulierung*; RIEFFERT spricht von Aussagen „a parte post").

3. Das andere Extrem der *rein sukzessiven,* „*rückschauenden*" Gegebenheitsbeobachtung ist dann erreicht, wenn während des Erlebnisses selbst nicht einmal eine Beobachtungsabsicht bestand oder wirksam war, sondern zunächst ganz naiv und schlicht erlebt wurde. Dieser Fall ist am reinsten verwirklicht bei den sog. „*Ertappungen*" des täglichen Lebens, die darin bestehen, daß wir uns eines bestimmten Phänomens (etwa einer eigenartigen Wahrnehmung, einer geheimen Willensregung oder eines Traumes) nachträglich unwillkürlich reflexiv bewußt werden und uns daraufhin sofort mit demselben in rückschauender Selbstbeobachtung zu beschäftigen beginnen. Aber auch im Experiment werden geübte Vpn, die sich genügend in der Hand haben, die Beobachtungsabsicht wenigstens angenähert auszuschalten und das Ideal der rein sukzessiven Selbstbeobachtung durchzuführen imstande sein.

Dies ist wichtig, weil die sukzessive Selbstbeobachtung im großen und ganzen *weniger Fehlerquellen* enthält als die simultane. Man schreibt nämlich mit Recht der gleichzeitigen Beobachtungsabsicht eine das Erlebnis verändernde oder gar völlig aufhebende Wirkung zu. Besonders deutlich ist dies bei Affekten, wie z. B. Zorn oder Langeweile, aber es läßt sich auch schon in der einfachen Wahrnehmung nachweisen, wo bei weniger geschulten Vpn die Beibehaltung der natürlichen Einstellung und somit der gewöhnlichen Erlebnisweise fast stets auf Schwierigkeiten stößt. Komplexere Prozesse, wie etwa die Lösung einer Denkaufgabe, kommen bei gleichzeitiger Beobachtungsabsicht gar nicht einmal zustande. Im allgemeinen kann als Regel gelten, daß periphere Funktionen der zerstörenden Wirkung der simultanen Selbstbeobachtung weit eher standhalten als zentrale. Auch die rückschauende Selbstbeobachtung besitzt Fehlerquellen, in erster Linie Auslassungen, phantasiemäßige Ausschmückungen und nachträgliche Veränderungen, doch scheint gerade in der unmittelbaren Gedächtnisnachwirkung das Erlebnis relativ gut fixiert zu sein.

Es muß noch eigens hervorgehoben werden, daß der Selbstbeobachtung keineswegs etwa die Aufgabe zufällt, die Gegebenheit in analytischer Weise „in ihre Elemente zu zerlegen", sondern daß die Überführung der natürlichen Erlebnisganzheiten in Teilgegebenheiten oder gar in ein Mosaik von Einzeldaten eine *Realveränderung des Gegenstandes der Untersuchung* ist, die stets als schädliche Nebenwirkung aufgefaßt werden muß (sofern sie nicht bewußt selbst zum Problem erhoben wird).

Daß durch das Untersuchungsverfahren der Untersuchungsgegenstand selbst nicht mehr der gleiche bleibt, ist ein Einwand, der nicht nur in der Psychologie, sondern *in allen experimentellen Wissenschaften* erhoben werden kann. So kann z. B. auch der Physiker die Dichte der Elektrizität an einer Stelle eines Leiters nicht bestimmen, ohne durch seine „Sonde" die Dichteverteilung auf dem ganzen Konduktor und insbesondere an derjenigen Stelle, an der die Messung stattfinden soll, zu ändern. In der Quantentheorie spielen Überlegungen dieser Art eine große Rolle. Ein prinzipieller Einwand gegen die

Methode der Gegebenheitsbeobachtung kann also von hier aus nicht erhoben werden, sondern nur die Forderung, die Einflüsse der Beobachtungsabsicht nicht zu übersehen (oder fehlzudeuten) und sie durch geeignete Instruktionen und entsprechende Wahl der Methoden auf ein Minimum herabzudrücken, so wie dies auch der Physiker zu tun bestrebt ist.

Von philosophischer Seite wurde gegen die Methode der Selbstbeobachtung der Einwand erhoben, daß sie sich einer bildlichen Ausdrucksweise bediene, die von Mensch zu Mensch nicht eindeutig verständlich ist. Volle intersubjektive Mitteilbarkeit bestehe nur für Relationsangaben. Dieser Einwand trifft aber höchstens die „freie" Selbstbeobachtung. Schon das traditionelle psychophysische Experiment, wie es uns etwa in den Schwellenuntersuchungen entgegentritt (vgl. S. 22 ff.) arbeitet in der Hauptsache mit Relationsurteilen. Diese haben dort allerdings noch eine inhaltliche Benennung, denn die Steigerung wird je nach der Eigenschaft, hinsichtlich derer die Verschiedenheit besteht, einmal durch das Urteil „heller", dann durch das Urteil „größer", „schwerer" usw. bezeichnet. In Fortführung der gelegentlich der Besprechung der Dingkonstanz (III, 4—6) gemachten Überlegungen läßt sich jedoch zeigen, daß nicht nur die traditionelle, sondern auch die auf das Konstanzproblem ausgedehnte Psychophysik grundsätzlich auf die Benennungen der abgegebenen Relationsurteile auch verzichten kann. Letztlich besteht das „kritische Minimum der Selbstbeobachtung" in der bloßen Abgabe von Gleichheits- bzw. Verschiedenheitsurteilen, deren Benennung nicht mehr verwertet wird. Diese „*Methode der subjektiven Gleichungen*" (vgl. S. 105) unterliegt nicht mehr dem hier zur Diskussion stehenden Einwand. Von hier aus ist übrigens der Schritt zum völligen Verzicht auf die Selbstbeobachtung und Übergang zur äußeren Beobachtung von Gleichheiten sichtbarer Reaktionen an anderen Personen bzw. Tieren und somit zur „behavioristischen" („verhaltens-psychologischen") Methode nicht mehr groß und unseres Erachtens auch nicht mehr von grundsätzlicher Bedeutung.

Über die Unterscheidung von *freier und gebundener Gegebenheitsbeobachtung* vgl. S. 16 f.

Anschauliche Repräsentation allgemeiner Begriffe. Es wird mitgeteilt, daß nach einem vorbereitenden „Achtung" ein geläufiger allgemeiner Begriff genannt werden würde; man trachte, sich dessen Bedeutung möglichst zu vergegenwärtigen. Wenn man den Eindruck hätte, daß das gelungen ist, hätte man sich sofort in freier rückschauender Selbstbeobachtung alles zu vergegenwärtigen und in möglichster Vollständigkeit nach allen Richtungen zu beschreiben, was von dem Zeichen „Achtung" angefangen bis zur fertigen Aufgabelösung im Bewußtsein vorging. Es ist alles, auch unwesentlich Scheinendes anzugeben.

Ein geeignetes Reizwort ist: „Tausch". Wenn alle verschiedenen Formen des Bedeutungserlebnisses in den Selbstbeobachtungsprotokollen vertreten sind, lassen sich zunächst zwei Gruppen unterscheiden: eine erste, die über das Vorhandensein *anschaulicher Vorstellungen* berichtet, und eine zweite, bei der das nicht der Fall ist. Dabei verstehen wir unter anschaulichen Erlebnissen solche, die *in der Terminologie der konkreten Dingwahrnehmung* (und -vorstellung) beschrieben werden können, also als farbig, groß oder klein, spitz, rund oder eckig, quadratisch usw.

Unter den anschaulichen Erlebnissen können wir wiederum unterscheiden:

1. *Verbale Vorstellungen*, z. B. visuell, auditiv oder motorisch gegebene Wörter, Definitionssätze oder deren Bruchstücke, Schriftzeichen usw.

2. *Einfache Exemplifikation.* Es wird eine bestimmte Tauschsituation vorgestellt, z. B. ein Eingeborener, der Felle, und ein Weißer, der Geld in der Hand hält; oder auch ein Ozeandampfer, der den Austausch der Waren besorgt, das Gebäude der Börse usw. Gemeinsam ist allen Fällen von Exemplifikation, daß nicht Zeichen, sondern konkrete Dinge vorgestellt werden, die zum Tausch in irgendeiner Beziehung stehen. Diese Beziehung kann gelegentlich, wie im Falle des Schiffes, auch eine ziemlich entfernte sein.

3. *Gehäufte Exemplifikation.* Sehr häufig treten auch mehrere Exemplifikationen oft ganz verschiedener Art nacheinander auf; wir sprechen dann von gehäufter Exemplifikation.

Bei allen anschaulichen Vorstellungen, die im Verlaufe dieser Versuche auftreten, suche man durch Erkundungsfragen (vgl. S. 113) möglichst genau den Ausgeprägtheitsgrad festzustellen. Man frage bei den erwähnten Vorstellungen zunächst etwa nach den Farben (z. B. der Haar- oder Kleiderfarbe der tauschenden Menschen). Diese sind meist grau, nur selten gesättigt bunt; in vielen Fällen können sie überhaupt nicht angegeben werden. Weiters lasse man sich Details angeben, z. B. ob der Tauschende groß oder klein, männlichen oder weiblichen Geschlechtes gewesen sei, ob er einen Hut aufgehabt hätte, was er in der Hand gehalten hätte, ob er Halbschuhe oder hohe Schuhe angehabt hätte usw. Man wird finden, daß die in Verbindung mit dem abstrakten Denken auftretenden Vorstellungen auch bezüglich dieser Eigenschaften und Momente weitgehend *phänomenal unbestimmt* sein können.

4. *Das symbolische Schema.* Es besteht in einer geometrisierenden Vorstellung, die jedoch, im Gegensatz zur Exemplifikation, keine dinghafte Eigenbedeutung mehr hat. Seine Bedeutung erhält es einzig durch seine formale Beziehung zum Inhalt des in Frage stehenden Begriffes. Charakteristische Beispiele für Schemata zum Reizwort „Tausch“ bringen die Abb. 122 bis 124. Sie sind nach eigenen Zeichnungen von Vpn angefertigt. Das Schema Abb. 122 ist besonders einfach und häufig; es tritt oft auch als Bewegungserscheinung in der Richtung der Pfeile auf, die — je nach dem „Vorstellungstypus“ (vgl. S. 108) — visuell sein kann oder auch motorisch (etwa als Gegeneinanderbewegen der Hände oder als Bewegung in der Brust).

Meist belehren uns schon die Selbstbeobachtungsprotokolle über die positive Rolle der Schemata im Denken. Die Grundbedeutung des Wortes Tausch, das wechselseitige Hin und Her, wird *am Schema gleichsam abgelesen.* Aber auch dort, wo die Selbstbeobachtung selbst uns

nichts dergleichen aufzuzeigen vermag — ihre Leistungsfähigkeit für die
Aufklärung des Denkprozesses ist ohne Zweifel nur beschränkt — zwingt
uns ein Vergleich des Schemas mit dem Inhalt des Begriffes in den meisten
Fällen, jenes als eine Stütze des Denkens anzusprechen.

Unter dem Gesichtspunkt seiner Repräsentationsfähigkeit für die
wesentlichen Merkmale des Begriffes „Tausch" erscheint das Schema
Abb. 123 als ein weiterer Ausbau von Abb. 122. Es sind hier nämlich
ansatzweise auch die beiden tauschenden Partner mitgegeben; das
Verbindungsstück wurde als Brücke erlebt, über die der Austausch unter Bewegungserscheinungen vor sich geht. Von besonderer
Fruchtbarkeit erweist sich aber Schema Abb. 124. Die Zweiheit der

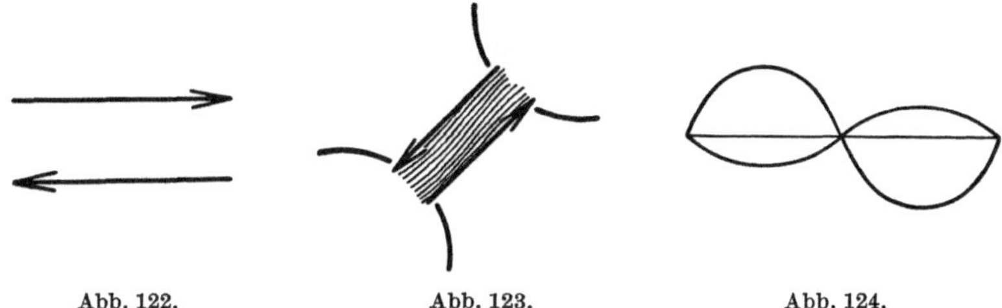

Abb. 122.   Abb. 123.   Abb. 124.

Symbolische Schemata im begrifflichen Denken.

Partner tritt klar hervor, ebenso der Knotenpunkt als die Stelle der
Tätigung des Tausches; ferner die Bewegtheit des Tauschvorganges in
der Wellenform der Linien. Die beiden Wellenlinien lassen sich als Überfluß und Mangel, Mangel und Überfluß deuten. Der Umstand, daß die
eine flacher und die andere tiefer ist, läßt die unsymmetrisch wechselseitige Entsprechung von Mangel und Überfluß hervortreten und deutet
auch an, daß die Tauschobjekte an Volumen oder selbst an Wert keineswegs gleich sein müssen. Werden der Vp diese Beziehungen auch nicht
stets explizit klar, so müssen wir doch annehmen, daß sie in irgendeiner
Weise zur Klärung des Begriffes beitragen. In der Originalarbeit von
FLACH kommen die genannten Deutungen auch in den Protokollen
selbst vor.

Fragen wir uns noch nach der vergleichsweisen Wertigkeit von Exemplifikation und Schema für eine Repräsentation des Begriffes, so scheint zunächst
das Schema den Vorzug zu besitzen. Ein Beispiel ist nämlich, auch wenn es
nicht ganz bestimmt ist, für eine adäquate Wiedergabe des Begriffsinhaltes
zu eng, zu konkret, überbestimmt. Der Begriff „Tausch" enthält nicht, daß
der Tausch zwischen Menschen oder auf Schiffen oder an einer Börse vor
sich zu gehen hat, sondern ist allgemeiner, denn er umfaßt auch einen Tausch
zwischen juridischen Personen, Staaten usw. und mit der Eisenbahn, oder
den Gedankenaustausch mit Hilfe von Briefen, Büchern usw. Das Schema
hingegen enthält weniger und entspricht daher besser dem allgemeinen
Charakter des Begriffes; gerade wegen seiner Armut an konkreter Belastung
treten die wesentlichen Züge besser hervor (vgl. insbesondere Abb. 124).

Damit ist aber noch nicht gesagt, daß der schematisch Denkende dem Exemplifizierenden überlegen ist. Die Vorzüge des Schemas könnten durch Nachteile — wie etwa geringere Ansprechbarkeit oder mangelhafte Verankerung im konkreten Leben — aufgehoben sein. Die gehäufte Exemplifikation könnte durch eine Art von Überschneidung das Gemeinsame vielleicht noch deutlicher hervortreten lassen, ohne die Lebensferne des Schemas zu besitzen.

Schließlich kommt es auch vor, daß das Bedeutungserlebnis nichts Anschauliches (vgl. S. 131) enthält. Es ist einfach nur bewußt, was die Bedeutung des Begriffes ist, es besteht ein „*Wissen um*....“, das man als „*unanschaulich*“ zu bezeichnen pflegt (BÜHLER). Die Berichte über solche unanschauliche Inhalte in der Selbstbeobachtung, die nicht anders als durch die Angabe ihres gedanklichen Gehaltes beschrieben werden können, liefern ein im folgenden noch mehrfach zu erhärtendes Argument dafür, daß die verschiedenen anschaulichen Vorstellungen das Denken zwar unterstützen können, aber doch nicht sein Wesen erschöpfen. Bei vergleichender Selbstbeobachtung wird auch bei Vorhandensein von anschaulichen Vorstellungen im Denken unmittelbar bewußt, daß diese nicht letztlich wesentlich sind und erst im Dienste des unanschaulichen Denkens ihren Sinn erhalten; sie haben symbolische Bedeutung und werden durch diese Bedeutungserfüllung zwar auf einer höheren Stufe, aber doch in ähnlicher Weise durchorganisiert und bereichert wie das Figurale durch das Annehmen eines bestimmten Dingcharakters (vgl. S. 69 f.). Das Schema als figurales Gebilde ist noch lange nicht das Bedeutungserlebnis für „Tausch“, sondern nur ein „sinnloses“ Liniengefüge.

Die im obigen vorgekommenen Charakterisierungen und Unterscheidungen können in weiteren Versuchen als Beobachtungsgesichtspunkte dienen. Als abstrakte Reizwörter eignen sich z. B. noch: Ordnung, Entwicklung, Wissenschaft, Staat, Leben, Kompromiß. An Illustrationen etwa zum letztgenannten Begriff ist die Vorstellung eines Sitzungssaales oder sich die Hände schüttelnder Männer häufig, an Schematen vor allem ein an die Symbolisierung von Begriffsüberschneidungen in der Logik erinnerndes Gebilde aus zwei sich teilweise überschneidenden Kreisen.

Jeder Teilnehmer notiere für die *typologische* Auswertung, wie er in den Versuchen über Begriffsrepräsentation vorwiegend reagiert hat.

Man gebe zum Vergleich auch noch einige *konkretere Begriffe*, wie Eichenblatt, Hund, Laubbaum, Glühbirne, Dreieck usw. Möglicherweise wird man bei solchen Reizwörtern die Erscheinung der „Fluxion“ (JAENSCH) beobachten können: einen eigenartigen bewegten Wandel ein- und desselben Bildes, das die möglichen unter den Begriff fallenden Einzelfälle durchläuft. Bei diesen Begriffen werden überhaupt die Exemplifikationen eine bedeutend größere Rolle spielen.

Tastwortmethode (LINDWORSKY). Das Bedeutungserlebnis ist oft trügerisch; um festzustellen, ob es vollwertig ist, gibt man ein unter den betreffenden Begriff fallendes „Tastwort“; wird es nicht auf den ersten Blick als einschlägig erkannt, so kann das als ein Hinweis auf die

Mangelhaftigkeit des Bedeutungserlebnisses aufgefaßt werden. Beispiele sind etwa: „Gotik" — (es folgt nach drei Sekunden:) „Kathedrale"; „Zimmer"—„Möbel"; „Wissenschaft"—„Methode".

Entlarvung von Scheinwissen (nach POPPELREUTER). Daß der Eindruck der Klarheit über eine bestimmte Frage unecht sein kann, zeigt auch der folgende Versuch. Die Teilnehmer erhalten die still zu beantwortende Frage: „Könnten Sie näher angeben, wo in Südamerika die folgenden Gebirge, Flüsse, Länder und Städte gelegen sind: die Kordilleren, die Anden, der Amazonenstrom, der La-Plata-Strom, Feuerland, Kap Horn, Buenos Aires, Rio de Janeiro, Montevideo, Santos, Argentinien, Brasilien, Peru, Chile, Kolumbien? Jede der fünfzehn Fragen kann mit „ja", „ungefähr" und „nein" beantwortet werden".

Nach Beantwortung erhalten die Vpn das in Abb. 125 wiedergegebene Umrißschema von Südamerika mit dem Auftrag, die genannten Gebirge (als Zick

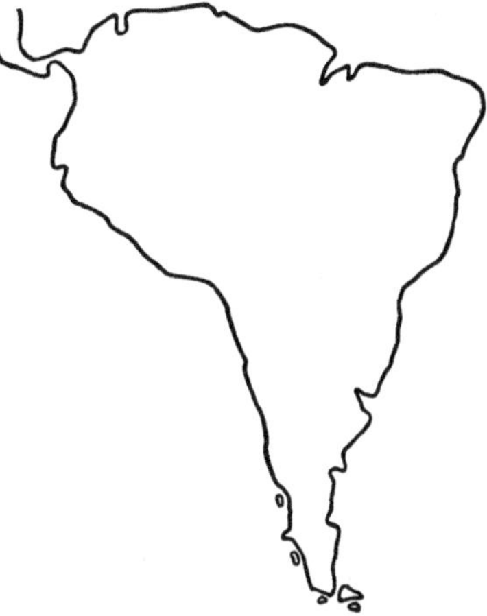

Abb. 125. Entlarvung von Scheinwissen.

zacklinien), Ströme, Städte und Länder einzuzeichnen. In der Regel ist man recht überrascht darüber, wie wenig gut das gelingt. Das „Möglichkeitsbewußtsein" über das eigene Wissen („ich könnte, wenn ich wollte") hätte sowohl eine sichere Art der Durchführung als auch objektiv richtigere Leistungen vermuten lassen.

Prüfungsmäßig können die Versuche dieses Abschnittes durchgeführt werden im sog. „*Definitionstest*": Was ist ein Thermometer? Sparsamkeit? Zorn? Schmuck? Urkunde? Wissenschaft? usw.

6. Produktives Denken.

Begriffsbildung nach dem „Suchverfahren" (nach ACH). In jedem der in Abb. 126 in systematischer Ordnung wiedergegebenen 12 Objekte ist ein kleiner Zettel befestigt, der den in der Abbildung angegebenen Namen enthält. Es bezeichnet also Ras die großen weißen, Fal die kleinen weißen, Gazun die großen schwarzen und Taro die kleinen schwarzen Körper. Man läßt die in vermischter Anordnung aufgestellten Objekte einige Zeit hindurch aufmerksam betrachten. Statt der simultanen Darbietung können die Objekte auch der Reihe nach hergezeigt werden, was die Aufgabe jedoch erschwert. Der Versuch bleibt auf jeden Fall unwissentlich, d. h. die Vp hat auf die Bedeutung der sinnlosen Wörter selbst daraufzukommen.

Es werden dann die Zettel von sämtlichen Objekten entfernt. Diese sind sodann in veränderter Reihenfolge nochmals aufzustellen. Zur leichteren Verständigung werden sie von links nach rechts fortlaufend mit Nummern versehen. Es wird der Auftrag erteilt, diejenigen Körper anzugeben, die mit dem Wort „Gazun" bezeichnet waren. Ebenso verfährt man nachher mit den anderen Klassen.

Ein anderes Verfahren besteht darin, daß man die Aufgabe stellt, für alle Objekte der Reihe nach die Namen anzugeben.

Der Versuch kann auch noch durch Selbstbeobachtungsprotokolle ergänzt werden. Die wichtigste Frage ist dabei, ob und wie die vorher sinnlosen Wörter für die Vp eine Bedeutung erhalten haben. In diesem Zusammenhange können vor und nach der Durchführung des Versuches folgende Fragen gestellt werden: „Wie unterscheiden sich Gazun und Ras?" Oder: „Ist Ras schwerer als Gazun?" Vor der Bedeutungsverleihung erhält man etwa die Antwort: „Gazun ist ein zweisilbiges, Ras ein einsilbiges sinnloses Wort". Oder auf die zweite Frage: „Die Frage ist etwas

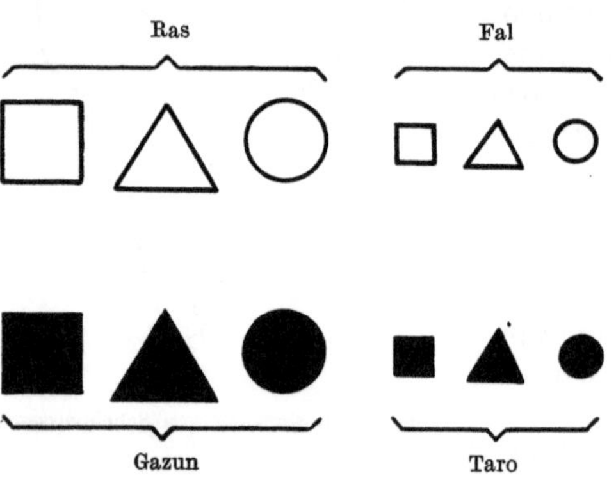

Abb. 126. Versuchsobjekte für Begriffsbildung nach dem Suchverfahren.

merkwürdig. Wenn ich hinzufügen darf ‚einzuprägen', so würde ich sagen, daß Ras leichter einzuprägen ist als Gazun, da es mich an Rasen erinnert". Nach der Bedeutungsverleihung hingegen fallen Antworten dieser Art überhaupt nicht mehr ein, sondern es wird im Sinne der neuerworbenen „Definitionen" geantwortet. So wird der Vp der Unterschied zwischen sinnlosem Klanggebilde und bedeutungshaftem Wort in der Regel besonders deutlich.

Bildung von Oberbegriffen. Es soll zu zwei einander nebengeordneten Begriffen ein nächsthöherer Oberbegriff — das „genus proximum" — gesucht werden (*Paarwortmethode*). Z. B. wäre zu „Flasche — Kanne" die richtigste Lösung: „Flüssigkeitsbehälter". Bei einigen Versuchen werden die beiden Begriffe so gewählt, daß keiner der üblichen wohlbekannten Begriffe als vollwertige Lösung angesehen werden kann, sondern produktiv ein neuer Begriff gebildet werden muß.

Wir bringen eine Liste von Reizwortpaaren verschiedener Schwierigkeit: Auto — Straßenbahn; Salat — Spinat; zeichnen — schreiben; Frühling — Kindheit; Autobrille — Lampenschirm; froh — übermütig (Lösung z. B. affektiv gehoben); Zynismus — Frivolität (Lösung z. B. wertfeindliche Haltung); Hypothese — Theorie.

Nach jedem Versuch sind einige Selbstbeobachtungsprotokolle aufzunehmen. Man beachte die Art der anschaulichen Begriffsrepräsentation (Exemplifikation, Schema) und deren allfällige Rolle bei der Bildung des Oberbegriffes, sowie die relative Häufigkeit ihres Auftretens bei Konkreta und Abstrakta, bei Substantiv und Verbum usw.

Bezüglich des *Lösungsweges* zeigen die Protokolle, daß dieser oft kein direkter ist. Besonders häufig ist der Fall, daß zuerst ein relativ weiter (allgemeiner) Oberbegriff (z. B. für „Flasche — Kanne" „Gegenstand" oder „Gebrauchsgegenstand") einfällt und dann erst von dort aus wieder rückläufig so weit als möglich determiniert wird. Auch abgesehen von der Instruktion sind die Vpn mit zu weiten Lösungen fast niemals zufrieden, sondern sie üben *Kritik* an ihnen, als ob es Fehllösungen wären. Wir können daraus schließen, daß ein bestimmtes dargebotenes Material die Aufgabestellung sehr oft auch ohne Instruktion oder über diese hinausgehend gleichsam in sich enthält oder von sich aus präzisiert, im Sinne einer Hebung des Anspruchsniveaus. Der nächsthöhere Oberbegriff ist nämlich so inhaltsreich als möglich, er sagt am meisten aus, er ist aber, wie die eingeschlagenen Umwege beweisen, gleichzeitig meist auch eine besonders schwierige Lösung. Auch kinderpsychologische Versuche zeigen, daß allgemein gerade die *Begriffe mittlerer Abstraktionsstufe am schwierigsten sind*.

Ein häufiger Fehlertypus besteht darin, daß die Lösung zu eng ist, nicht alles umfaßt; z. B. bei Flasche — Kanne: „aus Glas" (es gibt aber auch Blechkannen). Wenn man diesen Lösungen in der Selbstbeobachtung nachgeht, so findet man meist, daß der Fehler durch ein allzu starkes Kleben an einer bestimmten Exemplifikation (z. B. der Vorstellung einer gläsernen Flasche) hervorgerufen ist.

Es empfiehlt sich, bei der Besprechung der Lösungen nicht nur die endgültigen Lösungen, die die Kritik der Vpn bereits bestanden haben, heranzuziehen, sondern auch die flüchtigen und gleich wieder verworfenen ersten Einfälle; diese gleichen in vieler Hinsicht den konkreten, subjektivistischen und grammatikalisch unsauberen Lösungen, wie man sie bei Kindern erhält. Wie in vielen Fällen stoßen wir auch hier auf eine *Parallelität zwischen Aktualgenese und Ontogenese*, zwischen der Entwicklung des einzelnen Gedankens und der Entwicklung des ganzen denkenden Individuums (vgl. S. 68 ff.).

Evidenzerlebnis und Urteilsrichtigkeit. Man gibt folgende Denkaufgabe (nach HÖFLER-WITASEK): Zu einem Buchhändler kommt ein Käufer, wählt ein Buch im (wirklichen) Wert von 7 Schilling und zahlt mit einer Zehnschillingnote. Der Buchhändler läßt die Note beim Nachbarn einwechseln und der Käufer entfernt sich mit 3 Schilling und dem Buch. Nachträglich erkennt der Nachbar, daß die Note gefälscht ist, und wird dafür vom Buchhändler schadlos gehalten. Welchen Schaden hat dieser?

Die Meinungen pflegen auseinanderzugehen zwischen 3, 4, 7, 10, 13, 14, 17, 20, 23, 27 und 30 Schilling, wobei jeder Standpunkt für sich das Vorhandensein eines unmittelbaren Evidenzgefühls geltend macht. Und doch kann nur eine Lösung richtig sein. Ein Überzeugungserlebnis ist also als solches kein verläßliches Kriterium für Urteilsrichtigkeit. (Die Lösung ergibt sich am einfachsten aus der Erwägung, daß niemand einen Schaden hätte, wenn die Note nicht gefälscht wäre. Derjenige, dem sie zuletzt in Händen bleibt, hat demnach einen Schaden von 10 Schilling).

Ein Beispiel, bei dem trügerische Evidenzerlebnisse sehr häufig sind, ist das folgende (nach SCHLICK): Wenn beim „Kopf-oder-Adler"-Werfen zufällig eine längere Serie von Adler-Würfen erfolgte, so scheint es immer wahrscheinlicher zu werden, daß der nächste Wurf „Kopf" ergeben wird. In Wahrheit ist aber die Wahrscheinlichkeit bei jedem einzelnen Wurf in stets gleichbleibender Weise 1/2.

Gedankenentstehung. Es werden mehrere geeignet zusammengestellte isolierte Wörter geboten mit der Aufgabe, einen sinnvollen Satz zu bilden.

Beispiele:	Lösungen:
Himmel, Hölle, Erde, geben	Es gibt Himmel, Hölle und Erde. Auf Erden kann es Himmel und Hölle geben. Es ist die Erde, die uns Himmel und Hölle gibt. Usw.

Zug, Straßenbahn, Bahnhof.
Dieb, Fenster, Wunde.
Jäger, Sonne, vorbeischießen.
Bäckerjunge, Luftballon, Prügel.
Gute Ernte, fauler Bauer, Verzweiflung.
Stehenbleiben, Eisenbahnunglück, Uhr, Freude.
Nordpol, Mathematik, Weltkrieg.

Die Selbstbeobachtung zeigt (nach CH. BÜHLER), daß sich bei der Lösung der Aufgabe etwa folgende charakteristische Etappen unterscheiden lassen:

1. Bildung einer „*Sphäre*" der dargebotenen Wörter, Bewußtsein der Zugehörigkeit zu einem bestimmten gemeinsamen Denk- oder Lebensgebiet. Die Sphäre ist insbesondere dann zu konstatieren, wenn ein folgendes Wort in unerwarteter Richtung liegt und daher eine rückwirkende Sinnbiegung des Früheren stattfinden muß, um zu einer neuen, mit allen Einzelbedeutungen verträglichen Sphäre zu gelangen. Wir finden hier die in der Denkpsychologie überhaupt häufige Tatsache, daß eine bestimmte innere Lage erst durch ihre Veränderung oder Zerstörung zu deutlicher Abhebung kommt.

2. Hervortreten eines, meist des beziehungsreichsten Wortes (z. B. Eisenbahnunglück) als „*Zentralwort*", das dann richtunggebend gleichsam

den Kristallisationskern für die Gedankenentstehung abgibt. Von ihm aus entwickelt sich

3. das *Beziehungsgefüge*, das wir als den eigentlichen Gedanken ansprechen dürfen. Auch hier kann es wieder mannigfache Umbiegungen geben; z. B. wenn zunächst der Gedanke entsteht, die stehengebliebene Uhr sei an dem Eisenbahnunglück schuldtragend (also in Ursachbeziehung zu jenem stehend), und dann durch die Notwendigkeit, auch das Wort Freude noch dem Beziehungsgefüge einzugliedern, eine Korrektur im Sinne einer Neugliederung vorgenommen werden muß (wobei die stehengebliebene Uhr nunmehr zu Freude in Ursachbeziehung zu stehen hat).

4. Die *sprachliche Formulierung*. Sie bietet, auch wenn der Gedanke (das Beziehungsgefüge) schon klar ist, insbesondere bei dieser Art von Versuchen oft noch unerwartete Schwierigkeiten; auch hier gibt es meist wieder mehrere Möglichkeiten der Formulierung, wie wir das schon bei den Gedächtnisversuchen feststellen konnten. Denken und Sprechen (sprachliche Formulierung) sind eben nicht identisch, sondern es sind mehrere Zeichen für ein und dieselbe Bedeutung möglich.

Denkpsychologische Prüfungsaufgaben (Tests). Die Versuche über Gedankenentstehung werden auch als Aufgaben bei sog. „Intelligenzprüfungen" verwendet und heißen dann „*Mehrwortprobe*" (Masselonprobe). Gewöhnlich wird die Aufgabe gestellt, zu jeder Wortgruppe möglichst viele Lösungen zu finden, um auch den Phantasiereichtum und die Umstellbarkeit der Prüflinge festzustellen. Ferner sind die Aufgaben oft auch hinsichtlich ihrer Schwierigkeit in steigender Reihe angeordnet, was wiederum die Feststellung gestattet, bis zu welcher Grenze der Komplexität der Prüfling noch Bedeutungseinheiten zu schaffen vermag.

Dieser Aufgabe verwandt ist das „*Wörterordnen*" (Umstellungstest). Es sind nicht mehr bloß einzelne Wörter gegeben, die man beliebig flektieren und ergänzen darf, sondern der vollständige Satz, aber in verstellter Wortfolge, z. B.:

Tage es in gibt Woche sieben einer;
Am Landhaus wir in einem Sommer im See wohnen;
Das Haus erschrak sehr als ich des Nachbarn Blitz in der einschlug;
Arme Stadt die dem kleinen Dieb der Polizisten in der lief (Mehrdeutigkeit eines Wortes!);
Er verwandte die beiden Züge daß viele erkannte Freunde besaßen;

Man lasse auch bei diesen Versuchen durch Selbstbeobachtung den Lösungsprozeß feststellen.

Eine dritte Gruppe von Aufgaben wird mit dem Namen „*Lückenprobe*" (EBBINGHAUStest) bezeichnet. Fehlende Wörter oder Silben eines Textes sind zu ergänzen. Beispiele:

Die . . . . fängt Mäuse.

Die schwere Arbeit . . . . über seine Kräfte.

Auch der . . . . Mensch hat Ehrgefühl: (Qualitative Verschiedenheiten der Lösungen: „verbrecherische“, „gedrückte“ usw.)

Wer stets Unglück und Mißerfolg gehabt hat, der . . . . (ebenso).

Sein einziger Wunsch war, sobald als möglich zu . . . . (Lösung bezeichnend für die Wunschlage der Vp).

Erst das . . . . hat die Entfernung zwischen den Menschen überbrückt („Auto“, „Radio“ oder „Leiden“, je nach mehr oder weniger konkreter Auffassungsweise).

Einfache Selbstherstellung von Lückenproben˙ ist durch keilförmiges Einbiegen einer Druckseite möglich; dadurch wird auch steigende Schwierigkeit der Aufgabe erreicht, da von den oberen Zeilen bloß wenig, von den unteren zunehmend mehr fehlt.

Irreführungsmethode. Ein Beispiel, das durch unerwartete Wendungen zu *Fehlleistungen und Kritik* an ihnen (Selbstbeobachtung!) herausfordert, ist das folgende:

„Auf der Landstraße kam mühselig ein . . . . des Weges. Plötzlich wurde aber seine Fahrt unterbrochen, denn auf dem Wege lag ein . . . . Der Mann sprang rasch hinunter, hob es auf und übergab es der rasch herbeigeeilten Mutter. Dann bestieg er wieder sein inzwischen auf den Boden gelegtes . . . . und entfernte sich.“ (Erste Lücke: „Wanderer“ → „Wagen“ → „Radfahrer“; zweite: „Stein“ → „Kind“; dritte: „Fahrrad“). Volle Richtigkeit ist erst bei gleichzeitiger Berücksichtigung aller Aufgabebedingungen erreicht.

Auswertung von Tests. Dreiwortprobe, Wörterordnen und Lückenprobe gehören zu den Aufgaben nach der sog. „Kombinationsmethode“. Bei gegebener Gelegenheit führe man diese Aufgaben auch testmäßig an den Teilnehmern durch. Es werden entweder bloß die *richtigen Lösungen* (r) oder diese abzüglich der *Fehllösungen* ($r\!-\!f$) zur Grundlage der Berechnung gemacht (vgl. dazu auch noch S. 151 ff.). Da für jede Aufgabengruppe, bestehend aus etwa 10 Einzelbeispielen derselben Art, bloß eine bestimmte Zeit zur Verfügung gestellt wird, gibt $r+f$ die *Arbeitsgeschwindigkeit* (Zeit pro Beispiel) an. Wählte man die Beispiele in steigender Schwierigkeit und gab man dabei unbegrenzte Zeit, so gibt $r+f$ bzw. das letzte richtige Resultat die *maximale Schwierigkeit*, bis zu der Lösungen versucht wurden (bzw. gelungen sind) an. Die Gutpunkte für die Aufgabengruppen werden — nachdem sie eventuell noch mit besonderen „*Gewichtszahlen*“ je nach der Wichtigkeit der Aufgabe multipliziert wurden — addiert. Man erhält so für jede Vp eine einzige Zahl als Maßstab für die Kombinationsfähigkeit bei Aufgaben dieser Art. Die Vpn können so in einer Rangreihe geordnet werden.

Über andere Tests vgl. S. 135 (*Definitionstest*) und S. 128 (insbesondere *Finden des Gegenteils* oder *untergeordneter Begriffe*).

Literatur:

N. Ach: Über die Begriffsbildung. Bamberg 1921.

Th. Bonte: Die eidetische Anlage und ihre Bedeutung für Erziehung und Unterricht. Leipzig 1934.

K. Bühler: Tatsachen und Probleme zu einer Psychologie der Denkvorgänge. Archiv f. d. ges. Psychol. *9*, 1907 und *12*, 1908.

F. Giese: Handbuch psychotechnischer Eignungsprüfungen, 2. Aufl. Halle/Saale 1925.

E. R. Jaensch: Die Eidetik, 2. Aufl. Leipzig 1927.

O. Selz: Die Gesetze der produktiven und der reproduktiven Geistestätigkeit. Bonn 1924.

A. Willwoll: Begriffsbildung. Leipzig 1926.

V. Gefühl.

1. Gefühl und Reizintensität.

Gefühlsverhaftung der niederen Sinne. Manche Wahrnehmungen insbesondere der niederen Sinne sind weitgehend fest mit bestimmten Gefühlstönen verbunden. Wir sprechen von Wohlgerüchen und von Gestänken, ja es trägt sogar eine ganze Klasse von Sinnesdaten neben dem Namen „Stichempfindungen" auch den Namen „Schmerzempfindungen". Aber die genannten Kopplungen gelten nur für die gewöhnlichen *mittleren Intensitäten.*

Stich und Schmerz. Man suche z. B. wie in dem auf S. 29 f. beschriebenen Versuch einen Schmerzpunkt der Haut auf. Bei ganz schwacher Reizung wird bloß ein indifferenter oder sogar angenehmer Stich empfunden; erst bei etwas vergrößerter Stärke entsteht echter, unlustvoller Schmerz.

Unlustcharakter großer Intensitäten. Man steigere die Helligkeit einer Milchglasscheibe, hinter der eine starke Glühbirne angebracht ist, durch Variierung eines Widerstandes so lange, bis die Fixation unlustvoll wird. Hier liegt die kritische Intensität weit oberhalb des normalen mittleren Intensitätsbereiches. Große Intensitäten sind stets unlustvoll, was mit der Schädigung der Aufnahmeorgane und des Körpers überhaupt durch allzu starke Reize zusammenhängt.

Lust-Unlustverteilung bei Kochsalzlösungen von verschiedener Konzentration. Eine Reihe regelmäßig abgestufter Kochsalzlösungen (Konzentration 0 bis 12%) wird mehreren Vpn je mehrmals in ungeordneter Reihenfolge zum Kosten dargeboten. Die Pause zwischen den Darbietungen beträgt 1 bis 2 Min. Zur Beseitigung des Nachgeschmackes nach jeder Darbietung dient Trinkwasser und Weißbrot. Nach Abschluß des Versuches wird eine Tabelle der auf jede Konzentration entfallenden „angenehm"-, „unangenehm"- und „gleichgültig"-Urteile angelegt. Man erhält (nach Pauli) eine Lustzone bei 2 bis 4%, während niedrigere und höhere Konzentrationen indifferent sind, bis bei etwa 6 bis 8% eine mit zunehmender Konzentration sich immer weiter steigernde Unlust einsetzt.

2. Ästhetische Wohlgefälligkeit.

Schönheit von Farben. Auf dunklem Grund befindet sich, durch entsprechende Zwischenräume getrennt, eine Reihe von Farbquadraten aus mattem Papier, Seitenlänge etwa 8 bis 10 cm. Die Reihenfolge ist ungeordnet und jede Farbe ist mit einem Buchstaben bezeichnet. Man gibt entweder (1) nur die 8 satten Farben Rot, Orange, Gelb, Gelbgrün, Grün, Meergrün, Blau, Violett oder diese Reihe in Kombination mit anderen, die dieselben Farbentöne (2) heller — und daher auch weniger gesättigt (vgl. S. 21) —, (3) dunkler und (4) in gleicher Helligkeit, aber ebenfalls weniger gesättigt als (1) enthalten, eventuell (5) noch Zwischentöne zwischen den Farben von (1). Zur Auswahl der Farben vgl. die OSTWALD-Normen (Reclam-Bücherei 6041—6044).

Aus der Gesamtheit der gebotenen Farben sind jeweils die wohlgefälligsten und die am wenigsten wohlgefälligen 25% auszuwählen (also

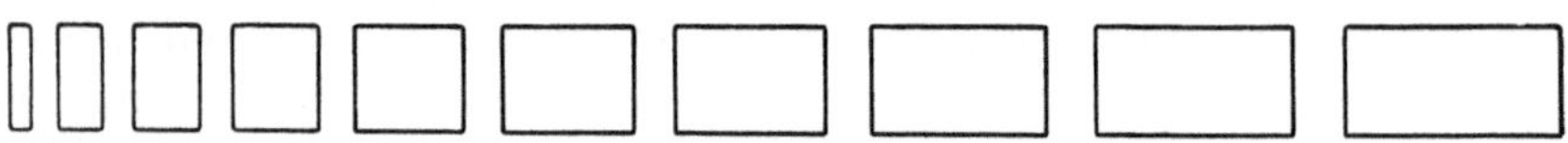

Abb. 127. Ästhetischer Vergleich von Proportionen.

je nach der Zahl der dargebotenen Reihen die 2, 4, 6, 8 oder 10 schönsten Farben, und ebensoviele von der häßlichsten aufwärts). Darnach wird durch Zusammenzählen der auf die einzelnen Farben entfallenden positiven und negativen Wertungen die ästhetische Einschätzung dieser Farben festgestellt. Die Beliebtheit ergibt sich aus der Differenz der positiven und negativen Wertungen, die affektive Ansprechbarkeit aus deren Summe. In beiden Hinsichten ergeben sich beträchtliche Unterschiede zwischen den Farben; es gibt sowohl *beliebte* und *unbeliebte* Farben, als auch *indifferente* (mit wenig überhaupt abgegebenen Wertungen) und „*ambivalente*". Die letztgenannten regen nach beiden Richtungen zu häufiger Stellungnahme an (man denke an die „kitschigen" Farben). Bevorzugt sind meist die Urfarben und die satten Farben, benachteiligt die ungesättigten mittlerer Helligkeit und die dunkeln, während die hellen indifferent wirken. Ambivalenz findet man an den Grenzen zwischen eindeutig beliebten und unbeliebten Farben, insbesondere aber in der Gegend des Rotorange.

Ästhetische Proportionen. Man zeige die zehn Rechtecke in Abb. 127. Die Proportionen sind: Höhe = 5, Grundlinie = 1, 2, 3, 4, 5, 6, 7, 8, 9, 10. Die Figuren sollen möglichst einzeln herausgefaßt beurteilt werden.

Man läßt von jeder Vp die drei schönsten Rechtecke auswählen, addiert dann die auf die einzelnen Rechtecke entfallenden positiven Wertungen und trägt sie in ein Koordinatensystem ein, das die Längen der Rechtecksgrundlinien auf der Abszissenachse und die Anzahl der entsprechenden positiven Wertungen als Ordinaten enthält. Man erhält eine Verteilungskurve für die Wohlgefälligkeit, deren Gipfel im Regelfall bei 3 und 8 liegen werden. Die Rechtecke 3×5 und 5×8, die diesen Gipfeln entsprechen, erfüllen beide ungefähr die Gleichung $a : b = b : (a + b)$, die die Proportion des sog. „*goldenen Schnittes*" darstellt (daraus $b = 1{,}618\,a$).

Man beachte, daß von der schlichten Wohlgefälligkeit noch eine andere Art von positiver, aber gleichzeitig doch etwas ambivalenter Wertung unterschieden werden kann, die das „Interessante", „Reizvolle" vor dem schlicht Schönen bevorzugt (z. B. etwas überhöhte oder gedrungene Rechtecke, wie sie im modernen Baustil oder Buchformat häufig vertreten sind).

Das musikalische Konsonanzerlebnis. Man gebe auf dem Klavier oder auf Stimmgabeln der Reihe nach die folgenden Akkorde: Grundton mit Oktave (c, c′), mit Quint (c, g), mit Quart (c, f), mit Terz (c, e), mit Sekunde (c, d), mit Septime (c, h) und ein Halbtonintervall (c, cis). Am innigsten „verschmelzen" Grundton und Oktave, am wenigsten der Halbtonschritt. In nochmaliger Darbietung lasse man die Klänge als „wohlgefällig" (konsonant), „neutral" oder „ungefällig" (dissonant) charakterisieren und stelle eine graphische Darstellung der Verteilung her. Bei den zuerst genannten Intervallen herrscht Indifferenz vor, dann Konsonanz (bei Musikalischen etwas später in der Reihe) und schließlich Dissonanz. Die Verhältnisse liegen ähnlich wie bei den Rechtecken, wo auch nicht die einfachste Relation (das Quadrat), am wohlgefälligsten wirkt.

Die Rolle der *Schwebungen* für das Erlebnis der Dissonanz kann mit Hilfe zweier Pfeifchen, von denen das eine in seiner Tonhöhe kontinuierlich variabel ist (Tonometer), gezeigt werden. Man stelle zuerst völlige Gleichheit der beiden Töne her und weiche dann allmählich immer mehr davon ab. Es entstehen Schwebungen, deren Frequenz zuerst zählbar ist und dann in ein immer rascheres, unangenehm wirkendes Trillern übergeht.

Suggestibilität von Wertungen. Man wähle aus fünf allgemein geschätzten und aus fünf weniger angesehenen Schriftstellern je zwei charakteristischere Textstellen a und b aus, die jedoch nicht die Bekanntheit von Zitaten haben oder sonstwie den Autor erkennen lassen. Der einen Hälfte der Teilnehmer gibt man die Liste der zehn a-Stellen mit Angabe der Quelle, die Liste der zehn b-Stellen jedoch ohne Nennung der Namen, der andern Hälfte umgekehrt die b-Stellen mit und die a-Stellen ohne Quellenangabe. Die Aufgabe ist, in jeder Liste die fünf am wertvollsten scheinenden Zitate auszuwählen. Durch die Teilung der Vpn in zwei Gruppen mit gekreuzter Versuchsanordnung sind die Zufälligkeiten und Ungleichartigkeiten, die in der Auswahl der Stellen gelegen sein können, wieder ausgeglichen. Die Ergebnisse bei den ohne Quellenangabe gebotenen Listen geben die unvoreingenommenen Wertungen. Man vergleiche die Häufigkeit des Vorkommens der „guten Namen“ in der Gruppe der bevorzugten Stellen mit derjenigen Häufigkeit, die sich aus den Versuchen mit Quellenangabe ergibt. Man wird (nach Sherif) voraussichtlich eine deutliche Beinflussung der Urteile durch die (sozialen oder selbsterworbenen) Vorurteile feststellen können.

Ähnliche Versuche können auch mit Musikstücken vorgenommen werden. Ein und dieselbe Grammophonplatte wird je nach der Angabe, daß es sich um ein gutes oder schlechtes Orchester handle, eine verschieden große Zahl von Bewunderern finden.

3. Wert und Anschauung.

Werterlebnis. Bei genügender allgemeiner Vertrautheit kann man Objekten des täglichen Gebrauches, z. B. Schmuckstücken, Kleiderstoffen, Münzen und Briefmarken ihren „Wert“ gleichsam anschaulich „ansehen“. Darüber hinaus können aber auch noch die „sinnlichen“ Eigenschaften, wie z. B. die Größe oder die Helligkeit, durch die Wertbetontheit subjektiv mitverändert werden. Man spricht dann von *affektiver Makropsie bzw. Mikropsie.* Man denke auch an Ausdrucksweisen wie z. B. „strahlender Recke“, „böser, finsterer Zwerg“.

Größentäuschungen an Münzen und Banknoten. Wenn sich die Münzen des Landes dazu eignen (vgl. unten), so lasse man sie aus der Erinnerung der Größe nach ordnen. Wertvollere werden eher überschätzt. Man kann auch den Umriß von Münzen oder Banknoten aus dem Gedächtnis zeichnen lassen (nacheinander auf verschiedene Blätter), und wird in der Regel die gleiche Tendenz feststellen.

Anzahl- und Wertvergleich von Münzen- und Briefmarkengruppen. Ein quantitativer Nachweis dafür, daß auch die scheinbare Anzahl von einer affektiven Veränderung betroffen werden kann, erfolgt in der Weise, daß man nach der auf S. 103 angegebenen Methode Gruppen miteinander vergleichen läßt, deren Elemente aber diesmal nicht verschieden groß sind, sondern aus Münzen oder Briefmarken von verschiedenem Wert bestehen. Es ist dabei darauf zu achten, daß keine einschneidenderen Verschiedenheiten der Helligkeit oder der Zeichnung bestehen, ferner, daß die Vpn die Objekte nicht nur kennen, sondern mit ihnen auch umzugehen pflegen. Denn die *Wahrnehmung reagiert wie ein Dressurwesen,* neue Reaktionsweisen müssen ihr erst durch genügende Häufung eines Zusammenhanges eingedrillt werden. Es zeigt sich, daß die Wertverschiedenheit einen ähnlichen Effekt hat wie die Größenverschiedenheit: die aus wertvolleren Elementen bestehende Gruppe wird auch der Anzahl nach überschätzt. Um scheinbar anzahlgleiche Gruppen zu erzielen, muß die wertvollere Gruppe eine geringere Zahl von Elementen besitzen als die weniger wertvolle.

Gibt man nach der Instruktion auf Anzahl- auch eine auf Wertvergleich der Gruppen („Welche Gruppe würden Sie eher retten, wenn es brennt?"), ohne die Expositionszeit zu verlängern, so kann in diesem Versuch auch das rasche, anschauungsartige Entstehen von Werteindrücken deutlich verfolgt werden. Ganz ebenso wie beim Flächenvergleich findet ferner auch hier eine diffuse Ablenkung des scheinbaren Gleichwertes in der Richtung auf Anzahlgleichheit statt.

Der relative Grad der Interferenz zwischen strenger „Sachlichkeit" und Wertgesichtspunkt ist *typologisch* relevant und daher auf dem Notizblatt zu vermerken. Eine starke Wertverhaftung der Wahrnehmung läßt die Stärke des Einflusses subjektiver Interessen auf die anschauliche Objekterfassung erkennen. Zur Quantifizierung der Ergebnisse vgl. S. 90, 104 f.

4. Gefühl und Gedächtnis.

Erinnerung an Lustvolles und an Unlustvolles. Erinnerungsverklärung. Es werden der Reihe nach sechs Reizworte geboten, die keinen besonderen Gefühlston besitzen (etwa: Fenster, Straßenbahn, Kleiderschrank, Haustür, Hut, Wohnzimmer). Nach jedem Wort ist das erste persönliche Erlebnis, das daraufhin einfällt, in knapper Andeutung zu notieren. Nachher hat jeder Teilnehmer für sich festzustellen, wieviele der sechs Ereignisse seinerzeit positiv und wieviele negativ gefühlsbetont waren, ferner wieviele der Erinnerungserlebnisse als solche lustbetont und wieviele unlustbetont waren. Die Zahlen werden sodann für die ganze Gruppe addiert. Sie lassen erkennen (1) ob lustvolle oder unlustvolle Ereignisse eher erinnert werden und (2), durch Vergleich mit den aktuellen Gefühlswerten, ob sich der Gefühlston der Erinnerung als solcher im Durchschnitt gegen den des ursprünglichen Erlebnisses verschoben hat. Es ist dies häufig im Sinne einer positiven „Erinnerungsverklärung" der Fall.

Jeder Teilnehmer stelle fest und notiere für die *typologische* Auswertung, ob er (1) hinsichtlich der Affektverteilung der ursprünglichen Ereignisse und (2) hinsichtlich der Erinnerungsverklärung über oder unter dem Durchschnitt steht. Die geschilderte Methode ist nicht frei von Täuschungsquellen, auf die jedoch nicht eingegangen werden soll. Man denke hier auch an die oben (S. 51 und 47 ff.) besprochene Tendenz der Wahrnehmung und des NB zu verschönernder Umformung.

Versuch nach der Methode der behaltenen Glieder. Als weiteren Versuch zu diesem Problem biete man eine Reihe von etwa 20 Wörtern von verschiedenem Affektcharakter, z. B.: Buch, Tisch, Liebe, Telephon, Zahnschmerz, Lampe, Mutter, Seife, Geburtstag, Schulden usw. Man lasse nachher alle Wörter notieren, die gemerkt wurden (Methode der behaltenen Glieder). Man findet im Regelfall, daß das Gedächtnis für die generell affektiv gefärbten oder augenblicklich mit solcher Färbung aufgefaßten Wörter (und hier wiederum insbesondere für die lustvollen) besser ist als das für neutrale.

Eindrucksmethode und Ausdrucksmethode. Die von uns im Zusammenhang mit Gefühlsproblemen genannten Versuche gehen vorwiegend nach der sog. „Eindrucksmethode" vor. Bestimmte Reize oder Situationen werden auf ihre erlebte Gefühlswirkung hin untersucht. Der Eindrucksmethode pflegt man die „Ausdrucksmethode" zur Seite zu stellen. Diese beschäftigt sich in erster Linie mit den im Zusammenhang mit Gefühlen und Affekten auftretenden körperlichen Symptomen, wie Veränderungen der Atmung, des Herzschlages und des Blutdruckes. Demonstrationen aus diesem Gebiete erfordern Einzelversuche und eigene Apparate.

Literatur:

Über Versuche dieser Art vgl. R. Pauli, Psychologisches Praktikum, 4. Aufl. Jena 1930. (Aus diesem Buche sind unter anderem auch unsere Abb. 78, 90 und 101 entnommen.)

VI. Tätigkeit.

1. Autonome Handlungsmomente.

Die Bewegungen unseres Körpers werden entweder willkürlich oder unwillkürlich gesteuert. Unwillkürliche Bewegungsantworten auf Reize heißen *Reflexe*. Die folgenden Versuche führe jeder Teilnehmer mit seinem Nachbarn durch.

Bei plötzlichem Wenden des Blickes vom Dunkeln ins Helle verengert sich das Sehloch. Man läßt das Gesicht gegen das Fenster wenden, die

Abb. 128. Motorische Gestaltung (nach Werner).

Augen schließen und die Hände leicht darüber legen. Bei dem nach etwa 15 Sekunden erfolgenden Öffnen der Augen kann der Nachbar die Verengerung der Pupille beobachten; denselben Dienst tut eine Taschenlampe, mit der man der Vp plötzlich in die Augen leuchtet. Dieser „*Pupillenreflex*" ist durch den Willen nicht beeinflußbar.

Legt man ein Bein über das andere und wird auf die Sehne des Oberschenkelstreckmuskels unterhalb der Kniescheibe geklopft (mit einem kleinen Hämmerchen oder der äußeren Handschneide), so schnellt das Bein mehr oder weniger kräftig empor. Diese Bewegung, der sog. *Patellarreflex*, kann durch den Willen bis zu einem gewissen Grade gehemmt werden.

Auch der unwillkürliche *Lidschlag*, der durch Berühren des Augenlides oder durch schnelles Hin- und Herbewegen einer fremden Hand vor den Augen entsteht, ist einer willkürlichen Beeinflussung zugänglich. Die Verquickung mit höheren Steuerungsinstanzen geht auch daraus hervor, daß der Reflex bei analogen Bewegungen der eigenen Hand eher ausbleibt.

Formtendenzen der Bewegung. Man lasse einen rechten Winkel bei geschlossenen Augen 10- bis 20mal zeichnen. Es ergeben sich die in Abb. 128 gezeichneten Reihen als charakteristisch. Die obere zeigt Hervorhebung des Charakters der Eckigkeit, die untere Abschleifung. Es besteht hier offensichtlich eine Tendenz weg vom rechten Winkel, den wir auf optischem Gebiet als besonders ausgezeichnet feststellen konnten (vgl. S. 51); was für die Wahrnehmung eine „gute Gestalt" ist, kann also für die Motorik eine schlechte sein und umgekehrt. Die Eigentendenzen der Motorik streben zwar anderen „prägnanten" Endzuständen zu als die der funktional so andersartigen Wahrnehmung, zeigen aber doch die gleichen Grundtendenzen der *Präzisierung* und *Nivellierung.* Die bevorzugten Endformen werden aus den „ballistischen" Gesetzen der Bewegung zu ermitteln sein.

Ebenso wie beim entsprechenden Wahrnehmungsversuch sind auch hier die Ergebnisse zur *typologischen* Auswertung aufzubewahren.

2. Willkürlich gesteuerte Reaktionen.

Reaktionszeit bei einfacher Reaktion. Bei Beginn einer Kursstunde lasse man die Teilnehmer eine Kette bilden, indem sie sich der Reihe nach die Hände reichen. Der Versuchsleiter teilt mit, daß er der ersten Vp einen Druck in die freie Hand übermitteln werde, der so rasch als möglich weiterzugeben ist. Die letzte Vp reagiert mit „Jetzt". Bei mehr als 40 Teilnehmern bilde man nach bestimmten Gesichtspunkten Gruppen, z. B. Hörer und Hörerinnen, Pykniker und Leptosome (vgl. S. 159 ff.). Ein Probeversuch wird vorausgeschickt, der unausgewertet bleibt. Die Länge der (mit der Stoppuhr bestimmten) Gesamtreaktionszeit dividiert durch die Zahl der Vpn gibt die durchschnittliche Reaktionszeit pro Vp. — Sie beträgt ungefähr $1/_6$ Sek.

Reaktionszeit und Ermüdung. Wird der Versuch am Ende einer Kursstunde oder nach anderer ermüdender Tätigkeit wiederholt, so tritt eine Verlängerung der Reaktionszeit ein.

Wahlreaktion. Die Teilnehmer stellen sich hintereinander in eine Reihe und legen beide Hände auf die Schultern des Vordermannes. Es ist ein Druck auf die Schulter weiterzugeben, und zwar jeweils auf der entgegengesetzten Seite, als man ihn selbst empfangen hat. Die Art der Reaktion wird also erst durch den Reiz bestimmt, wobei die Entscheidung von der Vp getroffen werden muß. Die Reaktionszeit verlängert sich dadurch bis auf das Doppelte.

3. Aufgabe und Erledigung.

Behalten erledigter und unerledigter Handlungen (nach Lewin). Für eine eigene Kursstunde wird eine Gruppe von 16 schriftlich auszuführenden Aufgaben vom Versuchsleiter vorbereitet. Für jede Aufgabe dient ein eigenes Papierblatt. Jede Vp erhält einen Umschlag, in dem die Blätter so untergebracht sind, daß beim Herausnehmen die Rückseite des ersten Blattes obenauf liegt. Die Aufgaben sind so zu bemessen, daß jede etwa 2 bis 4 Min. in Anspruch nimmt. Die folgende Zusammenstellung der Aufgabenthemen bringt zugleich einige weitere in der Psychotechnik verwendete *Testaufgaben* (vgl. S. 139f., u. a.):

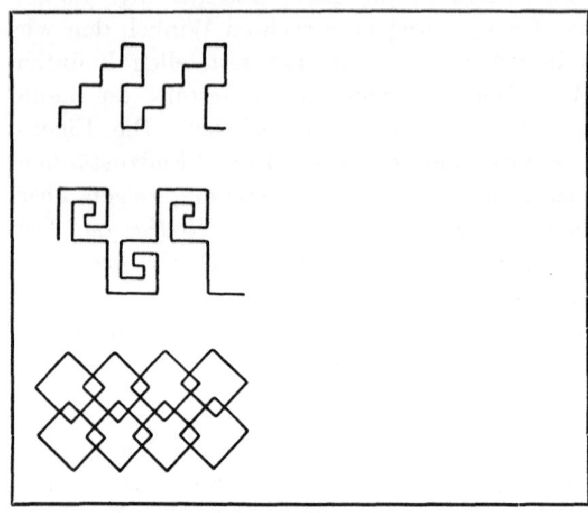

Abb. 129. Muster fortsetzen (nach RUPP).

1. Ein Gedicht oder ein Bruchstück eines Gedichtes aufschreiben, das die Vp gerne hat (Umfang etwa 8 Verse).

2. Zehn Variationen des eigenen Monogrammes ausführen.

3. Den eigenen Namen und die Adresse in Druckbuchstaben schreiben (eventuell auch einen kleinen Abschnitt aus einem Buch).

4. Abzeichnung einer graphischen Darstellung (analog unserer Abb. 56).

5. Den Plan der Straßenzüge um das Studiengebäude entwerfen.

6. Eine Spirale mit Kreisen füllen. Auf einem Stück Papier ist eine doppelte Spirale aufgezeichnet. Die Vp soll in diese Spirale Kreise hineinzeichnen, die den Abstand zwischen je zwei benachbarten Linien mit ihrem Durchmesser ausfüllen.

7. Optische Analyse. Die in Abb. 129 wiedergegebenen Muster regelmäßig fortsetzen.

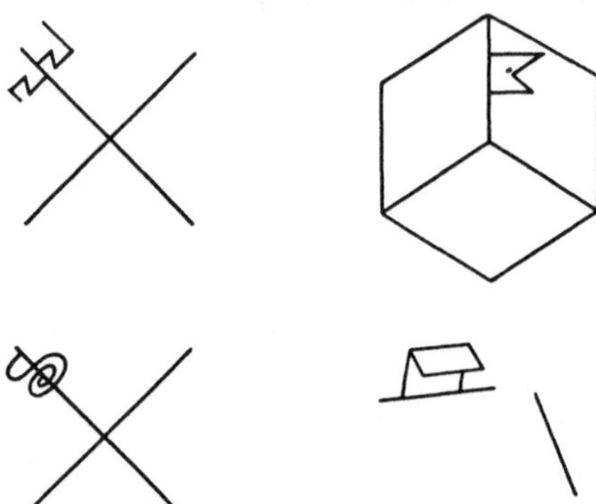

Abb. 130. Verlagerungstest.

8. Bourdonprobe (vgl. S. 151).

9. Mehrwortaufgabe. Einen sinnvollen Satz bilden aus den Worten: Wolke, Haß, Draht, Tisch (vgl. S. 138).

10. Von der Zahl 55 bis 17 schriftlich rückwärts zählen.

11. Schriftliche Multiplikation der Zahlen 5457 und 6337.

12. Rätsel: Es soll ein Philosoph und eine Stadt mit demselben

Anfangsbuchstaben (beide hinreichend bekannt) gefunden werden. Die Zahl der Buchstaben der einzelnen Namen wird durch Striche angegeben.

13. Zwölf Städte mit dem Anfangsbuchstaben K aufschreiben.

14. Verlagerung einer Fahne. In Abb. 130 sind die an einer Stelle ausgeführten zeichnerischen Anfügungen in entsprechender Lage auch an den übrigen geraden Linien des Musters anzubringen, ohne das Blatt zu drehen.

15. Steinhaufenprobe. Es ist anzugeben, aus wieviel Würfeln die in Abb. 131 wiedergegebene Pyramide zusammengesetzt ist.

16. Eine größere Anzahl von Kreuzen, die auf ein Papierblatt gezeichnet sind, sind zusammenzuzählen.

Die Instruktion an die Vpn lautet: „Sie bekommen hier eine Reihe von Aufgaben, die Sie möglichst gut und schnell auszuführen haben. Sie haben die Blätter eines nach dem andern auf ein entsprechendes Zeichen hin aus dem Umschlag herauszunehmen und so lange zu bearbeiten, bis das Zeichen „halt" gegeben wird. Sodann ist unverzüglich das Blatt zusammenzufalten und mit der Rückseite nach oben unter dem Umschlag zu legen."

Manche der Aufgaben werden *vorzeitig unterbrochen.* Der Versuchsleiter bricht in der Regel dann ab, wenn ungefähr die Hälfte der Vpn mit der Aufgabe fertig ist. Die Verschiedenartigkeit

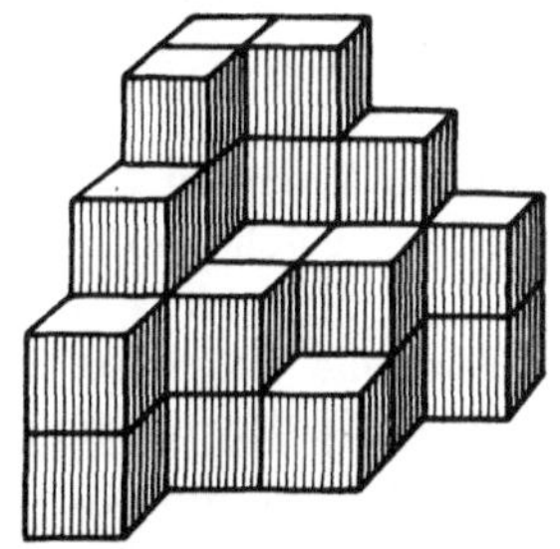

Abb. 131. Steinhaufenprobe.

der Aufgaben gibt eine gewisse Gewähr dafür, daß nicht immer die gleichen Vpn fertig bzw. noch nicht fertig sind. Nach der Durchführung der ganzen Reihe sind die Blätter unbesehen wieder in den Umschlag einzulegen, damit sie den Vpn aus den Augen kommen und keine Anhaltspunkte für eine Erinnerung an einzelne Aufgaben vorliegen. Sodann wird die Hauptinstruktion des Versuches, die den Vpn bisher noch verborgen gehalten wurde, bekanntgegeben: „Sagen Sie bitte, welche Aufgaben Sie während des Versuches gemacht haben? Sollte nach einem relativ fließenden Aufzählen ein Stocken eintreten, während dessen Sie nach weiteren Aufgaben suchen, so ziehen Sie, bitte, in Ihrem Protokoll einen Strich, schreiben dann aber wieder weiter." Ebenfalls schriftlich sind eventuell auch noch folgende Zusatzfragen zu beantworten: 1. Wie erklären Sie sich das Unterbrechen? 2. Was ging erlebnismäßig mit der alten Aufgabe beim Beginn der neuen vor? 3. Hat Ihnen der Versuch Spaß gemacht?

Bei der Auswertung der Ergebnisse zeigt sich in der Regel, daß die *unerledigten Handlungen durchschnittlich etwa doppelt so gut behalten werden wie die erledigten.* Um die beiden Daten miteinander vergleichen zu können, berechne man, wieviel Prozent der insgesamt erledigten Handlungen die erledigten und auch behaltenen Handlungen ausmachen, und analog auch für die unerledigten Aufgaben den Prozentsatz an behaltenen.

In analoger Weise können auch noch folgende Sonderprobleme behandelt werden:

1. Wie wirkt sich bezüglich des Behaltens unerledigter Handlungen der Unterschied zwischen „*Endhandlungen*" (z. B. Steinhaufenprobe) und *fortlaufenden Funktionshandlungen* (z. B. Muster fortsetzen) aus. Es hat sich gezeigt, daß der Unterschied in den Prozentzahlen der behaltenen erledigten und der behaltenen unerledigten Handlungen für Endhandlungen größer ist als für fortlaufende. Die Einprägsamkeit einer Unterbrechung ist also für Endhandlungen größer, die Unterbrechung wird dort eher als störend empfunden, da eine Erledigung dort in einem markanteren Sinne möglich ist.

2. Welche Rolle spielen *Teilerledigungen* oder das *innere Aufgeben* einer Aufgabe wegen allzu großer Schwierigkeiten? Das erstere wirkt als eine Art von „*Ersatz*" für volle Erledigung; aber auch das Aufgeben hat ähnliche Wirkungen auf das Vergessen.

3. Man gehe nochmals die Liste der Aufgaben durch und lasse von den Vpn vermerken, welche Aufgaben für sie *interessant und uninteressant*, und welche *angenehm bzw. unangenehm* waren. Man bringe auch diese Angaben in Korrelation zum Behalten. Während der Gefühlston in der Regel nur eine untergeordnete Rolle spielt, werden unterbrochene interessante Aufgaben besonders gut gemerkt. Es haftet ihnen offenbar in erhöhtem Maße der Charakter des inneren Unerledigtseins an.

4. Auswertung der oben genannten drei Zusatzfragen als Selbstbeobachtungsprotokolle. Hinweis besonders auf die Setzung eines bis zur Erledigung anhaltenden und sich insbesondere bei Unterbrechungen bemerkbar machenden bedürfnisartigen inneren Spannungszustandes („*Quasibedürfnis*") durch den willkürlichen Vornahmeakt, der die Handlung im „psychischen Feld" determiniert.

Manche der Tests eignen sich außerdem auch noch zu einer sachlichen Auswertung vom Standpunkte des Inhaltes der Aufgabe aus gesehen. So insbesondere die Aufgaben 2 (künstlerische Phantasie), 6 (zeichnerische Genauigkeit), 7 (analytische Fähigkeit), 8 (willkürliche Konzentration), 9 (schöpferisch-kombinierende Ganzheitsbildung), 14 (Beweglichkeit der Gestaltvorstellung) und 15 (räumliche Anschauung).

Einfluß sozialer Faktoren auf die Leistung (nach MOEDE). Die Kraftleistung der menschlichen Hand wird am einfachsten gemessen mit dem Stahlband-Dynamometer nach COLLIN. Dieser besteht aus einer schleifenförmig zusammengebogenen Stahlfeder, die in der Hand zusammengedrückt wird und jede Deformation auf einen Zeiger, der in der Schleife montiert ist, überträgt. Man bestimme zunächst in unwissentlichem Verfahren die Kraftleistung einiger Kursteilnehmer, indem man diese außerhalb der Kursstunden zu sich kommen und den Versuch ausführen läßt. Die Vpn werden aufgefordert, ihr Bestes zu geben. Eventuell kann man den Versuch 2- bis 3mal durchführen, um der Vp die beste Technik der Handhabung finden zu lassen. Vor der nächsten Kursstunde werden die Ergebnisse unter Anführung der Namen an die Tafel geschrieben. Vor allen Teilnehmern werden dann die Versuche wiederholt. Es ist dabei darauf zu achten, daß die Vpn mit dem Gesicht von der Klasse abgewandt arbeiten, da sonst die Leistung durch die Furcht, die Anstrengung könne lächerlich wirken, beeinträchtigt werden kann. Noch vor der Durchführung des Versuches werden die Vpn darauf aufmerksam gemacht, daß auch die neuen Leistungen an der Tafel vermerkt werden. Ehrgeiz und Wettstreit haben i. allg. Leistungssteigerungen von durchschnittlich bis zu etwa 10% zur Folge, was in Anbetracht der im allgemeinen recht geringen intraindividuellen Streuungen ziemlich beträchtlich ist.

Ähnliche „massenpsychologische" Experimente können auch mit anderen Aufgaben (Rechnen; möglichst rasches Zeichnen von Punkten und so weiter) durchgeführt werden. Das Ergebnis ist meist eine *Nivellierung des Leistungsniveaus* der Teilnehmer, wobei die weniger leistungsfähigen Vpn mehr gewinnen bzw. weniger verlieren als die leistungsfähigeren. Bezüglich der Qualität zeigt sich für gewisse komplexere Leistungen bei Übergang zur Gruppenarbeit eher eine Tendenz zur Vergröberung.

4. Spezifizierung von Handlungssystemen.

Willkürliche Konzentration bei fortlaufender Tätigkeit. Aus einer langen Reihe von Buchstaben (Abb. 132) sind jeweils einige bestimmte durchzustreichen (*Bourdontest*). Für den folgenden Versuch sind mehrere Bogen nach der Art von Abb. 132 in entsprechender Anzahl herzustellen.

Es wird mitgeteilt, daß der Anfang des Versuches durch ein Zeichen angegeben werden würde (wobei der Versuchsleiter die Stoppuhr in Gang setzt). Sodann werde nach je 2 Minuten ein Signal („Strich!") gegeben werden, bei welchem an die Stelle, bei der die Vp gerade hält, eine Marke zu setzen, im übrigen aber in stets gleichbleibender Anspannung möglichst ungestört fortzuarbeiten ist. Durchzustreichen wären zunächst etwa alle M, A, F; es würde aber während des Versuches diesbezüglich gewechselt werden, wobei man nach der Nennung der neuen Buchstaben auf einer neuen Seite zu beginnen und sich möglichst rasch umzustellen hätte.

Die Auswertung erfolgt am besten zwischen zwei Kursstunden mit Hilfe eines durchsichtigen Papiers, das über den richtigen Stellen Marken (etwa in Form eines kleinen Kreises) enthält. Es sind dann, und zwar für jede der Markierperioden getrennt, die richtigen und die unrichtigen

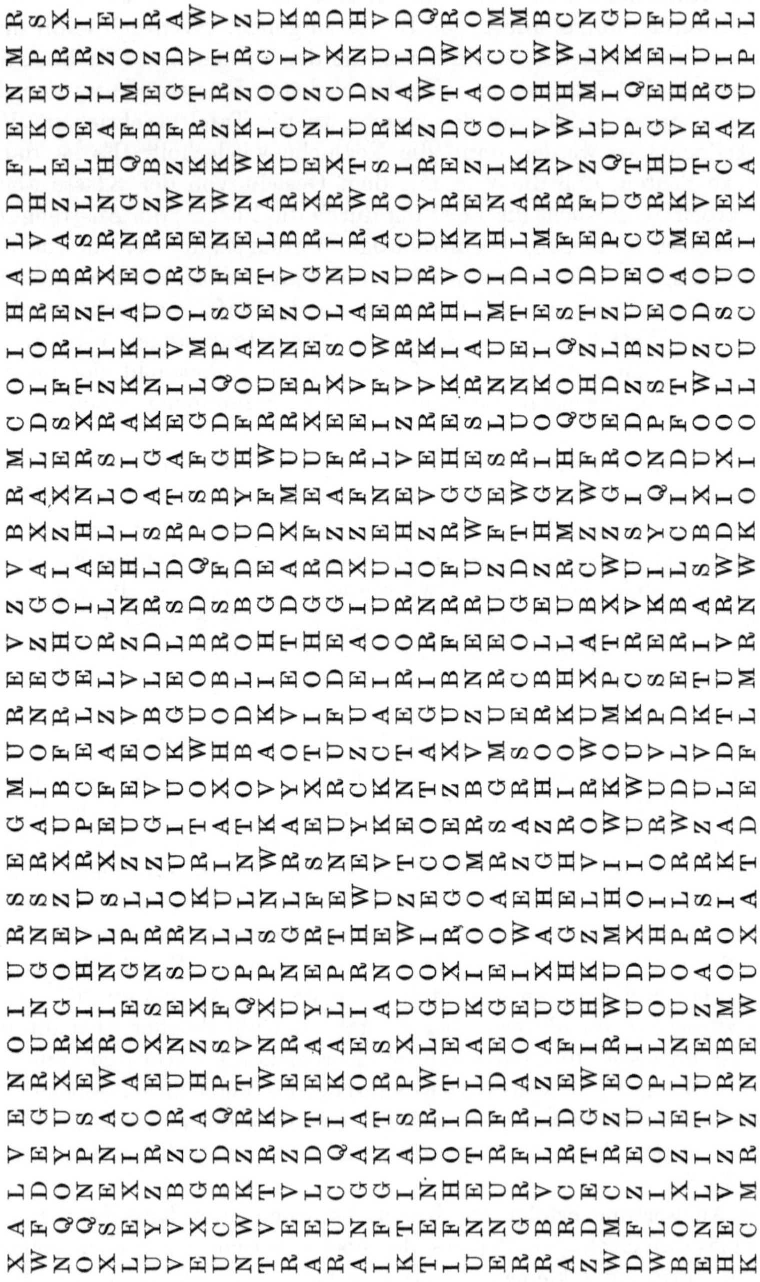

```
R S X I E L R A W V Z U K B D H V D Q R O M M B C N G U F U R L
M E P R R Z O E Z D V T R C L V X N U L D W X C C W W L X K E I U R
N E G L I M E G T R Z O O Z C D Z A W T A O O H H M L Q E H R G U
E K O E L H A F B F R Z K W K I U E X I U R S I Y R E Z I K R U
D H V Z L N G N R W N W E N A R X R W T R S O I Y R E N H L A K R
A U B A S R N R X E O R G F N E L B R N L R A C U R K N H L M R F
H R E Z T A U O L G S F G E Z N O L A E Z N B R R V O L M L E L O
O I O R F I T K N L V M P S A G N E N P E S O W R K L R U E L Q Z
C D S X R A K G K L F G D H F R R E X F E L L Z E R E S L N U O Q
M L E R S L G A F F G H W U U F R L V E H E S R L H W F G R O N Z
B X Z H L I S R P O U D X F Z Z E H Z R W F T H M Z Z S Y C B D K
V A I A E H L D Q F D E A R D X U L O F U Z D Z R C W U I L S W W
Z G O L L N R S D S B G D G I U R N R U G E U B L U R B A S B W K
V Z H C R Z D L B R O H T H E A O O R F U E O L B H L A T R V W K
R N R L Z V B G U O D L I E O D E A I R O G I B N R C B H X P T L M
M U O F E A E O K W H B A O T U Z C T A X V M S O O W O U V L D F
G E G M A L O F P C E F F E G V U K T O X O V Y E X R U C K N T A X
E G R A X U R P E F U G L T A T K A E U Y K E N T E O E Z G M R S G
S R X R X Z N Z U R T U L N W K R S N G L R F S N E V Z T C O M R S
S N Z U S L R O K U L N L P S G R T H E W N Z E G O A R E H G E L H
U G O H N G N S U C P P S N E P R H E W O L R O O X L A K I E G E L
I N G K L E G N X F Q X U A Y L A I R A U G G O X I K E E L X H G K
N R X E K R O X N Z P S V N R U A E S X L G U O K I E O A R S K I K
E G U P S A C O R A Q R R K V T E K A O E T E R W L E A G E I L X H
V E Y P N E I R B Z G C D K Z T R K V R L I A D R C E T G Z E O L P
L F D O N E X Z B G C B W K T V E L D Q A N A G G T L A N U O T D R
X A L V E Y V X C W T V R E U N A E R A L K T E I U N E R G R B A R C
W F Q Q S L Y V C W V E U N T R E R A L K T E I U N E R G R B R C E
N O X L E U V E U N T R A A L K T E I U N E R G R A N Z W M D F W L B H K
```

Abb. 132. Bourdontest.

Durchstreichungen und die Auslassungen festzustellen. Die richtigen Durchstreichungen bezeichnen wir als *Treffer*, die Summe der falschen und der Auslassungen als *Fehler* (vgl. S. 140). Getrennt zu zählen sind die „*Rückfallfehler*", d. h. diejenigen falschen Durchstreichungen, die auf ein Perseverieren einer früheren Instruktion zurückgeführt werden können (also bei Wechsel der Instruktion die M, A, F). Für jede Vp sind die drei Summen über die gesamte Zeit zu bilden und, zusammen mit Angaben über den Umfang des bearbeiteten Stoffes, für die *typologische* Verwertung zu notieren.

Arbeitstempo und Leistungsgüte. Die Gesamtverteilung auf die einzelnen Arbeitsperioden kann graphisch dargestellt werden, wobei die Treffer nach oben und die Fehler nach unten aufzutragen sind. Übung und Gewöhnung werden nach 20 bis 30, Ermüdung erst nach 45 bis 60 Minuten deutlich merkbar. Man beachte auch das Verhältnis zwischen Arbeitspensum und Fehlerzahl.

Vorgabe der Zeit und Vorgabe des Arbeitspensums. Wird die zur Verfügung stehende Zeit vorher angegeben (in der Regel hat das nicht zu geschehen) und an Stelle der bloßen Markierzeichen die bereits verstrichene Zeit genannt, so wird häufig ein Ansteigen der Leistung gegen das Ende hin („*Endspurt*") zu bemerken sein. Dasselbe ist der Fall, wenn nicht die Zeit, aber das aufzuarbeitende Pensum vorgegeben ist.

Beeinflussung der Arbeitsleistung durch Ermüdung und durch Genußgifte. Bei größerer Teilnehmerzahl ist auch noch die Teilung in zwei oder mehrere möglichst gleichgeartete Gruppen möglich, von denen die eine unter normalen Bedingungen (Kontrollgruppe), die andere(n) aber nach Verrichtung einer bestimmten geistigen oder körperlichen Arbeit (Stiegensteigen) oder unmittelbar nach Verabreichung von Koffein ($^1/_2$ l Tee ohne Zusatz) oder Alkohol (bis $^1/_2$ l Wein) arbeiten. In den beiden letztgenannten Fällen versuche man, um den zeitlichen Verlauf der Wirkung der Giftstoffe besser verfolgen zu können, durch nachträgliche Streichung von Vpn aus der Auswertungsliste gleiche durchschnittliche Anfangsleistungen mit der Kontrollgruppe zu erhalten.

Rechentest. Analoge Versuche wie der BOURDON-Test können auch mit Rechenaufgaben (Addieren) durchgeführt werden, doch kann bei diesen auch der Faktor der speziellen Vorgeübtheit eine Rolle spielen.

Einstellung und Umstellung. Das Problem der Umstellungsfähigkeit von einer Art von Tätigkeit zu einer anderen wurde schon beim BOURDON-Versuch angeschnitten. Es steht im Mittelpunkt beim folgenden, einem Verfahren von ACH nachgebildeten Versuch. Eine Reihe von Paaren sinnloser Silben wird gut eingelernt. Man kann auch die bei den Gedächtnisversuchen verwendeten Reihen heranziehen, muß sie aber neuerlich und in mehreren Wiederholungen einprägen. Im folgenden wird nun nicht nur verlangt, daß die zweiten Glieder *reproduziert* werden, sondern man stellt zwei weitere Aufgaben. Einmal wird der Auftrag erteilt, statt zu reproduzieren, einen *Reim* auf das Vorderglied zu bilden, dann, den Anfangs- und den Endkonsonanten der Silbe zu *vertauschen*. Für die Reaktion wird nur eine relativ kurze Zeit zur Verfügung gestellt, indem man etwa $^1/_2$ bis 1 Sekunde nach der Nennung des Reizwortes auf den Tisch klopft. Nach dem Ertönen dieses Signals hat die Vp ihre erste Reaktion (d. h. die erste überhaupt auf das Reizwort hin eingefallene Silbe) zu notieren. War bis zum Klopfen überhaupt keine Reaktion erfolgt, so ist das durch einen Strich zu vermerken.

Um eine Vergleichsmöglichkeit zu haben, werden sodann sinnlose Silben, die noch niemals gelernt worden waren, nach dem gleichen Verfahren und mit der Instruktion auf Reimen bzw. Vertauschen gegeben. Es stellt sich im Regelfall heraus, daß in diesem zweiten Fall die Leistungen besser sind als beim Umstellungsversuch. Bei diesem tritt oft eine starke Verzögerung der Antwort ein; ferner sind Rückfälle in die alten Gedächtnisdispositionen häufig.

Umgewöhnung und Rückgewöhnung. Werden die Instruktionen auf Reproduzieren, Reimen und Vertauschen öfters gewechselt, so nehmen mit der Zeit die Rückfallfehler immer mehr ab (LEWIN). Mit der Zeit erfolgt die Umstellung von einem Aktionssystem zum anderen immer leichter, ungefähr in der Art einer einfachen Umschaltung. Es zeigt sich also, daß sich die menschliche Aktivität in relativ selbständige Untersysteme aufgliedern kann. Es kann so vorkommen, daß eine relativ schwache Assoziation über eine sehr starke und fest eingewurzelte Gewohnheit die Oberhand behält, wenn nämlich gerade das System ,,Reproduktion des soeben Gelernten'' dominant ist; und umgekehrt kann eine neue Instruktion auch die stärkste Gedächtnisdisposition ausschalten. Es kann also mit Hilfe der oben geschilderten Methode nicht ohne weiteres die dispositionelle Stärke eines Reproduktionsmotivs mit einem anderen oder mit einer Willensdetermination verglichen werden.

In anderer Weise kann die Fähigkeit zur Umgewöhnung und Rückgewöhnung auch noch geprüft werden, indem man im Bourdontest nach Einschaltung einer neuen Durchstreichorder wieder zur ursprünglich gegebenen ersten Instruktion zurückkehrt. Oder aber man kann in bunter Reihe abwechselnd rote und grüne Scheibchen zeigen, wobei anfangs auf Rot die Hand gehoben, auf Grün gesenkt werden soll, später aber diese Instruktion mehrmals umgekehrt wird.

Daß Umstellung übbar ist und zur Ausbildung getrennter Systeme führt, zeigt sich auch auf dem Gebiete der Sprache. Beim Erlernen einer Fremdsprache fließen anfangs die Wörter der eigenen und fremden Sprache durcheinander, um erst später reinlich geschieden zu werden. Auch das Verständnis vom Gesprochenen oder Geschriebenen kann gelegentlich versagen, wenn man auf eine andere Sprache eingestellt ist. Auch in der Wahrnehmung ist die

Umstellbarkeit entwicklungsfähig. Beim erstmaligen Anlegen einer Brille
erscheinen gerade Linien gekrümmt. Behält man sie eine Zeit lang auf, so erscheinen nachher die Linien im entgegengesetzten Sinn gekrümmt. Mit der
Zeit lernt man jedoch, sie mit und ohne Brille stets wieder als gerade zu sehen.
Versuche über Gestaltkonstanz haben gezeigt, daß die Umstellung von
Dingsehen zu projektivischem Sehen im Laufe einer Übungsperiode von
einem Monat von 30 auf 70 Z-Einheiten (vgl. S. 90) ansteigen kann.

Wegen ihrer *typologischen* Bedeutung notiere man die Ergebnisse der
Versuche über Umstellung und Rückgewöhnung für die spätere Bearbeitung.

Mehrfacharbeit (ENKE u. a.). Ein weißes und ein rotes Licht leuchtet in
unregelmäßiger Verteilung abwechselnd auf. Die Zeitabstände sind stets
gleich. Die Zahl der weißen und der roten Darbietungen ist getrennt zu
zählen. Man kann auch zu drei und mehr verschiedenfarbigen Lichtern
übergehen. Jede Vp hat für sich zu vermerken und für später zu notieren,
bei welcher Zahl von weißen (roten usw.) Lichtern ihr die Übersicht ver-

Abb. 133. Paralleles Zählen verschiedener Objekte.

lorenging und sie das weitere Zählen aufgeben oder auf einen Teil der
Reize einschränken mußte. Nach Abschluß des Versuches (insgesamt 20
bis 30 Reize) werden die richtigen Zahlen angegeben, und es wird eine
Statistik darüber angelegt, in welcher Weise die Ergebnisse der mehrfachen Zähltätigkeit von ihnen abweichen.

Eine einfachere Durchführung des Versuches ist möglich mit Hilfe
verschiedener Figuren (Dreieck, Kreis, Rechteck, Kreuz), die, auf je ein
Kartonblatt gezeichnet, vom Versuchsleiter in bunter Reihe abwechselnd
vorgezeigt werden. Es kann dabei auch ein „Kartenwechsler" verwendet
werden. Abb. 133 bringt im Nebeneinander eine geeignete Reihe, die je
fünf Darbietungen verschiedener Formen enthält. Im Selbstversuch kann
die Anordnung durch seitliches Verschieben eines mit einer kleinen
Öffnung versehenen Papierschirmes verwendet werden.

Durch Selbstbeobachtung lasse man ermitteln, in welcher Weise die
geforderte Mehrleistung zustande gebracht wird. Vor allem achte man
darauf, ob stets alle Reihen bzw. deren Zählungsergebnisse in einem
einzigen „mehrgeleisig" aufgespalteten Inhalt mit wechselnder Verteilung der Aufmerksamkeit gleichzeitig präsent bleiben, oder ob eine
ständige Umstellung stattfindet, wobei die alten Zählungsergebnisse stets
neu reproduziert werden müssen.

Paralleles Verstehen zweier Sätze. Eine andere Art von Prüfung der
Mehrfachleistung besteht darin, daß man die Wörter zweier Sätze in
sukzessiver Darbietung abwechselnd ineinanderschachtelt und prüft, wie
weit jeder der beiden Sätze richtig wiedergegeben werden kann.

Das Problem der Bewältigung von mehrfachen Anforderungen ist *typologisch* umstritten (vgl. S. 165).

Literatur:

N. ACH: Über den Willensakt und das Temperament. Leipzig 1910. — (Daraus Abb. 126.)

K. LEWIN: Untersuchungen zur Handlungs- und Affektpsychologie, Psychol. Forschung, fortlaufend ab Bd. 9, 1927.

J. LINDWORSKY: Experimentelle Psychologie, 3. Aufl. München 1923.

W. MOEDE: Experimentelle Massenpsychologie. Leipzig 1920.

VII. Persönlichkeitstypen.[1]

1. Selbstdiagnose.

Es soll zunächst in direkter Persönlichkeitsanalyse eine typologische Einreihung der Teilnehmer vorgenommen werden. Es sind dabei zwei Möglichkeiten gegeben, die der Totaldiagnose auf Grund von Eigenschaftslisten und die der Partialdiagnose auf Grund eines Fragebogens.

Eigenschaftslisten (bearbeitet nach KIBLER). Man teilt mit, daß man zwei Listen von Persönlichkeitseigenschaften verlesen werde. Die Teilnehmer haben sich zu entscheiden, in welcher Liste mehr Eigenschaften genannt sind, durch die sie ihre Persönlichkeit gut getroffen fühlen.

Liste A: Gesprächig; gesellig oder gesellschaftlich schwerfällig, aber still vergnügt; gemütlich; behäbig; humoristisch oder schwernehmend; aufbrausend, aber gleich wieder gut; menschenfreundlich; anpassungsfähig; realistisch eingestellt, immer auf das Mögliche bedacht; Freude am Genießen; Freund von Essen und Trinken; solid und gewissenhaft, fast philiströs; geschäftig, umtriebig; unternehmend oder auch bedächtig; schlagfertig; in Gesellschaft beweglich; lebhaft; ungezwungen; im allgemeinen beliebt; natürlich; nicht formell höflich; jovial; von unmotiviert wechselnder Stimmung; bedenklich oder sorglos; einmal sparsam, dann freigebig; praktisch entschlossen; von warmer Frömmigkeit, nicht starr dogmatisch; nicht prinzipiell; zu Zugeständnissen bereit; Freund von realistischen Büchern, Natur- und Reisebeschreibungen.

Liste B: Wenig oder doch nur mit Auswahl gesellig; ängstlich oder tollkühn; einsilbig, verschlossen; im ganzen zurückgezogen; leicht verstimmt; grüblerisch; alles ernst nehmend; idealisierend; pedantisch; gewissenhaft; Drang in die Ferne; konsequent, prinzipiell; egozentrisch oder strenger Moralist; stoisch, dabei aber innerlich empfindsam; aristokra-

---

[1] Um den systematischen Aufbau des Buches nicht zu stören, wurde alles Typologische in diesem Schlußkapitel zusammengestellt. Bei stärkerem Interesse für Persönlichkeitsprobleme empfiehlt es sich aber, die Persönlichkeitsdiagnosen schon gelegentlich eines der ersten typologisch relevanten Versuche vorzunehmen und bei jedem folgenden Versuch gleich auf das ganze System bezug zu nehmen.

tisch; feinfühlig; bedürfnislos; unabhängig; zynisch, sarkastisch oder schwärmerisch religiös; bissig; steif; mit chronischen Minderwertigkeitsgefühlen; ungelenk; schüchtern; unbeugsam; hart; zielfest; gleichgültig; zu Abstraktionen geneigt; geistreich; viel im Zukünftigen lebend; zu Träumereien geneigt; liest gern idealistische, bizarre und phantastische Bücher.

Aus den beiden Listen kann man sich auch ein erstes Bild von den beiden von KRETSCHMER herausgearbeiteten Typen des *„schizothymen"* und *„zyklothymen"* Menschen machen. Liste A charakterisiert den Zyklothymen, Liste B den Schizothymen.

Fragebogen (Auswahl aus SCHOLL und VOLLMER). Die Teilnehmer haben sich hier bei jeder einzelnen Frage für die eine oder die andere der beiden Alternativen zu entscheiden. Die Nummern der Fragen sind vom Versuchsleiter zu nennen. Die Vp hat neben der Nummer durch ein „a" bzw. „b" festzuhalten, ob sie sich eher durch die erste oder eher durch die zweite Möglichkeit richtig getroffen fühle. Es ist jede Frage zu entscheiden.

1. Sind Sie gern in Gesellschaft oder lieben Sie mehr die Einsamkeit?
2. Haben Sie viele freundschaftliche Beziehungen, oder beschränken Sie Ihre Freundschaft auf einige wenige, denen Sie sich dann verhältnismäßig mehr aufschließen?
3. Haben Sie bei wissenschaftlicher Betätigung einen ausgesprochenen Drang zum scharf Logischen, Systematischen, oder neigen Sie mehr zu sachlich beschreibenden, aufzählender, Tatsachen feststellender Art?
4. Sind Sie anderen Menschen gegenüber konziliant und tolerant, oder betrachten Sie die Welt und die Menschen von Normen und Maximen aus, nach denen Sie sie geformt haben möchten?
5. Sind Sie bei Ihrer Betätigung mehr Theoretiker oder Praktiker?
6. Können Sie über Erlebnisse leicht hinwegkommen oder klingen diese lange nach, so daß sie leicht komplexartig wirken?
7. Richten Sie Ihre Tätigkeit mehr auf Selbstgestaltung oder auf die Gestaltung der Welt?
8. Bevorzugen Sie lyrische und dramatische Stücke oder breite gegenständliche Prosaerzählungen?
9. Neigen Sie mehr zu einer heiteren, optimistischen oder zu einer ernsteren Lebensauffassung?
10. Sind Sie neuen oder unangenehmen Lagen gegenüber ruhig, bewahren Sie den Gleichmut, oder sind Sie verhältnismäßig sensibel, feinfühlig, leicht verletzbar, so daß Sie Unangenehmes leicht stark aufregt?
11. Haben Sie die Neigung ausgesprochener Pflichtmensch zu sein, oder

neigen Sie mehr dazu, von Fall zu Fall nach dem gesunden Menschenverstand zu entscheiden?

12. Sind Sie gegenüber einmal gesteckten Zielen konsequent, zäh, fanatisch, oder ist es Ihnen leicht, neuen Lagen gegenüber sich wieder neu zu orientieren?

13. Geben Sie viel auf gute Speisen und Getränke oder sind Sie darin gleichgültiger?

14. Bewerten Sie bei einem Kunstwerk mehr die Formschönheit oder die schlichte Gegenständlichkeit, etwa die drastische Lebensfrische?

15. Lieben Sie bei der wissenschaftlichen Lektüre die Vielseitigkeit der Darstellung, eine leichte, flüssige Beweglichkeit, oder bevorzugen Sie längere konsequente Gedankenentwicklungen?

Die ersten Alternativen (a) charakterisieren den schizothymen Typus in den Fragen: 3, 5, 7, 8, 11, 12, 14, den zyklothymen Typus in den Fragen: 1, 2, 4, 6, 9, 10, 13, 15.

Nach Abschluß der Befragung gibt jede Vp einen Zettel ab, der nebst dem Ergebnis der Selbstdiagnose auch Angaben über Geschlecht, Alter, Körpergröße und Gewicht, eventuell auch noch über den Brustumfang enthält (vgl. den nächsten Abschnitt). Ist man nach der Methode der Eigenschaftslisten vorgegangen, so ist als Selbstdiagnose bloß ein S bzw. Z zu vermerken. Beim Fragebogen hat die Vp selbst die Summe aller ihrer S- bzw. Z-Antworten zu bilden und auf dem Zettel zu vermerken, also z. B. 11 S, 4 Z. Von einem Kursteilnehmer wird dann eine Statistik über die Verteilung der Antworten angelegt. Auf der Abszissenachse beginnt man links mit dem Extremfall, daß nur S-Antworten abgegeben wurden, und schreitet von da nach rechts zu jenen Fällen vor, die in steigendem Ausmaß Z-Antworten enthalten. Auf der Ordinate wird jeweils die Zahl der zugehörigen Vpn aufgetragen.

Sind die Typen richtig gesehen, d. h. hängen tatsächlich die als S- bzw. die als Z-charakteristisch angenommenen Eigenschaften wesensmäßig in Persönlichkeitsstrukturen zusammen, so müssen die Fälle mit einem starken Überwiegen des Z gegenüber dem S, bzw. des S gegenüber dem Z häufiger sein als diejenigen, in denen Z- und S-Antworten ungefähr in gleicher Zahl vorhanden sind. Verbindet man die Endpunkte der Ordinaten unserer Figur, so muß also eine sog. *„zweigipflige" Verteilungskurve* mit einer Einsenkung in der Mitte zustande kommen. Mehrgipflige Verteilungskurven werden allgemein als statistisches Kennzeichen für das Vorhandensein einer entsprechenden Anzahl echter, in gehäufter Zahl vertretener Typen angesehen. Für die folgenden Erhebungen können entweder alle diejenigen, die 8 oder mehr S-Antworten aufzuweisen haben, als Schizothyme und alle diejenigen, die 8 oder mehr Z-Antworten aufzuweisen haben, als Zyklothyme behandelt werden; oder aber man bildet, wenn die Teilnehmerzahl genügend groß ist, drei Gruppen, zwei extreme und eine Mittelgruppe. Die letztgenannte enthält alle diejenigen, die nur 10 oder noch weniger Antworten des bevorzugten Typus abgegeben haben. Es hat dann bei der späteren Ermittlung von Korrelationen mit den Ergebnissen der typologisch relevanten Experimente diese Mittelgruppe überhaupt auszuscheiden.

2. Körperbautypen.

Die psychologischen Typen stehen in enger Beziehung zu bestimmten Körperbautypen. Diese sind vor allem gekennzeichnet durch das Ver-

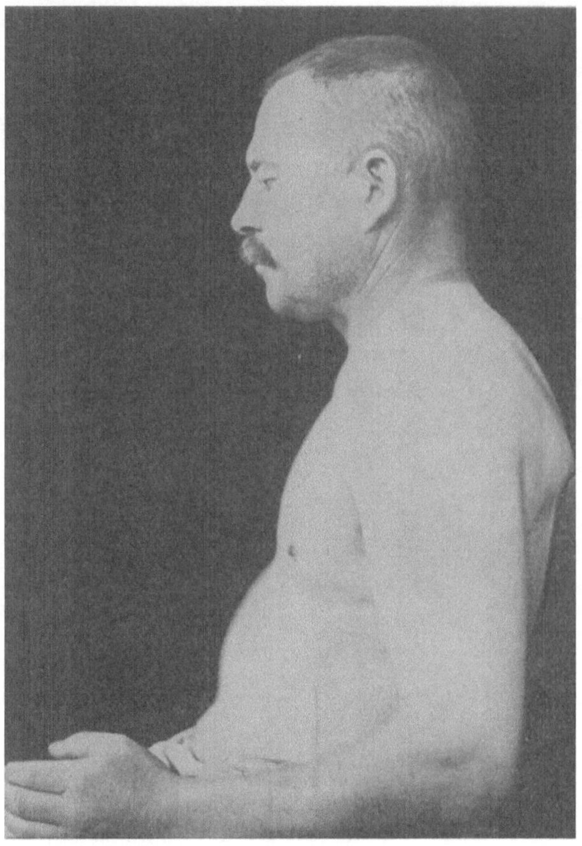

Abb. 134. Pykniker.

hältnis der Raumfülle zur Längenerstreckung des Körpers und seiner Glieder, unterscheiden sich aber auch in anderer Hinsicht.

1. Der *Pykniker* (Abb. 134) besitzt im typischen Fall gedrungene Figur, weiches, breites Gesicht auf kurzem, massigem Hals, große Leibes-

höhlen (Kopf, Brust, Bauch), Neigung zu Fettansatz am Stamm (Bauch),
bei mehr graziler Ausbildung des Bewegungsapparates (Schultergürtel,
Extremitäten, Muskulatur).

2. Der *Athletiker:* breit ausladende Schultern, grobknochig (große
Hände und Füße), muskulös, derber, hoher Kopf auf freiem Hals.

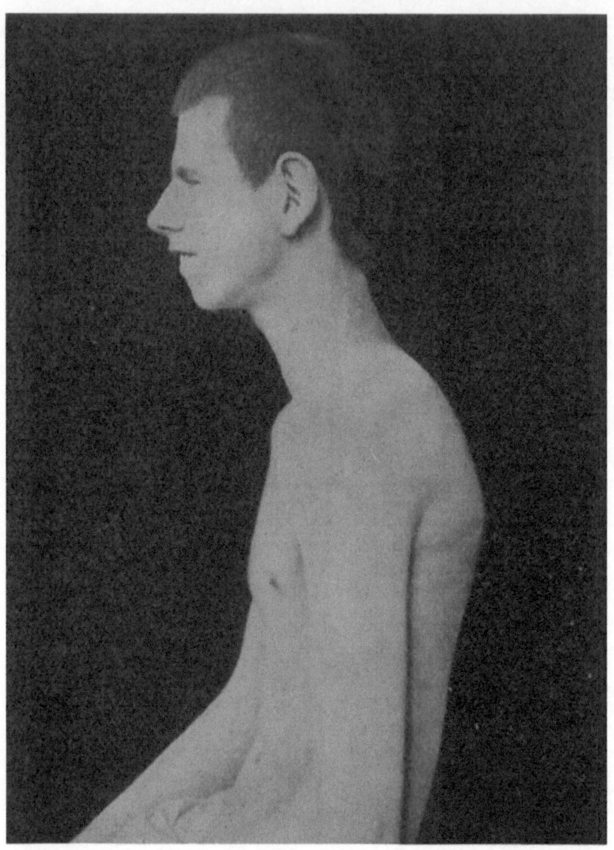

Abb. 135. Leptosomer.

3. Der *Leptosome* (auch Astheniker genannt, Abb. 135) zeigt allgemein
geringes Breiten- und Tiefenwachstum bei unvermindertem Längenwachs-
tum, dünne Haut, wenig Fett, zarte Muskeln und Knochen, flache Brust.

Körperbauindexe. Eine zahlenmäßige Charakterisierung der Körper-
bautypen erfolgt am bequemsten durch die Differenz der letzten beiden
Stellen der Körpergröße einerseits und des Gewichtes anderseits. Dieser
Index besitzt z. B. bei 168 cm Größe und 64 kg Gewicht den Wert 4.
Er ist am kleinsten beim Pykniker, am größten beim Leptosomen. Zu

noch deutlicheren Ergebnissen führt der PIGNETsche Konstitutionsindex (Körpergröße vermindert um die Summe von Brustumfang und Gewicht); charakteristisch ist auch das Verhältnis von Brustumfang und Schulterbreite oder das von Rumpfvolumen und der Länge der Gliedmaßen.

An konkreten Daten gibt KRETSCHMER für Männer mittleren Alters, auf die die Untersuchungen bisher in erster Linie erstreckt wurden, folgende Durchschnittswerte an: Körpergröße für Leptosome und Pykniker nur wenig verschieden (zirka 168 cm), Athletiker 170 cm. Gewicht: Leptosome 50, Athletiker 62, Pykniker 68 kg. Brustumfang: Leptosome 84, Pykniker 94; Bauchumfang 74, 89.

Körperbau und Charakter. Man läßt auf Grund der eingesammelten Zettel (vgl. S. 158) entweder die Größen-Gewichtsdifferenz oder den PIGNETschen Index für jeden Teilnehmer ermitteln. Im Alter allzu stark abweichende Vpn sind hierbei auszuscheiden. Das Verfahren ist nach Geschlechtern getrennt vorzunehmen. Womöglich beschränke man sich auf die männlichen Teilnehmer. Es zeigt sich gewöhnlich schon für den ersten Überblick ein deutlicher Zusammenhang zwischen *schizothymem Persönlichkeitstypus und leptosomem (oder athletischem) Körperbau* einerseits und zwischen *zyklothymem Typus und pyknischem Habitus* andererseits. Rechnerisch kann der Zusammenhang dadurch ausgedrückt werden, daß man die durchschnittlichen Körperindexe für die S- und für die Z-Gruppe bildet und sie untereinander und mit den oben genannten Daten von KRETSCHMER vergleicht.

Korrelationsstatistik. Eine andere statistische Methode ist die Berechnung des Zusammenhanges nach einer Korrelationsformel. Der einfachste Fall ist eine Gruppierung in einer sog. „*Vierfeldertafel*", wie es die Tabelle 3 zeigt. In gröbster Annäherung kann dabei für die Körperbautypen so vorgegangen werden, daß man alle Personen (dem Geschlecht nach getrennt) dem Körperindex nach in eine Rangreihe ordnet und die obere Hälfte als leptosom-athletisch, die untere als pyknisch annimmt.

Tabelle 3. Schema einer Vierfeldertafel.

Es sind	schizothym	zyklothym
leptosom oder athletisch	a	b
pyknisch	c	d

Wollen wir die Innigkeit des Zusammenhanges zwischen Körperbau und Persönlichkeitsstruktur durch eine Zahl ausdrücken, so verwenden wir den YULEschen *Vierfelderkoeffizienten*

$$q = \frac{ad - bc}{ad + bc}.$$

Wenn die Korrelation zwischen schizothym und leptosom-athletisch einerseits und zwischen zyklothym und pyknisch anderseits ideal wäre, so müßte b und c gleich Null sein, da es dann gar keine zyklothymen Leptosomen und gar keine schizothymen Pykniker geben könnte. Für diesen Fall wird $q = 1$. Würde gar kein Zusammenhang bestehen, so würden die Werte a, b, c und d alle ungefähr gleich groß sein; q würde sich dann dem Wert 0 annähern.

Werte von q zwischen 0 und 1 geben Korrelationsgrade von verschiedener Stärke an. Weiteres über Korrelationsrechnung bei LAZARSFELD, a. a. O.

Zur endgültigen Einreihung der Teilnehmer in die Gruppen Z und S eignet sich neben der Selbstdiagnose auch die Körperdiagnose. Bei der Selbstdiagnose kommt es vor, daß sich einzelne Vpn (insbesondere Schizothyme), die auf Grund ihres Körperbaus und ihres ganzen Verhaltens ohne Zweifel dem einen Typus zugehören, dem andern einordnen. Vermutlich spielt dabei die Orientierung an einem Gegenideal eine Rolle. Die Körperdiagnose hat zwar weniger direkt mit der Persönlichkeit zu tun, besitzt aber dafür an sich größere Verläßlichkeit. Brauchbar ist auch eine Zusammenfassung der Körperdiagnose, der Selbstdiagnose und einer Einschätzung von seiten des Versuchsleiters zu einer *kombinierten Diagnose*. Die Vp wird dann demjenigen Typus zugezählt, für den zwei der drei genannten Anhaltspunkte sprechen.

3. Ausdruck und Persönlichkeit.

Zuordnungsversuch (nach BÜHLER). Ein Pykniker und ein Leptosomer ungefähr gleichen Alters und Bildungsgrades und beide den Teilnehmern unbekannt, werden vorgeführt. Sodann begeben sie sich hinter einen Vorhang oder in den Hintergrund des Raumes und sprechen einer nach dem andern den gleichen vorbereiteten Text. Die Teilnehmer haben die Stimmen den Personen zuzuordnen. Wenn möglich ist der Versuch mit mehreren Paaren durchzuführen, ferner eventuell auch mit Paaren, die aus einer jungen und einer älteren oder einer gebildeten und einer ungebildeten Vp bestehen. Alter wird gewöhnlich am besten getroffen, dann Bildung und Persönlichkeitstypus. Es ist zu analysieren, auf welchen Merkmalen die Zuordnung hauptsächlich zu beruhen schien.

Versuche ähnlicher Art können auch mit *Schrift und Bild* oder *Schrift und Stimme* (eventuell auch auf dem Grammophon) durchgeführt werden.

Bestimmungsversuch. Der folgende Versuch kann entweder mit Personen, die den Teilnehmern des Kurses unbekannt sind, oder auch mit entsprechenden Grammophonplatten durchgeführt werden. Es werden der Reihe nach und ohne andere Identifizierungsanhaltspunkte zu geben die Stimmen von Personen verschiedenen Geschlechtes, Alters, Bildungsgrades (Berufes) und Persönlichkeitstypus' dargeboten. Wiederum sprechen alle Personen den gleichen Text. Die Teilnehmer haben die Träger der Stimmen in erster Linie nach den vier soeben genannten Gesichtspunkten, aber auch darüber hinausgehend möglichst genau zu charakterisieren. Es ist wieder festzustellen, welches Merkmal am besten getroffen wurde und wie sich die Trefferzahl bezüglich der anderen Merkmale abstufte.

4. Experimentelle Typologie.

Eine größere Zahl der in den verschiedenen Abschnitten besprochenen Versuche führt zu Differenzierungen in den Ergebnissen, die typologische Bedeutung haben. Viele dieser Versuche wurden sogar ursprünglich in erster Linie von typologischen Fragestellungen her angeregt (KROH,

Enke u. a.). Es soll nun hier eine zusammenfassende Übersicht über dieses Problemgebiet gegeben werden. Manche der zu besprechenden Korrelationen sind bereits experimentell erhärtet. Andere möchte ich bloß auf Grund von ersten Eindrücken als möglich oder wahrscheinlich hinstellen. Zur Überprüfung der Zusammenhänge vergleicht man entweder die für die beiden Typen getrennt gebildeten Durchschnittswerte der betreffenden zahlenmäßigen Versuchsergebnisse, oder man geht nach der Korrelationsformel (vgl. oben) vor.

Im letztgenannten Falle bietet in der Regel der in dem betreffenden Versuch gewonnene Durchschnittswert den geeigneten Anhaltspunkt für die nötige Unterscheidung in zwei Gruppen, nämlich eine „überdurchschnittliche" und eine „unterdurchschnittliche".

Suchen wir nach einer ersten einheitlichen Charakterisierung des schizothymen und des zyklothymen Typus unter den Gesichtspunkten der experimentellen Psychologie, so können wir dem ersteren allgemein ein eher *isolierendes*, dem letzteren ein eher *ganzheitliches Funktionieren* zuschreiben. Von diesen Oberbegriffen ausgehend ergibt sich eine wesensmäßige Verbundenheit der im folgenden aufzuzählenden Merkmalspaare untereinander und mit den Persönlichkeitstypen.

Die globale, „*totale*" *Auffassungsweise* des Zyklothymen in der Wahrnehmung im Gegensatz zur mehr analytisch-„*diskreten*" Haltung des Schizothymen kann sich in vergleichsweise höheren Täuschungsbeträgen für den Kontrast (vgl. S. 15 ff.) und für die Müller-Lyersche Figur (vgl. S. 58) äußern, ferner in den Gestaltbindungsversuchen von Seifert (vgl. S. 70 f.) und von Gottschaldt (vgl. S. 38) in einem Vorherrschen der übergeordneten Gestalten, und schließlich in einem Vorwiegen der Gesamtreaktionen beim tachistoskopischen Leseversuch (S. 71) und beim Rorschach-Test (S. 51). In den genannten Versuchen wird der Schizothyme eine stärkere Fähigkeit zu isolierender Heraushebung von Einzelheiten zeigen.

Hand in Hand mit der sich hier äußernden Verwobenheit aller Daten untereinander geht die größere *Simultankapazität*, die extensivere Auffassungsweise, die dem Zyklothymen im Vergleich zum Schizothymen zugeschrieben wird. Sie kann sich äußern in einem größeren Umfang des unmittelbaren Behaltens (vgl. S. 119 f.) und in einer größeren Zahl von Angaben bei der tachistoskopischen Exposition des Figurenquadrates (S. 52 f.).

Ein weiterer Unterschied ist der von *Formalismus* und *Realismus*. Während der Schizothyme dazu neigt, vor der dinglichen Wirklichkeit eine abstrakte Formenwelt aufzubauen und von dieser abgelöst zu erhalten, ist der Zyklothyme direkter in der konkreten Dingwelt verhaftet. Im Rorschach-Versuch (S. 51 f.) und im Versuch mit dem Figurenquadrat (S. 52 f.) wird er sich eher als „Dingseher" erweisen. Auch kann

vielleicht erwartet werden, daß er in diesen Versuchen ebenso wie im
Versuch mit der halbformalisierten Hand (vgl. S. 49 f.) eher einer Empirisierungstendenz zuneigen wird, während der Schizothyme eher im Sinne
der geometrischen Prägnanz formalisieren dürfte. Weiters ist noch die
relativ starke Tendenz des Zyklothymen zu sinnvollem Verlesen (vgl.
S. 71) hier zu nennen, die ebenfalls dem wiederholt Gesehenen zum
Durchbruch verhilft. Auch das prädizierende Verhalten im Assoziationsversuch im Gegensatz zum logisierenden des Schizothymen (vgl. S. 124 f.)
gehört hierher. Vielleicht erreicht ferner beim Zyklothymen allgemein
die Dingkonstanz gegenüber dem projektivischen Sehen höhere Grade
(vgl. S. 89 f.).

Die Vorliebe für die Beachtung von Einzelheiten läßt es erwarten, daß der
Schizothyme in Prägnanzversuchen mehr *präzisiert,* während der Zyklothyme
mehr *nivelliert.* Man vergleiche dazu die Nachbildversuche auf S. 47 ff. und
den Versuch über Gestalt und Gedächtnis auf S. 50 f. Beide Versuche können
auch Beiträge zur Frage der Bevorzugung der Formalisierung gegenüber
der Normalisierung liefern. Auch der Versuch über motorische Gestaltungstendenzen (vgl. S. 147) kann hier herangezogen werden.

Mit der dinghaften Orientierung des Zyklothymen hängt auch zusammen seine Vorliebe für *materiale Momente.* Der Zyklothyme erweist
sich in der Regel als Farbseher, während der Schizothyme eher *Form*
seher ist. Neben dem RORSCHACH-Versuch und dem Figurenquadrat sind
hier noch die Wahlversuche (S. 72) heranzuziehen. Auch wäre es möglich, daß der Zyklothyme in den Versuchen zum erweiterten Konstanzproblem dem Flächengesichtspunkt vor dem Gestalt- bzw. dem Anzahlgesichtspunkt den Vorzug gibt, d. h. eine relativ hohe Flächenkonstanz
zeigt (vgl. S. 99 ff. und S. 103 f.).

Die Vorliebe des Zyklothymen für das häufig erfahrene Sinnvolle,
die sich beim Leseversuch in einer verstärkten Tendenz zum Verlesen
äußerte, bringt noch ein weiteres Charakteristikum zum Ausdruck:
die gegenüber dem Schizothymen weniger starke *Reizgebundenheit* („Sachlichkeit"), die größere *Subjektivität* der Antworten. Auch ein größerer
„Phantasiereichtum" im RORSCHACH-Versuch ist zu erwarten.

Man beachte in diesem Zusammenhang auch die Ergebnisse der Versuche über *Gefühlsverhaftung,* d. i. einmal über die Beeinflussung der
Anschauung durch den Wertgesichtspunkt (S. 144 f.) und dann über Erinnerungsverklärung (S. 145). Der letztgenannte Versuch wird vielleicht
auch den *Optimismus* des Zyklothymen hervortreten lassen.

Die Ganzheitlichkeit des Zyklothymen zeigt sich aber nicht nur in
den Reaktionsquerschnitten, sondern auch bei einer Betrachtung des
ungezwungenen *Reaktionsablaufes.* Der Zyklothyme ist anpassungsfähig
und neigt dazu, in größerer Beweglichkeit von einem zu etwas anderem
hinüberzuwechseln. Davon vermag die größere Mannigfaltigkeit der
Antworten im freien Assoziationsversuch (vgl. S. 124 f.) Zeugnis zu geben.

Während der Zyklothyme derart zum assoziativen und fluktuierenden Typus gerechnet werden kann, steht der schizothyme Charakter mit einem perseverativen und fixierenden Verhalten in Verbindung: seine Einstellungen und Handlungen sind von außen weniger beeinflußbar als die des Zyklothymen; ein Wechsel erfolgt eher unvermittelt und unverbunden-sprunghaft. In längeren Unsicherheitszonen (vgl. S. 56 ff.) könnte sich ebenfalls eine größere Labilität des Zyklothymen äußern.

Auch die willkürliche Beweglichkeit ist beim Zyklothymen größer. Das geht u. a. hervor aus einer *rascheren Umstellbarkeit* (vgl. S. 35 ff. und 53 ff.). Es ist noch zu untersuchen, bei welchem Typus die Umstellungsfähigkeit in der Wahrnehmung dem *Grade* nach vollkommener ist (auf der Z-Skala — vgl. S. 80, 90 ff., u. a. — höhere Werte erreicht).

Die Ablösung einer abstrakten Formenwelt von der Wirklichkeit könnte sich im denkpsychologischen Versuch über *Begriffsrepräsentation* (vgl. S. 131 ff.) darin äußern, daß der Schizothyme mehr symbolische Schemata, der Zyklothyme mehr Exemplifikationen, und zwar insbesondere gehäufte Exemplifikationen produziert. Auch die Verbalisierung dürfte dem Schizothymen näher liegen, da es sich dabei um einen Verkehr mit der Wirklichkeit nicht auf unmittelbarem Wege, sondern indirekt durch die Vermittlung von Zeichen handelt.

Zu einer Diskussion unter verschiedenen Forschern hat das Verhalten der beiden Typen gegenüber den Anforderungen einer *Mehrfachhandlung* (vgl. S. 155) geführt. Für die Annahme höherer Leistungen bei den Schizothymen spricht ihre größere allgemeine „Spaltungsfähigkeit", während für die Zyklothymen ihre größere Umstellbarkeit ins Gewicht fällt. Faktisch erweisen sich bei manchen Aufgaben und unter gewissen Versuchsbedingungen die Schizothymen als überlegen, in anderen Fällen wiederum die Zyklothymen. Neuere Versuche (nach KAILA) lassen vermuten, daß die Zyklothymen in ihrer Leistungsfähigkeit eine Mittelgruppe bilden, während die Schizothymen entweder das obere oder das untere Extrem einnehmen. Das würde darauf hinweisen, daß die Schizothymen in allen jenen Fällen, in denen sie die ganze mehrgleisige Aufgabe noch dauernd gleichzeitig überschauen, d. h. ein System von parallellaufenden Aktivitäten aufrechterhalten können, besonders gute Erfolge zeigen; daß dieses günstige Niveau jedoch sofort relativ schlechten Leistungen Platz machen muß, wenn die mehrfache Aufgabe zerfällt und nur mehr durch sukzessive Umstellung von einer Tätigkeit auf die andere zu bewältigen ist. Es wird hierbei auch der Verschiedenheitsgrad der Anforderungen eine Rolle spielen.

Beziehungen der Typologien untereinander und zu anderen differenziellpsychologischen Gegenüberstellungen. Es bleibt noch die Frage, wie sich das System der Typologie von KRETSCHMER und der an ihn anknüpfenden Experimentalpsychologen zur *Integrationstypologie* von JAENSCH (vgl. S. 110f.)

verhält. Der ganzheitlich organisierte Zyklothyme läßt ohne Mühe Beziehungen zum integrierten Typus erkennen, während der Schizothyme dem desintegrierten Typus verwandt ist. (Gegen eine Ineinssetzung wendet sich jedoch JAENSCH, indem er gleichzeitig seine Typologie weiter differenziert.) Mehr oder weniger hohe Korrelationen der Typen mit Volkszugehörigkeit, Geschlecht und Alter bestehen ohne Zweifel ebenfalls, doch ist die Vielfalt der hier interferierenden Faktoren sehr groß. In gröbster Annäherung wird der Schizothyme mehr im Norden und mehr unter den Männern vertreten sein, während zyklothymes Verhalten den südlichen Völkern und der weiblichen Eigenart verwandter ist. Ferner kann im Laufe der Altersentwicklung ein periodischer Wechsel von zyklothymen und schizothymen Tendenzen angenommen werden. Als eine vergleichsweise schizothyme Phase kann insbesondere die Pubertät gelten. Ein Schizothymer wird in dieser Zeit die Merkmale seines Typus in besonders ausgeprägter Weise zeigen.

Literatur:

E. KRETSCHMER: Körperbau und Charakter, 7. Aufl. Berlin 1929. — (Daraus Abb. 134 und 135.)

O. KROH: Experimentelle Beiträge zur Typenkunde. Leipzig 1929.

G. PFAHLER: System der Typenlehren. Leipzig 1929.

H. ROHRACHER: Kleine Einführung in die Charakterkunde. Leipzig 1934.

Manzsche Buchdruckerei, Wien IX.